淋巴瘤诊疗66问

Diagnosis and Treatment of Lymphoma Q&A

主编 杨海燕 李志铭

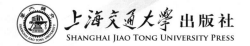

上海交通大学出版社
SHANGHAI JIAO TONG UNIVERSITY PRESS

内容提要

　　本书以淋巴瘤临床实践中的常见疑问为核心,采用问答的形式解析临床诊疗中需要面对的各种问题。淋巴瘤是原发于淋巴结或淋巴组织的恶性肿瘤,临床上以无痛性、进行性淋巴结肿大为主要表现,但由于淋巴系统的分布特点,使得淋巴瘤属于全身性疾病,几乎可以侵犯全身任何组织和器官。为促进淋巴瘤的规范化诊疗,推动学科建设,提升血液科医生对该病的认知,尤其对于美国国立综合癌症网络(NCCN)及中国临床肿瘤学会(CSCO)指南没有提及的问题,作者均进行了详细解析。本书可作为血液科医生的临床参考书,也可供其他医学专业人员参考阅读。

图书在版编目(CIP)数据

　　淋巴瘤诊疗 66 问/杨海燕,李志铭主编. —上海:
上海交通大学出版社,2025.1—ISBN 978 - 7 - 313 - 31697
- 4

　　Ⅰ. R733. 4 - 44

　　中国国家版本馆 CIP 数据核字第 2024PT2604 号

淋巴瘤诊疗 66 问
LINBALIU ZHENLIAO 66 WEN

主　　编:	杨海燕　李志铭			
出版发行:	上海交通大学出版社	地　　址:	上海市番禺路 951 号
邮政编码:	200030	电　　话:	021 - 64071208
印　　制:	上海锦佳印刷有限公司	经　　销:	全国新华书店
开　　本:	710mm×1000mm　1/16	印　　张:	17.25
字　　数:	277 千字			
版　　次:	2025 年 1 月第 1 版	印　　次:	2025 年 1 月第 1 次印刷
书　　号:	ISBN 978 - 7 - 313 - 31697 - 4			
定　　价:	78.00 元			

编委会名单

序

尊敬的各位同道：

作为淋巴瘤领域的"老兵"，我们对于本书的出版感到格外振奋。

淋巴瘤是一类复杂多样的疾病，其诊断和治疗涉及多个学科的交叉和融合。在过去的几十年里，我国淋巴瘤诊疗领域取得了巨大的进步和发展。从最初对淋巴瘤的认识到诊断技术的不断提高，再到治疗手段和药物的持续创新和完善，我国的淋巴瘤诊疗水平不断迈上新的台阶。

在日益发展的医药科技和临床实践中，我们也不断面临新的挑战和问题。临床指南作为我们的指导和参考，起着至关重要的作用，但其中不可避免地存在一些尚未解决的问题，或是需进一步细化和实践的指导建议。在此背景下，《淋巴瘤诊疗66问》应运而生，旨在填补临床指南中的一些空白，为临床医生提供更为切实可行的临床指导建议。这本书的问世，为我们提供了一个便捷而实用的工具，帮助我们规范中国淋巴瘤的诊断和治疗。

本书通过问答的形式，将那些常见但又鲜有详尽解答的问题汇总成册，旨在方便临床医师即时查阅，助力其有效应对临床实践中的挑战，为患者提供更为个性化、精准的诊疗方案。本书涵盖淋巴瘤基础知识、诊断标准、不同适应证亚型治疗方案的选择及药物管理等方面的内容。每个问题均经严格筛选和审核，其中的回答既符合最新的临床实践和科学证据，又具有可操作性和实用性。

愿《淋巴瘤诊疗66问》能够为广大临床医生提供帮助和指导，为淋巴瘤患者带来更多的希望。

马 军 朱 军 姜文奇

2024 年 3 月

目录

第三章 惰性 B 细胞淋巴瘤问与答

第一章

淋巴瘤的鉴别诊断与检查

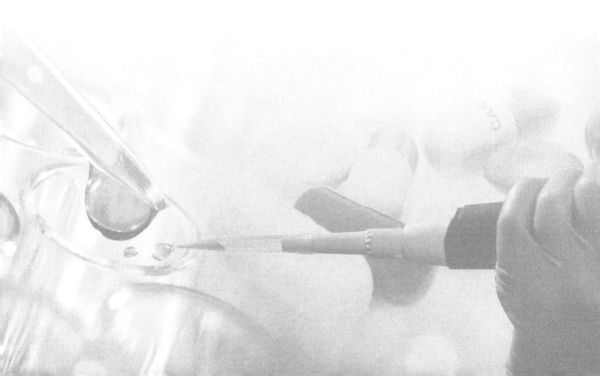

2022 版 WHO 淋巴瘤病理分型的更新要点有哪些

《淋巴造血肿瘤 WHO 分类》(第 5 版)[1]采用等级系统进行分类,并对所有类型进行重组,修改某些类型的命名,修订诊断标准或亚型,删除某些类型,引入新类型,纳入瘤样病变、淋巴结和脾脏的间质病变,以及与淋巴肿瘤相关的种系易感综合征。

📖 问题详解

《淋巴造血肿瘤 WHO 分类》(第 5 版)简称 WHO-HAEM5,采用等级系统对疾病进行分类。该系统按规范水平递增的顺序命名疾病,包括大类(如成熟 B 细胞淋巴瘤)、族/类(如大 B 细胞淋巴瘤)、实体/类型[如弥漫性大 B 细胞淋巴瘤(diffuse large B cell lymphoma,DLBCL),非特指型(not otherwise specified,NOS)]和亚型[如 DLBCL,NOS,生发中心 B 细胞样(germinal center B-cell like,GCB)亚型]。分类顺序遵循细胞谱系的分化顺序,先是前体细胞肿瘤,接着是成熟恶性肿瘤。在特定族/类中,疾病进展通常从惰性类型开始,逐步向更具侵袭性的类型演变。与第 4 版修订版(WHO-HAEM4R)相比,为了防止淋巴瘤的过度诊断和提高对临床病理学不同类型的识别,WHO-HAEM5 首次纳入了与淋巴瘤相似或需要重点鉴别诊断的非肿瘤疾病。同时,鉴于胚系肿瘤易感综合征(如共济失调毛细血管扩张症)与淋巴肿瘤相关,这些综合征也被纳入。此外,WHO-HAEM5 对免疫缺陷相关淋巴增殖性疾病的分类作出了重大调整。WHO-HAEM5 中没有设置"临时类型",因为根据定义,这些临时分类缺乏足够的证据支持。

一、在 B 细胞淋巴增殖性疾病与淋巴瘤分型方面的更新

1. 新增以 B 细胞增生为主的瘤样病变,包括以下五个类型:单中心卡斯尔曼病(Castleman disease)、特发性多中心卡斯尔曼病、卡波西肉瘤疱疹病毒/人类疱疹病毒 8 型(Kaposi sarcoma herpesvirus/human herpes virus 8,KSHV/HHV8)相关多中心卡斯尔曼病、IgG₄ 相关疾病及其他淋巴组织反应性增生(包括生发中心进行性转化、传染性单核细胞增多症、女性生殖道反应性淋巴组织增生或淋巴瘤样病变和系统性红斑狼疮)[2-3]。

2. 增加以遗传学定义的 B 淋巴母细胞白血病/淋巴瘤(B-cell acute lymphoblastic leukemia/lymphoma,B-ALL)的新类型和亚型,包括罕见的 B-ALL 伴 TCF3/HLF 融合、B-ALL 伴 BCR/ABL1 样特征、B-ALL 伴 ETV6/RUNX1 样特征等。

3. 在肿瘤前和肿瘤性小淋巴细胞增殖性疾病中,保留单克隆 B 细胞淋巴细胞增多症(monoclonal B-cell lymphocytosis,MBL)和慢性淋巴细胞白血病/小淋巴细胞淋巴瘤(chronic lymphocytic leukemia/small lymphocytic lymphoma,CLL/SLL);B 幼淋巴细胞白血病(B-cell prolymphocytic leukemia,B-PLL)在 WHO-HAEM5 中不再被认可。以前被诊断为 B-PLL 的病例可归入:①套细胞淋巴瘤(mantle cell lymphoma,MCL)的一种变异型,特征是存在 IGH∷CCND1;②CLL/SLL 的幼淋巴细胞进展,定义为 CD5 阳性的非套区 B 细胞肿瘤,外周血和(或)骨髓中有>15%的幼淋巴细胞;③其他病例,现在归入"脾 B 细胞淋巴瘤/白血病伴显著核仁"。

4. 脾 B 细胞淋巴瘤/白血病伴显著核仁取代了"毛细胞白血病变异型"和"CD5 阴性 B 细胞幼淋巴细胞白血病"[4]。

5. WHO-HAEM5 认可两种淋巴浆细胞淋巴瘤(lymphoplasmacytic lymphoma,LPL)亚型,最常见的是 IgM LPL/华氏巨球蛋白血症(Waldenström macroglobulinemia,WM)型。非 WM 型 LPL 约占 LPL 的 5%,包括具有 IgG 或 IgA 单克隆蛋白的病例,非分泌性 LPL,以及未累及骨髓的 IgM LPL。

6. 边缘区淋巴瘤(marginal zone lymphoma,MZL):细胞遗传学和突变特征因解剖部位不同而异。原发皮肤 MZL 成为独立类型;黏膜相关淋巴组织结

外边缘区淋巴瘤(extranodal marginal zone lymphoma，EMZL)和结内边缘区淋巴瘤(nodal marginal zone lymphoma，NMZL)作为 WHO-HAEM4R 中的不同类型，在 WHO-HAEM5 中予以保留。儿童型结内边缘区淋巴瘤(pediatric nodal marginal zone lymphoma，pNMZL)升级为一个独立的类型。

7. 滤泡性淋巴瘤(follicular lymphoma，FL)：从经典分级到生物学分组，包括 FL、原位滤泡性肿瘤(*in situ* follicular neoplasia，ISFN)、儿童型 FL 和十二指肠型 FL。WHO-HAEM5 对 FL 的类型做了重大修改，将其分为 3 个亚型：经典型滤泡性淋巴瘤(classic follicular lymphoma，cFL)、滤泡性大 B 细胞淋巴瘤(follicular large B-cell lymphoma，FLBL)和滤泡性淋巴瘤伴罕见特征(follicular lymphoma with uncommon features，uFL)。基于文献[5]的广泛讨论和评估，围绕分级的可重复性及其在目前治疗时对个别患者的可疑临床意义进行讨论和评估，已不再强制要求 FL 分级。

8. 大 B 细胞淋巴瘤：WHO-HAEM5 增加了新分类和新名称。

(1) WHO-HAEM5 将"DLCBL/高级别 B 细胞淋巴瘤(high-grade B-cell lymphoma，HGBL) 伴 *MYC* 和 *BCL2* 重排(HGBL with *MYC* and *BCL2* rearrangements，DLBCL/HGBL-*MYC*/*BCL2*)"这个类型重新命名，以包含由大细胞、中间细胞或母细胞样细胞组成的有 *MYC* 和 *BCL2* 双重排定义的肿瘤[6]。具有 *MYC* 和 *BCL6* 双重排的淋巴肿瘤表现出更为多样的谱系，具有可变的基因表达谱和突变谱，与 DLBCL/HGBL-*MYC*/*BCL2* 明显不同[7-8]。因此，这些病例被排除，不再为"双打击"淋巴瘤，而根据其细胞形态学特征被分类为 DLBCL-NOS 或 HGBL-NOS 亚型。

(2) 在 WHO-HAEM4R 中称为伴 11q 异常的伯基特淋巴瘤(Burkitt lymphoma，BL)重新命名为伴 11q 异常的 HGBL(HGBL with 11q aberrations，HGBL-11q)[9]。

(3) 免疫豁免部位大 B 细胞淋巴瘤是 WHO-HAEM5 新引入的一个总括术语，用于确认一组侵袭性 B 细胞淋巴瘤的共同生物学特征，这些淋巴瘤是作为中枢神经系统(central nervous system，CNS)、视网膜和免疫功能正常患者睾丸的原发肿瘤而出现的[10]。这个新的类型包括了 CNS 原发性 DLBCL 以及视网膜和睾丸的 DLBCL。

(4) 新增纤维素相关大 B 细胞淋巴瘤在 WHO-HAEM4R 中被归入慢性炎症相关的大 B 细胞淋巴瘤，因其形态特殊且预后良好而被设立为独立的类型。

（5）新增液体超载相关大 B 细胞淋巴瘤，与原发性渗液性淋巴瘤（primary effusion lymphoma，PEL）不同。

（6）纵隔灰区淋巴瘤（mediastinal gray zone lymphoma，MGZL）取代了 WHO-HAEM4R 中的术语"B 细胞淋巴瘤，未分类，特征介于 DLBCL 和经典型霍奇金淋巴瘤（classic Hodgkin lymphoma，cHL）之间"[11]。如具有类似 MGZL 的形态学和免疫表型特征，但发生在纵隔之外且不涉及纵隔的病例，具有不同的基因表达谱和脱氧核糖核酸（deoxyribonucleic acid，DNA）改变，归类为 DLBCL-NOS。

9. BL：EB 病毒（Epstein-Barr virus，EBV）有重要意义，WHO-HAEM5 建议区分为两种亚型，即 EBV 阳性 BL 和 EBV 阴性 BL。

10. KSHV/HHV8 相关 B 细胞淋巴增殖性疾病和淋巴瘤为 WHO-HAEM5 新的命名，包括 KSHV/HHV8 相关多中心卡斯尔曼病（KSHV/HHV8 associated multicentric Castleman disease，KSHV/HHV8-MCD）、KSHV/HHV8 阳性嗜生发中心淋巴增殖性疾病（KSHV/HHV8-positive germinotropic lymphoproliferative disorder，KSHV/HHV8-GLPD）、PEL、体腔外 PEL（extra-cavitary PEL，EC-PEL）和 KSHV/HHV8 阳性 DLBCL（KSHV/HHV8-positive DLBCL，KSHV/HHV8-DLBCL）[12]。

11. WHO-HAEM5 对免疫缺陷相关淋巴增殖性疾病的分类作出了重大调整。新的标准化命名法建立在综合诊断方法的基础上，将所有相关数据合并到一个报告系统中，包括三个方面：①根据公认的标准和术语进行组织学诊断；②是否存在一种或多种致癌病毒；③临床环境/免疫缺陷背景。该命名法解决了不同免疫缺陷环境中类似病变的术语和诊断标准存在的不一致性，可以改善多学科团队之间的沟通，指导适当的临床管理和研究，并促进该领域新知识的融合。

二、在 T 细胞和 NK 细胞淋巴增殖性疾病与淋巴瘤分型方面的更新

1. 新增 T 细胞为主的瘤样病变包括三种不同的类型：Kikuchi-Fujimoto 病（Kikuchi-Fujimoto disease，KFD）、惰性 T 淋巴母细胞增殖（indolent T-cell lymphoproliferative，ITLP）及自身免疫性淋巴细胞增殖综合征（autoimmune lymphoproliferative syndrome，ALPS）[13]。

2. T 淋巴母细胞白血病/淋巴瘤（T-cell acute lymphoblastic leukemia/lymphoma，T-ALL）：属于前体 T 细胞肿瘤，包括 T-ALL/LBL、NOS 和早期 T 前体淋巴母细胞白血病/淋巴瘤。以往自然杀伤（natural killer，NK）淋巴母细胞白血病/淋巴瘤是一个临时类型，但由于缺乏明确可靠的诊断标准，已被取消。

3. 自然杀伤细胞慢性淋巴增殖性疾病已更名为自然杀伤大颗粒淋巴细胞白血病（natural killer cell large granular lymphocytic leukemia，NK-LGLL）。

4. 原发皮肤的 T 细胞淋巴瘤：原发皮肤肢端 CD8$^+$ T 细胞淋巴瘤命名为原发皮肤肢端 CD8$^+$ 淋巴增殖性疾病。仍有少数病例不符合其他已知原发皮肤的 T 细胞淋巴瘤被归类为新增的类型——原发性皮肤外周 T 细胞淋巴瘤-NOS，等待进一步研究以阐明其性质[14]。

5. 在 WHO-HAEM5 中，肠道 T 细胞淋巴瘤和 NK 细胞淋巴瘤分类的主要变化包括：胃肠道惰性 T 细胞淋巴瘤增生性疾病的新命名法，现称为"胃肠道惰性 T 细胞淋巴瘤"；并增加了一个新类型，即胃肠道惰性自然杀伤细胞淋巴增殖性疾病（indolent natural killer cell lymphoproliferative disorder of the gastrointestinal tract，iNKLPD）[15]。

6. 结内滤泡辅助 T 细胞淋巴瘤：统一的家族成员新命名法。该家族包括 3 种淋巴结 T 细胞淋巴瘤，均具有滤泡辅助 T 细胞（follicular helper T cell，TFH）的表型和基因表达特征。虽然识别这些类型的概念基础与 WHO-HAEM4R 一致，但 WHO-HAEM5 中引入了"结内滤泡辅助 T 细胞淋巴瘤（nodal T-follicular helper cell lymphoma，nTFHL）"作为一个通用的家族术语，以前认可的疾病现在被视为该家族中的类型。因此，以前称为血管免疫母细胞性 T 细胞淋巴瘤（angioimmunoblastic T-cell lymphoma，AITL）、滤泡性 T 细胞淋巴瘤和外周 T 细胞淋巴瘤伴 TFH 表型的疾病分别更名为 nTFHL 血管免疫母细胞型（nTFHL angioimmunoblastic type，nTFHL-AI）、nTFH 滤泡型（nTFHL follicular-type，nTFHL-F）和 nTFHL 非特指型（nTFHL-NOS）[16]。

7. 结内 EBV 阳性 T 细胞和 NK 细胞淋巴瘤在 WHO-HAEM5 中成为一个独特类型。

8. 儿童 EBV 阳性 T 细胞和 NK 细胞淋巴增殖性疾病与淋巴瘤：已进行术语修订。儿童期 EBV 相关的淋巴增殖性疾病和淋巴瘤是罕见的 T 细胞和 NK

细胞疾病，多见于亚裔和美洲土著民族，也可发生于成人。该家族包括儿童期慢性活动性 EB 病毒感染（chronic active EB virus infection，CAEBV）和系统性 EBV 阳性 T 细胞淋巴瘤。CAEBV 具有广泛的临床表现，从局限性和（或）惰性形式[严重蚊虫叮咬过敏和典型的种痘水疱病样淋巴增殖性疾病（hydroa vacciniforme-like lymphoproliferative disorder，HVLPD）]到全身性疾病，包括发热、肝脾肿大和淋巴结病，有或无皮肤表现（HVLPD 全身形式和全身CAEBV）。

9. 命名上的微小改变，如"结外 NK/T 细胞淋巴瘤，鼻型"将"鼻型"两个字去掉，T 细胞幼淋巴母细胞白血病（T-cell prolymphocytic leukemia，T-PLL）、T 细胞大颗粒淋巴母细胞白血病（T-cell large granular lymphocytic leukemia，T-LGLL），改为 T 细胞幼淋巴细胞白血病（T-prolymphocytic leukemia，T-PLL）、T 细胞大颗粒淋巴细胞白血病（T-cell large granular lymphocytic leukemia，T-LGLL）。

三、淋巴组织的间质起源性肿瘤

有些肿瘤类型是淋巴结或脾独有的。WHO-HAEM5 引入了淋巴组织间质起源性肿瘤作为一个新类别，包括淋巴结内栅栏状肌纤维母细胞瘤和脾脏特异性血管间质肿瘤（脾窦岸细胞血管瘤、脾错构瘤和硬化性血管瘤样结节性转化）。此外，滤泡树突细胞和成纤维细胞网状细胞肿瘤已从"组织细胞和树突状细胞肿瘤"类别移到这个新类别，因为滤泡树突细胞并非来源于造血干细胞，而是来源于间充质细胞。鉴于炎性假瘤样滤泡/成纤维细胞树突细胞肉瘤具有独特的临床病理特征，被认为是一种与滤泡树突状细胞肉瘤不同的类型，并命名为 EBV 阳性炎性滤泡树突细胞肉瘤。

四、遗传易感综合征

种系遗传学的重要性日益增加。为了明确与越来越多的血液肿瘤相关的已知种系易感性，应单独识别临床综合征背景下发生的淋巴肿瘤，类似于其他器官系统的分类。为此，WHO-HAEM5 引入了关于遗传易感性的新章节。关于淋巴肿瘤、共济失调毛细血管扩张症（ataxia telangiectasia，AT）和尼梅亨断裂综合征（Nijmegen Breakage syndrome，NBS）尤其相关。这些疾病分别与ATM 和 NBN 的种系突变有关。这种与种系易感性相关潜在综合征的检测在治疗计划（如毒性增加）、携带者监测和亲属咨询方面均具有重要的临床意义。在这方面，白血病和淋巴瘤应使用常规标准进行诊断，但应指定为"AT 相关"或"NBS 相关"。

以上的分类都有主观性，随着新证据的出现会进一步演变。淋巴细胞的发育与分化是一个连续的动态谱系，而不是一系列不同的步骤。任何分类系统都会主观地、但基于证据地将疾病的连续体分解为多个组。我们的日常工作需对不同类型进行命名，从而进行诊断，以便做出合理的治疗决策和患者管理。因此，按照植物分类学家林奈的原则，分类也为保存知识提供了基础，并为未来的工作提供了模板。

（孙鹏、臧盛兵撰写，李志铭审校）

······ **参考文献** ······

［1］ Alaggio R, Amador C, Anagnostopoulos I, et al. The 5th edition of The World Health Organization classification of haematolymphoid tumours: lymphoid neoplasms ［J］. Leukemia, 2022,36(7):1720 - 1748.

［2］ Wang W, Medeiros LJ. Castleman disease ［J］. Surg Pathol Clin, 2019,12:849 - 863.

［3］ Fischer U, Forster M, Rinaldi A, et al. Genomics and drug profiling of fatal TCF3-HLF-positive acute lymphoblastic leukemia identifies recurrent mutation patterns and therapeutic options ［J］. Nat Genet, 2015,47:1020 - 1029.

［4］ Angelova EA, Medeiros LJ, Wang W, et al. Clinicopathologic and molecular features in hairy cell leukemia-variant: single institutional experience ［J］. Mod Pathol, 2018, 31:1717 - 1732.

［5］ Kroft SH. Stratification of follicular lymphoma: time for a paradigm shift ［J］. Am J Clin Pathol, 2019,151:539 - 541.

［6］ Laurent C, Adélaïde J, Guille A, et al. High-grade follicular lymphomas exhibit clinicopathologic, cytogenetic, and molecular diversity extending beyond Grades 3A and 3B ［J］. Am J Surg Pathol, 2021,45:1324 - 1336.

［7］ Reddy A, Zhang J, Davis NS, et al. Genetic and functional drivers of diffuse large B cell lymphoma ［J］. Cell, 2017,171:481 - 494.

［8］ Cucco F, Barrans S, Sha C, et al. Distinct genetic changes reveal evolutionary history and heterogeneous molecular grade of DLBCL with *MYC/BCL2* double-hit ［J］. Leukemia, 2020,34:1329 - 1341.

［9］ Gonzalez-Farre B, Ramis-Zaldivar JE, Salmeron-Villalobos J, et al. Burkitt-like lymphoma with 11q aberration: a germinal center-derived lymphoma genetically unrelated to Burkitt lymphoma ［J］. Haematologica, 2019,104:1822 - 1829.

[10] King RL, Goodlad JR, Calaminici M, et al. Lymphomas arising in immune-privileged sites: insights into biology, diagnosis, and pathogenesisv [J]. Virchows Arch, 2020, 476:647 - 665.

[11] Sarkozy C, Hung SS, Chavez EA, et al. Mutational landscape of gray zone lymphoma [J]. Blood, 2021, 137:1765 - 1776.

[12] Cesarman E, Chadburn A, Rubinstein PG, et al. KSHV/HHV8-mediated hematologic diseases [J]. Blood, 2022, 139:1013 - 1025.

[13] Walters M, Pittelkow MR, Hasserjian RP, et al. Follicular dendritic cell sarcoma with indolent T-lymphoblastic proliferation is associated with paraneoplastic autoimmune multiorgan syndrome [J]. Am J Surg Pathol, 2018, 42:1647 - 1652.

[14] Kempf W, Mitteldorf C, et al. Cutaneous T-cell lymphomas-an update 2021 [J]. Hematol Oncol, 2021, 39(Suppl 1):46 - 51.

[15] Dargent JL, Tinton N, Trimech M, et al. Lymph node involvement by enteropathy-like indolent NK-cell proliferation [J]. Virchows Arch, 2021, 478:1197 - 1202.

[16] Heavican TB, Bouska A, Yu J, et al. Genetic drivers of oncogenic pathways in molecular subgroups of peripheral T-cell lymphoma [J]. Blood, 2019, 133:1664 - 1676.

¹⁸F-FDG PET/CT 在淋巴瘤诊疗中的应用价值如何

¹⁸F-氟代脱氧葡萄糖正电子发射计算机体层显像(¹⁸F-fluorode-oxyglucose positron emission tomography and computed tomography,¹⁸F-FDG PET/CT)是大多数淋巴瘤分期、再分期、疗效评价和预后预测的最佳检查方法,但不推荐用于疾病缓解后的常规随访。

问题详解

¹⁸F-FDG PET/CT 有机整合了功能代谢与形态解剖双重信息,具有较高的灵敏度和特异性,已作为淋巴瘤的分期与再分期、疗效评估、预后评价的主要手段。在淋巴瘤治疗不同时期进行¹⁸F-FDG PET/CT 的意义不同。基线 PET 可以对淋巴瘤分期并为治疗后随访提供参照,治疗中期 PET(interim PET,iPET)可以帮助预测疗效和预后,治疗末期 PET(end-of-treatment PET,ePET)可用于疗效评估和寻找残余活性病灶。

由于霍奇金淋巴瘤(Hodgkin lymphoma,HL)和大部分非霍奇金淋巴瘤(non-Hodgkin lymphoma,NHL)均表现为 FDG 高摄取,PET/CT 已被国内外指南推荐用于¹⁸F-FDG 高亲和淋巴瘤常规分期的标准检查[1-4]。它可以通过"一站式"显像,灵敏地显示全身受侵犯的淋巴结和结外器官,尤其是显示 CT 上轻微甚至无解剖异常的病变(如正常大小的淋巴结、骨髓、脾及胃肠道受累等)。研究结果显示,¹⁸F-FDG PET/CT 对淋巴瘤分期的准确率可较 CT 增加

15%～20%，多数是上调肿瘤临床分期，有 5%～15% 的患者治疗方案也随之改变[5-6]。Adams 等[7-8]基于 955 例 HL 和 654 例 DLBCL 进行荟萃（meta）分析发现，[18]F-FDG PET/CT 对 HL 和 DLBCL 患者骨髓浸润判断的综合敏感度分别为 96.9% 和 88.7%，特异度分别为 99.7% 和 99.8%，因此[18]F-FDG PET/CT 可代替 HL 和部分 DLBCL 的骨髓活检，但其骨髓受累的评判标准尚未统一，是否可作为预后评估因素亦有争议。针对小病灶及低级别淋巴瘤患者，[18]F-FDG PET/CT 阴性不能排除淋巴瘤侵犯，仍需进行骨髓活检。治疗前反映肿瘤负荷的 PET 新型半定量指标肿瘤代谢体积（metabolic tumor volume，MTV）和肿瘤糖酵解总量（tumor lesion glycolysis，TLG）是 HL 和侵袭性 NHL 强有力的预后因子[9-10]。对于惰性淋巴瘤，不常规推荐[18]F-FDG PET/CT 检查，但可用于指导怀疑转化为高侵袭性淋巴瘤时的组织学活检。

淋巴瘤疗效评估的主要方法是 Deauville 五分法（5-PS），以纵隔血池及肝脏为基准，目测淋巴瘤病灶得到评分。4～5 分为[18]F-FDG PET/CT 阳性病灶，1～3 分为阴性病灶[5]。5-PS 评分 1～2 分代表完全代谢缓解（complete metabolic response，CMR），提示肿瘤已处于明显受抑制状态或治疗非常有效；基于 ePET 的 5-PS 评分 3 分亦提示 CMR，而基于 iPET 的 5-PS 评分 3 分的意义尚有争议，须根据治疗前情况进行综合分析并密切观察；最大标准摄取值（maximum standard uptake value，SUVmax）较基线下降，基于 iPET 的 5-PS 评分 4～5 分代表部分代谢缓解，基于 ePET 的 5-PS 评分 4～5 分代表病灶活性尚存；[18]F-FDG 摄取不变、增高或新发淋巴瘤病灶，基于 iPET、ePET 的 5-PS 评分为 5 分均提示治疗失败和（或）疾病进展（progressive disease，PD），推荐活检进一步明确诊断，排除假阳性。

iPET 是 HL 和侵袭性 NHL 的独立预后因子，优于国际预后评分（international prognostic score，IPS）和国际预后指数（international prognostic index，IPI）。Adams 等[11]对 10 项包括共 1 389 例 HL 患者的研究进行荟萃分析，发现 iPET 预测治疗失败人群的合并灵敏度和特异度分别为 70.8% 和 89.9%，曲线下面积为 0.877。国内外指南也推荐 iPET，指出在 HL 患者接受 2 个周期化疗后，iPET 相较于其他检查手段，在再分期和预测无进展生存期（progression free survival，PFS）和总生存期（overall survival，OS）方面具有更高的价值。iPET 还可以指导调整 HL 患者的下一步治疗方案[12]。AHL 2011 试验发布了 90 家研究中心总计 823 例进展期 HL 患者的长期随访数据,中位随访时间为 67.2 个月。研究显示,iPET(包括 PET2 和 PET4)可以有效预测患者的 PFS 和 OS。对于 iPET 阴性患者,转换为 4 个周期 ABVD 方案治疗具有良好的安全性和持续的有效性,其疗效不逊于 BEACOPP 标准 6 个周期治疗[13]。iPET 对 NHL 诊断及预后评估的准确性不如 HL。两项分别纳入 311 例和 605 例 DLBCL 患者的荟萃分析显示:iPET 对 NHL 诊断总敏感度分别为 78% 和 52%,总特异度分别为 87% 和 68%。多项研究显示 iPET 是 NHL 预后的独立预测因素,但对不同亚型的预后预测价值不同,比如对 DLBCL、NK/T、外周 T 细胞淋巴瘤有较为可靠的预后提示作用,而对滤泡淋巴瘤的预后提示作用差强人意。已有临床试验证实了 iPET 对改变 NHL 治疗方案的作用。多数试验表明,在 R-CHOP(利妥昔单抗＋环磷酰胺＋多柔比星＋长春新碱＋泼尼松)治疗 2~4 个疗程后行基于 iPET 改变治疗方案,高危患者的生存期得到显著延长。但仍有部分学者认为 iPET 对 DLBCL 患者的疗效预测具有一定的假阳性,对化疗敏感人群的区分度有限[14]。而且基于 iPET 改变治疗方案能否为患者带来更好的预后,研究结论也不一致,需更多前瞻性大样本进行对照研究。有研究认为 DLBCL 采用 $\Delta SUVmax$ 法可降低视觉评估法的假阳性率,也有研究将 iPET 与分子生物标志物联合(如 CD86、PD-1、STAT-1、BCL2 等)进行危险分层,以提升对预后的预测价值。

针对治疗结束 CT、MRI 难以鉴别的残存肿块,^{18}F-FDG PET/CT 可以通过代谢(推荐 5-PS)识别残留的肿瘤组织。一项纳入 408 例 HL 和 350 例 NHL 的荟萃分析显示,^{18}F-FDG PET/CT 检测 HL 和 NHL 患者残留病变的敏感度分别为 84% 和 72%,特异度分别为 90% 和 100%[15]。ePET 阳性的患者预后不良,PFS 和 OS 较短。对于 ePET 阳性的患者,若考虑挽救治疗,建议活检进一步明确。为最大限度地减少治疗相关炎性反应造成的假阳性,通常推荐化疗后 6~8 周、放疗结束后 8~12 周,进行 ^{18}F-FDG PET/CT 检查[16-17]。为减少不必要的辐射暴露,不推荐 ^{18}F-FDG PET/CT 用于疾病缓解后的常规随访。对于 HL 或侵袭性 NHL 患者,若其他检查明确或可疑复发时,可应用 ^{18}F-FDG PET/CT 进行评估,其阴性预测值高于阳性预测值,DLBCL 的阳性预测值高于 HL。

(李囡撰写及审校)

······ **参考文献** ······

［1］ National Comprehensive Cancer Network. NCCN clinical practice guidelines in oncology: Hodgkin lymphoma（version 2，2023）. https://www. nccn. org/ professionals/physician_gls/pdf/hodgkins. pdf.

［2］ National Comprehensive Cancer Network. NCCN clinical practice guidelines in oncology: B cell lymphoma（version 5.2022）. https://www. nccn. org/professionals/ physician_gls/pdf/b-cell. pdf.

［3］ 中华医学会核医学分会.淋巴瘤[18]F-FDG PET/CT 及 PET/MR 显像临床应用指南（2021 版）［J］.中华核医学与分子影像杂志,2021,41(3):161－169.

［4］ 中华人民共和国国家卫生健康委员会.淋巴瘤诊疗指南（2022 版）［J］.中国肿瘤临床与康复,2023,30(3):135－158.

［5］ Cheson BD, Fisher RI, Barrington SF, et al. Recommendations for initial evaluation, staging, and response assessment of Hodgkin and non-Hodgkin lymphoma: the Lugano classification［J］. J Clin Oncol, 2014,32(27):3059－3068.

［6］ Weiler-Sagie M, Bushelev O, Epelbaum R, et al. ^{18}F-FDG avidity in lymphoma readdressed: a study of 766 patients［J］. J Nucl Med, 2010,51(1):25－30.

［7］ Adams HJ, Kwee TC, de Keizer B, et al. Systematic review and meta-analysis on the diagnostic performance of FDG-PET/CT in detecting bone marrow involvement in newly diagnosed Hodgkin lymphoma: is bone marrow biopsy still necessary［J］. Ann Oncol, 2014,25(5):921－927.

［8］ Adams HJ, Kwee TC, de Keizer B, et al. FDG PET/CT for the detection of bone marrow involvement in diffuse large B-cell lymphoma: systematic review and meta-analysis［J］. Eur J Nucl Med Mol Imaging, 2014,41(3):565－574.

［9］ Ilyas H, Mikhaeel NG, Dunn JT, et al. Defining the optimal method for measuring baseline metabolic tumour volume in diffuse large B cell lymphoma［J］. Eur J Nucl Med Mol Imaging, 2018,45(7):1142－1154.

［10］ Jiang C, Teng Y, Chen J, et al. Baseline total metabolic tumor volume combined with international peripheral T-cell lymphoma project may improve prognostic stratification for patients with peripheral T-cell lymphoma（PTCL）［J］. EJNMMI Res, 2020,23, 10(1):110.

［11］ Adams HJ, Nievelstein RA, Kwee TC. Prognostic value of interim FDG-PET in Hodgkin lymphoma: systematic review and meta-analysis［J］. Br J Haematol, 2015, 170(3):356－366.

［12］ André MPE, Girinsky T, Federico M, et al. Early positron emission tomography response-adapted treatment in stage Ⅰ and Ⅱ Hodgkin lymphoma: final results of the randomized EORTC/LYSA/FIL H10 Trial［J］. J Clin Oncol, 2017, 35（16）: 1786－1794.

［13］ Casasnovas RO, Bouabdallah R, Brice P, et al. Positron emission tomography-driven strategy in advanced Hodgkin lymphoma: prolonged follow-up of the AHL 2011 Phase III Lymphoma Study Association Study [J]. J Clin Oncol, 2022,40(10):1091 – 1101.

[14] Adams HJA, Kwee TC. Proportion of false-positive lesions at interim and end of-treatment FDG-PET in lymphoma as determined by histology: systematic review and meta-analysis [J]. Eur J Radiol, 2016,85(11):1963 – 1970.

[15] Zijlstra JM, Lindauer-van der Werf G, Hoekstra OS, et al. ^{18}F-fluoro-deoxyglucose positron emission tomography for post-treatment evaluation of malignant lymphoma: a systematic review [J]. Haematologica, 2006,91(4):522 – 529.

[16] El-Galaly TC, Villa D, Gormsen LC, et al. FDG-PET/CT in the management of lymphomas: current status and future directions [J]. J Intern Med, 2018,284(4): 358 – 376.

[17] Moghbel MC, Mittra E, Gallamini A, et al. Response assessment criteria and their applications in lymphoma: Part 2[J]. J Nucl Med, 2017,58(1):13 – 22.

利用二代测序（next-generation sequencing，NGS）高效快速准确的特性，可以对淋巴瘤病理组织进行大规模基因筛查，从中可以得到具有病理亚型特点的重排基因、突变基因、单核苷酸变异及基因遗传突变谱等，帮助我们深入了解此类亚型的本质，筛选有效的治疗靶点，为患者制订个体化治疗方案。

🔽 问题详解

NGS 即高通量测序，是相对于传统的一代 Sanger 测序而言的。近年来，NGS 凭借其高输出量与高解析度的优势，发展迅速，并广泛应用到淋巴瘤的临床和科研领域，成为研究淋巴瘤生物学和发病机制、实现临床病理精准诊断和分子分型、指导临床治疗及预后评估的重要工具。

一、在淋巴瘤生物学和发病机制研究中的应用

近年来，利用基因组学研究发现了诱导 nTFHL-AI 潜在发病机制的遗传基因突变谱[1]。nTFHL-AI 患者存在表观遗传调控因子突变，其中 *TET2* 突变率为 47%～83%，*DNMT3A* 突变率为 20%～30%，*IDH2* 突变率为 20%～45%；且研究发现，60%～70% 的 nTFHL-AI 患者存在 *RHOA* G17V 杂合错义突变，与 *TET2* 突变及 *IDH2* 突变具有较强的突变相关性，这些基因组合突

变可协同刺激 TCR 及下游信号通路磷酸肌醇 3 激酶（phosphoinositide 3-kinase，PI3K）/Akt 和 MAPK 等异常活化，共同促进了 nTFHL-AI 发展[2-3]。结外 NK/T 细胞淋巴瘤（extranodal NK/T cell lymphoma，ENKTL）的发病与 EBV 感染相关，对于 ENKTL 发病机制的研究聚焦于 EBV 基因组的高通量检测。研究结果显示，EBV 引发 ENKTL 的机制主要包括 EBV 本身基因组的突变、EBV 诱导宿主体细胞的基因突变和 EBV 片段整合嵌入宿主基因组；而 ENKTL 患者体细胞突变基因则集中在 JAK-STAT 通路、肿瘤抑制因子、表观遗传修饰因子及 RAS-MAPK 通路（如 *STAT3*、*TP53*、*DDX3X* 及 *KMT2D* 突变等）上，这些研究结果为 ENKTL 的发病机制提供了理论基础。

二、在淋巴瘤临床精准诊断及分子分型上的应用

在临床病理诊断实践中，淋巴瘤的诊断一直是难点和痛点，特别是 T 细胞淋巴瘤常因肿瘤细胞形态学异形性不大，背景炎症细胞丰富，容易与慢性炎症或 T 细胞非典型增生的瘤样病变混淆。NGS 能检测肿瘤基因遗传学突变谱，这对明确病理诊断有很大的帮助。如在鉴别 nTFHL-AI 与 T 细胞非典型增生的瘤样病变或其他淋巴瘤上，测序结果显示典型的 *TET2*、*DNMT3A*、*IDH2*、*RHOA* G17V 等的共突变，是诊断 nTFHL-AI 的有力依据。DLBCL 异质性大，给临床治疗及对疾病的认识上带来困惑。在 2016 年《淋巴造血肿瘤 WHO 分类》修订版中规定，根据细胞起源（cell of origin，COO）的不同将 DLBCL 分为 GCB 亚型和 non-GCB 亚型［包括活化 B 细胞（activated B-cell，ABC）亚型和不能分类亚型］，GCB 亚型预后明显优于 non-GCB 亚型。近几年，在 NGS 结合生物信息技术发展的基础上，多项研究报道了 DLBCL 的分子分型。2018 年 Schmitz 等[4]根据基因突变将 DLBCL 分为 MCD、BN2、N1 和 EZB 四类分子亚型。同年，Chapuy 等[5]研究将 DLBCL 分为 C0～C5 六类分子亚型。2020 年 Lacy 等[6]将 DLBCL 分子分型为 MYD88、NOTCH2、BCL2、SOCS1/SGK1、TET2/SGK1、NEC 六类。而 Wright 等[7]在 2020 年根据患者基因特征计算分子亚型的概率，将其归为七类［MCD、BN2、N1、ST2、A53、EZB（*MYC*⁺）、EZB（*MYC*⁻）］。研究结果均显示，*MYD88*/*CD79B* 突变分子亚型预后不良，*BCL6* 易位/*NOTCH2* 突变分子亚型预后相对较好。

三、在淋巴瘤临床治疗及预后评估上的应用

近年来，DLBCL 的基础研究、诊断标准及治疗等方面已取得巨大进展，特

别是随着基因检测技术的日益成熟,可以从分子层面上了解 DLBCL 的发病机制及其异质性,使个体化精准诊疗成为可能[8]。分子分型对 DLBCL 预后分层具有一定的指导意义,特别是对 COO 不可分类患者,可辅助其临床决策及指导个体的精准化治疗。基于 BCR-NF-κB 信号通路在 DLBCL 的 MCD 和 BN2 分子亚型中显著激活,患者获益于布鲁顿酪氨酸激酶(Bruton's tyrosine kinase,BTK)抑制剂如伊布替尼。基于 PI3K/Akt 通路在 nTFHL-AI 及其他外周 T 细胞淋巴瘤中普遍激活,患者显著获益于 PI3K 抑制剂。对于 CLL 患者来说,伴有免疫球蛋白重链可变区(immunoglobulin heavy variable,*IGHV*)未突变、*TP53* 突变等基因异常的患者,往往在接受了传统的化疗治疗后,生存结局会比较差;而接受如新型靶向制剂 BTK 抑制剂伊布替尼治疗的患者获益更大。2020 年一项国际研究[9]显示,伊布替尼单药治疗 *IGHV* 未突变的 CLL 患者,5 年之内有 67% 患者的疾病没有发生进展。另外一项开放性 2 期研究[10]也显示,有 61% 的 TP53 异常的 CLL 患者接受伊布替尼单药治疗后,6 年内肿瘤未出现增殖或者复发。

　　淋巴瘤的诊治高度依赖于病理,NGS 检测技术无疑为大规模筛选病理特异性指标提供了无限可能,使各种分类错杂的淋巴瘤亚型得到明确鉴别与诊断,进而精准评估患者预后,并实施更加个性化的治疗方案。同时,通过 NGS 检测数据库可发现更多新的潜在治疗靶点,为新药研发提供数据依据。

(孙鹏、臧盛兵撰写,李志铭审校)

······ 参考文献 ······

[1] Sakata-Yanagimoto M, Enami T, Yoshida K, et al. Somatic RHOA mutation in angioimmunoblastic T cell lymphoma [J]. Nat Genet, 2014,46(2):171 - 175.

[2] Zang S, Li J, Yang H, et al. Mutations in 5-methylcytosine oxidase TET2 and RhoA cooperatively disrupt T cell homeostasis [J]. J Clin Invest, 2017,127(8):2998 - 3012.

[3] Cortes JR, Ambesi-Impiombato A, Couronne L, et al. RHOA G17V induces T follicular helper cell specification and promotes lymphomagenesis [J]. Cancer Cell, 2018,33(2):259 - e273, e7.

[4] Schmitz R, Wright GW, Huang DW, et al. Genetics and Pathogenesis of Diffuse Large B-Cell Lymphoma [J]. N Engl J Med, 2018,378(15):1396 - 1407.

[5] Chapuy B, Stewart C, Dunford AJ, et al. Molecular subtypes of diffuse large B cell lymphoma are associated with distinct pathogenic mechanisms and outcomes [J]. Nat

Med, 2018,24(5):679-690.

[6] Lacy SE, Barrans SL, Beer PA, et al. Targeted sequencing in DLBCL, molecular subtypes, and outcomes: a haematological malignancy research network report [J]. Blood, 2020,135(20):1759-1771.

[7] Wright GW, Huang DW, Phelan JD, et al. A probabilistic classification tool for genetic subtypes of diffuse large B cell lymphoma with therapeutic implications [J]. Cancer Cell, 2020,37(4):551-568.

[8] Wang L, Li LR, Young KH, et al. New agents and regimens for diffuse large B cell lymphoma [J]. J Hematol Oncol, 2020,13(1):175.

[9] Burger JA, Barr PM, Robak T, et al. Long-term efficacy and safety of first-line ibrutinib treatment for patients with CLL/SLL: 5 years of follow-up from the phase 3 RESONATE-2 study [J]. Leukemia, 2020,34(3):787-798.

[10] Ahn IE, Tian X, Wiestner A, et al. Ibrutinib for chronic lymphocytic leukemia with TP53 alterations [J]. N Engl J Med, 2020,383(5):498-500.

浆细胞瘤、淋巴瘤伴浆细胞分化及淋巴浆细胞淋巴瘤如何进行鉴别诊断

浆细胞瘤、淋巴瘤伴浆细胞分化和淋巴浆细胞淋巴瘤(LPL)均属于淋巴系统恶性肿瘤,其临床表现各有特点,在病理上也有一定的相似之处,常需结合临床表现、镜下表现、免疫组化及分子遗传学改变综合鉴别。

🔖 问题详解

一、浆细胞瘤

浆细胞瘤又称浆细胞骨髓瘤(plasma cell myeloma,PCM),是指骨髓多灶性浆细胞肿瘤性增生,常伴有血清和(或)尿中单克隆球蛋白或轻链水平升高,并伴有肿瘤相关的器官功能受损。几乎所有的 PCM 起源于骨髓,可能累及髓外器官。国际骨髓瘤工作组已确立 PCM 的临床诊断标准。PCM 有多种临床变异型,包括无症状型、未分泌型,浆细胞白血病,孤立性(髓内及髓外),它们在病理形态学上差异不大。以下以经典的 PCM 为例介绍其病理特点及鉴别诊断要点。

1. PCM 的病理特点如下:

(1) 大体:受累骨髓腔内见鱼肉状或胶冻样质软肿物,可伴有出血及明显的骨质破坏。

(2) 镜下表现:在骨髓活检组织中,疾病早期常见正常造血成分与结节状或灶状肿瘤性成分混杂分布;晚期可见扩张的骨髓腔被弥漫片状增生的肿瘤成

分填充,正常造血成分少见。肿瘤性的浆细胞取代正常骨髓造血成分强烈支持 PCM 诊断,即使肿瘤成分<30%。肿瘤细胞体积中等偏小,可见各阶段分化的浆细胞,多数肿瘤细胞呈圆形或椭圆形,核圆形,居中(早期)或偏位(中晚期),染色质粗,呈块状放射状(车轮状)分布,核仁不明显,胞质丰富,嗜碱性,常有核周空晕。早期幼稚的浆细胞,核质比明显增高,核染色质疏松淡染,可见核仁,胞质少。肿瘤细胞胞质内质网中因含有丰富的免疫球蛋白而出现一系列形态学表现,如蓝染胞质葡萄状聚集(莫特细胞或桑葚细胞)、罗素小体、火焰样细胞(IgA 聚集)或棒状结晶体,这些表现同样可出现在反应性浆细胞中,不具有鉴别意义。

(3) 免疫组化检测可见,浆细胞弥漫表达 CD38,CD138,亦可异常表达 CD56(75%～80%)、CD200(60%～75%)、CD117(30%)等。CD45 弱表达或不表达,小细胞变异型及母细胞变异型可以强表达 CD20,部分病例可因发生 t(11;14)(q13;q32)(*IGH/CCND1*)易位而强表达 CyclinD1,因此需与小 B 细胞淋巴瘤及 MCL 仔细鉴别。

2. PCM 可有少见的组织学变异型:

(1) 小细胞变异型:肿瘤细胞小,似淋巴浆细胞,核圆形居中,周边环状嗜碱性胞质,偶见核周空晕。

(2) 浆母细胞变异型:约 10%,肿瘤细胞明显多形性,可见多核、分叶核等。出现多形性核是浆母细胞变异型可靠的诊断标志,可区别反应性的浆细胞增生。须注意该亚型与浆母细胞淋巴瘤(plasmablastic lymphoma,PBL)的鉴别,两者在形态和免疫表型方面均有很大重叠,鉴别须结合临床,PBL 常发生于免疫缺陷患者(原发性或继发性),多累及头颈部、口腔等部位,淋巴结原发少见。此外,原位杂交 EB 病毒编码小 RNA(EBV-encoded small RNAs,EBER)阳性更支持 PBL 的诊断,血中单克隆性蛋白/尿本周蛋白阳性则更支持浆母细胞型 PCM,存在骨髓受累的溶骨性病变也支持浆母细胞型 PCM。

二、淋巴瘤伴浆细胞分化

很多 B 细胞淋巴瘤可伴有浆细胞分化,其中主要为惰性 B 细胞淋巴瘤,在诊断时易与髓外 PCM 相混淆。常见的病理亚型有以下几种[1]。

1. 黏膜相关淋巴组织(mucosa associated lymphoid tissue,MALT)边缘区 B 细胞淋巴瘤:是最常见的伴浆细胞分化的淋巴瘤,发生在胃或甲状腺的病变甚至可能以浆细胞为主要成分,易导致误诊。MALT 淋巴瘤始发于胃肠道、甲状腺、泪腺、腮腺、肺等部位。肿瘤细胞为三种细胞成分混合:中心细胞样细胞(中等偏小,核不规则,核仁不明显,胞质少到中等、淡染)、单核样细胞(中等大小,核圆形,胞质丰富、淡染)及散在分布其中的母细胞样细胞。肿瘤在滤泡周围或滤泡间生长,多数有生发中心残留,可伴有滤泡植入,多数病例可见淋巴上皮瘤样(lymphoepithelioma-like,LEL)病变。肿瘤细胞为 B 细胞表型,但 CD5、CD23、CD10 为阴性。由于 MALT 淋巴瘤肿瘤细胞形态上与 FL 及 SLL 有部分重叠,在分布上与套区有重叠,故 MALT 淋巴瘤常为排除性诊断,伴明显浆细胞分化时需仔细寻找 MALT 分化的线索,包括残留的生发中心、滤泡植入现象及淋巴上皮瘤样病变等。此外,特异的基因变异的检测也有助于区分 MALT 淋巴瘤及 PCM,包括 t(11;18)(q21;q21)*BIRC3-MALT1*,t(1;14)(p22;q32)*BCL10-IGH*,t(14;18)(q32;q21)*IGH-MALT1* 及 t(3;14)(p14.1;q32)*FOXP1-IGH*[2]。

2. FL:伴浆细胞分化的少见。可有两种形态:第一种为经典的滤泡性生长方式,肿瘤细胞(包括浆细胞形态)表达 CD10、BCL2、BCL6,伴有 *BCL2* 基因重排;另一种肿瘤细胞分布在滤泡间及滤泡周围,呈现边缘区分化特点,伴有明显的滤泡植入现象,肿瘤细胞通常表达 CD10、BCL2、BCL6,但缺乏 *BCL2* 重排,这一类型在细胞分化和表型上与 MZL 有一定的重叠[3]。

3. MCL:经典的 MCL 有独特的形态学表现及分子遗传学异常,与浆细胞淋巴瘤鉴别并不困难。MCL 伴浆细胞分化者较少见,常为 SOX11 阴性免疫表型,但通常表达 CCND1,MCL 伴浆细胞分化常呈现惰性临床过程[4]。

4. CLL/SLL:浆细胞分化较少见,常出现在增殖中心。因此,浆细胞分化的细胞标志物如 PRDM1、MUM-1 等常较集中的分布,CD38 可在浆细胞分化的增殖中心呈弱表达,但一般 CD138 表达阴性。而 PCM 浆细胞标志物呈弥漫一致强表达[5]。

三、淋巴浆细胞淋巴瘤(LPL)

LPL 是由小 B 淋巴细胞、浆样淋巴细胞和浆细胞组成的淋巴瘤,常侵犯骨髓,也可侵犯淋巴结和脾,并且不符合其他可能伴浆细胞分化的小 B 细胞淋巴瘤诊断标准。90%～95% 的 LPL 伴有单克隆性 IgM 丙种球蛋白增多,可诊断为 WM 型 LPL,淋巴结常表现为深浅区域交互分布。在浅染的扩张淋巴窦内,充满单形性浆样细胞及浆细胞。更为常见的表现是淋巴结的结构被破坏，滤泡边缘模糊不清，可有生发中心植入，显示大量淋巴细胞浆细胞混合分布或浆细胞聚集性分布，大细胞少见。当大细胞成片出现时，需考虑病变发生大细胞转化或者病变并非 LPL。

肿瘤细胞表达 B 细胞标志物如 CD20、CD19、CD79a，多数表达 CD25 和 CD38，一般不表达 CD5、CD10、CD23、CD103 等，极少数病例表达 CD5 或 CD10（BCL6 阴性）。浆细胞表达 CD138，同时表达 CD19、CD45，这点可与 PCM 区别。此外，CD138$^+$ 的浆细胞常呈现 MUM1 阴性，这与 MZL 中的浆细胞分化不同。90％的 LPL 可检测到 *MYD88* L265P 的变异，尽管检测到该变异对诊断 LPL 有所帮助，但并非必须。LPL 与 MZL 在形态上多有重叠，约 10％的 NMZL 中也可以检测到 *MYD88* L265P 突变，因此对于少数无法区分的病例，建议使用"小 B 细胞淋巴瘤伴浆细胞分化"，并列出几个可能的鉴别诊断选项。

（尹文娟撰写，杨海燕审校）

····· **参考文献** ·····

［1］ Harmon CM, Smith LB. B-cell non-Hodgkin lymphomas with plasmacytic differentiation［J］. Surg Pathol Clin, 2016, 9(1):11-28.

［2］ Rossi D, Bertoni F, Zucca E. Marginal-Zone Lymphomas［J］. N Engl J Med, 2022, 386(6):568-581.

［3］ Gradowski JF, Jaffe ES, Warnke RA, et al. Follicular lymphomas with plasmacytic differentiation include two subtypes［J］. Mod Pathol, 2010, 23(1):71-79.

［4］ Ribera-Cortada I, Martinez D, Amador V, et al. Plasma cell and terminal B-cell differentiation in mantle cell lymphoma mainly occur in the SOX11-negative subtype［J］. Mod Pathol, 2015, 28(11):1435-1447.

［5］ Swerdlow SH, Kuzu I, Dogan A, et al. The many faces of small B cell lymphomas with plasmacytic differentiation and the contribution of MYD88 testing［J］. Virchows Arch, 2016, 468(3):259-275.

淋巴瘤疗效评价标准 RECIST 1.1、Lugano 2014 和 RECIL 2017 对比，异同点是什么

Lugano 2014 是目前指南推荐的淋巴瘤评估标准，针对 PET 及 CT 提出了不同的反应标准。RECIL 2017 则基于 RECIST 1.1 和 Lugano 2014，进一步细化和量化形成。三种标准在靶病灶选取、测量方法、评估指标及评估方法上均存在差异。

问题详解

RECIST 1.1 广泛应用于实体瘤临床疗效评价中，具有简单、快速、应用经验丰富的优点。它主要基于 CT 为代表的解剖影像进行一维测量，最多测量 5 个病灶，每个器官最多测量 2 个病灶，靶病灶若为淋巴结则测量其最短径（shortest diameter，SDi），其他靶病灶测量其最长径（longest diameter，LDi），主要疗效评价指标为靶病灶最长径之和（sum of the longest diameters，SLD）的变化。具体而言，若 SLD 下降≥30%，评估为部分缓解（partial response，PR）；若 SLD 增加≥20%，则评估为疾病进展（PD）[1]。RECIST 1.1 认为，SDi≥1.5 cm 的淋巴结可列为靶病灶，SDi<1.0 cm 的淋巴结则列为正常。因此，在评估淋巴瘤等血液系统肿瘤时，可能出现病变体积变化与治疗效果不一致的情况，比如治疗有效但病灶大小变化不明显，或病灶缩小但仍残存肿瘤活性等情况，这时 PET/CT 可以提供有价值的信息。

2014 年 8 月发布的 Lugano 标准是目前指南推荐的淋巴瘤评估标准，广泛

应用于绝大多数淋巴瘤试验。它首次针对 PET 以及 CT 提出了不同的反应标准,以 PET 为基础的标准在 Deauville 五分法(5-PS)基础上增加了新发或复发性淋巴结累及、骨髓侵犯以及脏器肿大,推荐用于[18]F-FDG 高亲和性淋巴瘤的疗效评价。[18]F-FDG 高亲和性淋巴瘤经过系统性治疗后,5-PS 评分 1~3 分,评估为完全缓解(complete response,CR);5-PS 评分 4~5 分但病灶摄取[18]F-FDG 降低,评估为 PR;5-PS 评分 4~5 分,病灶摄取[18]F-FDG 增高或出现新发摄取增高,评估为 PD。另一方面,Lugano 标准也很强调 CT 在解剖评估方面的重要性,对于[18]F-FDG 低摄取的淋巴瘤组织学亚型,仍然以 CT 为评价方法。与 RECIST 1.1 不同,Lugano 标准对靶病灶 LDi 及垂直于 LDi 的 SDi 进行二维测量,得到两者的乘积(product of the perpendicular diameters,PPD),最多测 6 个可测量淋巴结或结外病灶,求其 PPD 之和得到指标(sum of the product of the diameters,SPD)作为主要评价指标,靶病灶(包括淋巴结)LDi$\leqslant$1.5 cm,评估为 CR;SPD 缩小$\geqslant$50%,评估为 PR;而 PD 的判定不再仅仅基于 SPD,至少一个靶病灶进展即可诊断[2]。但 Lugano 标准的二维测量方法不太便捷,还容易增加测量误差(每个维度上仅增加 12% 的误差,将导致 PPD 误差增加25%)。而且[18]F-FDG 为非特异性肿瘤显像剂,需注意与炎性病变或生理性摄取进行鉴别以除外评估的假阳性。另外,Lugano 标准用于部分淋巴瘤以及接受免疫治疗患者疗效评估的可重复性和可靠性仍有待提高。

一些学者在 Lugano 2014 的基础上进一步细化,结合 RECIST 一维测量的优势,提出了 RECIL 2017 标准,并在 10 个多中心临床试验中入组 2983 例成人和儿童淋巴瘤患者,以验证其评估准确性。RECIL 2017 标准使用 3 个靶病灶 SLD 来评估肿瘤负荷。针对弥漫性疾病患者,应该选择三个最长的靶病灶来评估疗效。如果淋巴结的最长直径$\geqslant$15 mm,则可考虑选为靶病灶。具体评估标准及与 RECIST 1.1、Lugano 标准的比较详见表 1-1。无论是 RECIST 1.1 还是 Lugano 标准,定义病灶直径这一类别的跨度范围都很大(RECIST 1.1:SLD 为$-$29%~20%,Lugano 标准:SPD 为$-$49%~50%),不能为临床上根据患者的反应给予不同干预措施提供充分信息,因此,RECIL 2017 标准疗效评估结果中增加轻微缓解(minor response,MR)这一分类,指靶病灶 SLD 下降$\geqslant$10%,但$<$30%,旨在细化评估反应,消除潜在的测量误差对评估的影响,但该新分类的临床指导意义仍需前瞻性研究的验证[3]。RECIL 2017 标准目前正在逐步得到应用。分析 GOYA 研究数据发现,对于初治 DLBCL 患者,RECIL 2017 和 Lugano 2014 标准在治疗

结束时的 CR 率符合度高达 92.5%；但有 40/63（63.5%）依 Lugano 标准判断为 PD 的患者，RECIL 2017 标准判断为 PR 或 MR。GALLIUM 长期随访数据显示，对于初治 FL 患者，RECIL 2017 评估的治疗结束时达到 CR/CMR 患者的 3 年 PFS 高于 Lugano 2014，提示 RECIL 2017 可能是合适的疗效评估标准。

淋巴瘤病理类型复杂、异质性强、治疗效果差别大，很难有一个统一的疗效评估标准适用于所有场景。如何减少分歧、统一标准，顺应淋巴瘤分子病理和靶向、免疫治疗药物迅猛发展，实现更快、更准确的评估和预测疗效，是淋巴瘤评估标准的未来发展方向。

表 1-1　RECIST 1.1、Lugano 2014 和 RECIL 2017 疗效评价标准比较

项　　目		RECIST 1.1 标准（2009）	Lugano 标准（2014）	RECIL 标准（2017）
靶病灶数目		≤5 个	≤6 个	≤3 个
测量方法		一维测量：靶病灶 LDi；淋巴结 SDi	二维测量：垂直径线	一维测量：任何靶病灶的 LDi
PET/CT 作用		FDG PET 不能单独用于疗效评估，可用于在发现新病灶基础上确认 CR 或 PD	用于 FDG 高亲和淋巴瘤的疗效评估（使用 5-PS 法）	CR、PR 的判定需结合 FDG 摄取情况（使用 5-PS 法）
疗效评估	完全缓解	所有靶病灶消失，全部病理淋巴结 SDi＜10 mm	5-PS 评分 1~3 分，伴或不伴残余病灶；靶病灶（淋巴结）LDi≤1.5 cm；无结外受累病灶	所有靶病灶完全消失，所有淋巴结的 LDi 均＜10 mm；靶病灶 SLD 下降≥30%（PR），同时 FDG-PET 扫描结果正常；5-PS 评分 1~3 分
	部分缓解（PR）	靶病灶 SLD 下降≥30%	5-PS 评分 4~5 分，但摄取比基线值减低；SPD 缩小≥50%	靶病灶 SLD 下降≥30%，但未达 CR；5-PS 评分 4~5 分
	轻微缓解	无	无	靶病灶 SLD 下降≥10%，但＜30%
	疾病稳定	介于 PR 和 PD 之间	5-PS 评分 4~5 分，摄取值比基线无明显变化；SPD 增大＜50%，且无 PD 证据	靶病灶 SLD 下降＜10% 或增加≤20%

（续表）

项　　目		RECIST 1.1 标准（2009）	Lugano 标准（2014）	RECIL 标准（2017）
疗效评估	疾病进展（PD）	SLD 较最小值增加≥20％；SLD 的绝对值增加至少 5 mm；出现新病灶	5-PS 评分 4～5 分，摄取值比基线增加，和（或）与中期或治疗结束评估相一致的新发高 FDG 摄取病灶。至少一个靶病灶进展即可诊断，淋巴结或结外病灶需同时符合：LDi＞1.5 cm；SPD 较最小值增加≥50％；LDi 或 SDi 较最小值增加 5 mm（≤2 cm 病灶）或 1 cm（＞2 cm 病灶），或任何单个病变直径增加＞50％	SLD 增加＞20％；对于治疗后 LDi＜1.5 cm 的小淋巴结，只有淋巴结 LDi 绝对值增加＞5 mm 且 LDi＞1.5 cm 时才能被归类为 PD；出现新发病灶

注：LDi：最长径；SDi：最短径；PPD：单个病灶 LDi 与 SDi 的乘积；SLD：最长径之和；SPD：多个病灶的
PPD 之和。

（李　囡撰写及审校）

······ 参考文献 ······

［1］ Eisenhauer EA, Therasse P, Bogaerts J, et al. New response evaluation criteria in solid tumours: revised RECIST guideline（version 1.1）［J］. Eur J Cancer, 2009, 45（2）:228-247.

［2］ Cheson BD, Fisher RI, Barrington SF, et al. Recommendations for initial evaluation, staging, and response assessment of Hodgkin and non-Hodgkin lymphoma: the Lugano classification［J］. J Clin Oncol, 2014, 32(27):3059-3068.

［3］ Younes A, Hilden P, Coiffier B, et al. International Working Group consensus response evaluation criteria in lymphoma（RECIL 2017）［J］. Ann Oncol, 2017, 28（7）:1436-1447.

第二章

侵袭性 B 细胞淋巴瘤问与答

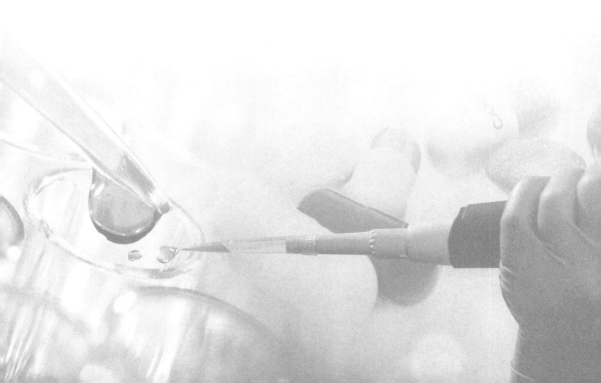

BTK 抑制剂时代，年轻套细胞淋巴瘤（MCL）患者是否仍有必要进行一线自体造血干细胞移植（ASCT）

BTK 抑制剂时代，对于年轻且适合移植的套细胞淋巴瘤(MCL)患者，一线诱导治疗结束后仍推荐实施自体造血干细胞移植（autologous hematopoietic stem cell transplantation，ASCT）。对于不能接受 ASCT 的患者，根据 TP53 突变及母细胞样/多形性变异型等预后不良因素，可采用 CD20 单抗和(或)BTK 抑制剂进行维持治疗。部分研究显示，单纯 BTK 抑制剂维持治疗在生存获益上与 ASCT 巩固治疗相当，但这一结论尚需延长随访时间进一步证实。

问题详解

ASCT 在 MCL 治疗中应用已有近 20 年的历史，是目前推荐的一线巩固治疗手段。多项前瞻性及回顾性研究均显示，ASCT 作为巩固治疗可显著改善初治 MCL 患者的生存预后[1-5]。多个指南均推荐 ASCT 作为 MCL 患者的一线巩固治疗。

随着 BTK 抑制剂时代的到来，其成为复发/难治（relapsed/refractory，R/R）MCL 的治疗推荐，但能否取代一线 ASCT 的巩固治疗仍存在争议，主要原因为经济负担、可能的耐药性及缺少前瞻性 RCT 证据。为此，美国血液与骨髓移植学会（American Society of Blood and Marrow Transplantation，ASBMT）、国际血液和骨髓移植研究中心（Center for International Blood &

Marrow Transplant Research，CIBMTR）和欧洲血液和骨髓移植学会（European Society for Blood and Marrow Transplantation，EBMT）联合召集专家讨论。有 87.5% 的专家推荐，对于无 *TP53* 突变或双等位基因缺失的 MCL 患者，在一线治疗达到 CR 或 PR 后可采用 ASCT 进行巩固治疗[6]。

年轻 MCL 患者（≤65 岁）的最佳生存数据来自安德森癌症中心（MD Anderson Cancer Center，MDACC）开展的一项 Ⅱ 期临床研究，该研究中位随访时间为 13.4 年，中位 OS 为 10.7 年[7]。Ye 等[8]研究显示，年轻 MCL 患者一线治疗采取高强度化疗方案 Hyper-CVAD/MA、HD-Ara-C 及 DHAP 均可改善患者的生存，其中化疗后 ASCT 巩固治疗也发挥了重要作用。

伴有 *TP53* 突变的 MCL 患者的一线治疗尚缺乏推荐标准，建议开展临床试验。小样本研究结果显示，维奈克拉联合伊布替尼可提高 *TP53* 突变患者的预后，嵌合抗原受体 T 细胞免疫治疗（chimeric antigen receptor T cell immuno-therapy，CAR-T）及异基因造血干细胞移植（allogeneic hematopoietic stem cell transplantation，allo-HSCT）均在 *TP53* 突变患者中显示出较好的疗效[9]。

2022 年美国血液学会（American Society of Hematology，ASH）年会报道了一项随机、开放标签、国际多中心的 Ⅲ 期临床研究（Triangle 研究）。该研究分为三组，A 组为标准治疗组（诱导化疗后序贯 ASCT）、A＋I 组为标准治疗联合伊布替尼组（伊布替尼联合诱导化疗后序贯 ASCT，之后伊布替尼维持治疗 2 年）、I 组为不进行 ASCT 的伊布替尼组（伊布替尼联合诱导化疗后伊布替尼维持治疗 2 年），探讨三组的疗效和安全性。结果显示，A 组、A＋I 组和 I 组的 3 年 OS 率分别为 86%、91% 和 92%。A＋I 组和 I 组的 OS 率略高于 A 组，但差异无统计学意义，提示伊布替尼联合诱导化疗可能与 ASCT 有相似的疗效，但伊布替尼的加入能否替代 ASCT 尚需更长时间的随访观察。

（张旭东撰写，张蕾审校）

······ **参考文献** ······

［1］ Robinson S, Dreger P, Caballero D, et al. The EBMT/EMCL consensus project on the role of autologous and allogeneic stem cell transplantation in mantle cell lymphoma ［J］. Leukemia, 2015, 29(2):464 - 73.

［2］ Gerson JN, Handorf E, Villa D, et al. Survival outcomes of younger patients with mantle cell lymphoma treated in the rituximab era [J]. J Clin Oncol, 2019, 37(6): 471 - 480.

[3] Sawalha Y, Radivoyevitch T, Jia X, et al. The impact of socioeconomic disparities on the use of upfront autologous stem cell transplantation for mantle cell lymphoma [J]. Leuk Lymphoma, 2022, 63(2): 335 - 343.

[4] Zoellner AK, Unterhalt M, Stilgenbauer S, et al. Long-term survival of patients with mantle cell lymphoma after autologous haematopoietic stem-cell transplantation in first remission: a post-hoc analysis of an open-label, multicentre, randomised, phase 3 trial [J]. Lancet Haematol, 2021, 8(9): e648 - e657.

[5] Eyre TA, Bishton MJ, Mcculloch R, et al. Diagnosis and management of mantle cell lymphoma: A British Society for Haematology Guideline [J]. Br J Haematol, 2024, 204(1): 108 - 126.

[6] Munshi PN, Hamadani M, Kumar A, et al. American Society of Transplant Cell Ther, Center of International Blood and Marrow Transplant Research, and European Society for Blood and Marrow Transplantation Clinical Practice Recommendations for transplantation and cellular therapies in mantle cell lymphoma [J]. Transplant Cell Ther, 2021, 27(9): 720 - 728.

[7] Geisler CH, Kolstad A, Laurell A, et al. Nordic MCL2 trial update: six-year follow-up after intensive immunochemotherapy for untreated mantle cell lymphoma followed by BEAM or BEAC + autologous stem-cell support: still very long survival but late relapses do occur [J]. Br J Haematol, 2012, 158(3): 355 - 362.

[8] Ye H, Desai A, Huang S, et al. Paramount therapy for young and fit patients with mantle cell lymphoma: strategies for front-line therapy [J]. J Exp Clin Cancer Res, 2018, 37(1): 150.

[9] Lew TE, Minson A, Dickinson M, et al. Treatment approaches for patients with TP53-mutated mantle cell lymphoma [J]. Lancet Haematol, 2023, 10 (2): e142 - e154.

不适合 ASCT 的 MCL 患者是否需要以及如何进行维持治疗

对于不适合自体造血干细胞移植(ASCT)的套细胞淋巴瘤(MCL)患者,需根据患者的诱导治疗方案,以及可能的获益和风险,来选择是否及如何维持治疗。若诱导治疗为 R-CHOP 或 BR(苯达莫司汀联合利妥昔单抗)方案,建议 R(利妥昔单抗)维持治疗 2~3 年或至疾病进展(PD);若诱导治疗为 BTK 抑制剂或来那度胺联合 R,或 BR 联合 BTK 抑制剂,建议诱导缓解后继续相应的靶向药物±R 维持治疗至 PD。

问题详解

对于因老年等各种原因不能接受 ASCT 的 MCL 患者,需根据患者的诱导治疗方案,以及可能的获益和风险,来选择是否及如何维持治疗。

对于不适合 ASCT 的 MCL 患者一线诱导治疗往往选择较为温和的治疗方案,包括 R-CHOP、BR 等免疫化疗方案,R^2(来那度胺联合利妥昔单抗)、BTK 抑制剂联合利妥昔单抗(R)等无化疗方案,以及 BR 联合 BTK 抑制剂的方案。

几项前瞻性随机对照研究及真实世界队列研究探索了不同免疫化疗缓解后 MCL 患者 R 单药维持治疗的价值。欧洲的Ⅲ期随机对照 MCL Elderly 研究[1]中,不适合 ASCT 的老年 MCL 患者经 R-CHOP 或 R-FC(利妥昔单抗＋氟达拉滨＋环磷酰胺)诱导化疗后进行 R 或干扰素 α 维持治疗至 PD,结果发现,与干扰素 α 维持相比,R 维持治疗显著延长了 PFS(5.4 年 *vs* 1.9 年)和 OS(9.8 年 *vs* 7.1 年),而且安全性良好(3~4 级白细胞减少或感染发生率＜5％)。2016 年随机对照 MAINTAIN 研究的亚组分析显示,120 例 MCL 患者在 BR 方案诱导化疗后继续 R 维持治疗 2 年,PFS 和 OS 均未获得进一步的改善[2]。2023 年,Martin P 等[3]发表的一项大样本真实世界研究结果显示,与 679 例 BR 诱导化疗后观察的患者相比,427 例 BR 诱导治疗后接受 R 维持治疗 MCL 患者的疾病进展时间(time to next treatment,TTNT)和 OS 均显著延长,3 年 PFS 率和 OS 率分别为 74％ *vs* 51％,84％ *vs* 74％。与 MAINTAIN 亚组分析结果不一致的原因可能包括后者样本量大,包含更新的数据集;同时真实世界患者和入组临床研究的患者具有不同的临床特征等。综上,R-CHOP 后 R 维持可延长 OS,BR 后 R 维持有一定争议,但基于近期真实世界研究,目前也建议 R 单药每 2~3 个月维持治疗 1 次,维持时间通常为 2~3 年,部分研究维持至 PD。对于接受 VR-CAP(利妥昔单抗＋环磷酰胺＋表柔比星＋硼替佐米＋泼尼松)、R-BAC500(利妥昔单抗＋苯达莫司汀＋阿糖胞苷)等方案治疗的患者,目前尚无临床研究评价维持治疗是否获益。

与免疫化疗后 R 维持治疗不同,含来那度胺或 BTK 抑制剂的诱导治疗后通常采用相应的靶向药物±R 维持治疗,有限的研究结果显示可能有生存获益,但需注意维持治疗相关的不良反应。一项多中心 Ⅱ 期研究入组 38 例中位年龄 65 岁的初治 MCL 患者,采用 R^2 方案诱导治疗(来那度胺 20~25 mg,每天 1 次,R 共 9 次)后继续维持治疗(来那度胺 15 mg,每天 1 次,第 1~21 天;R 每 2 个月 1 次),直至 PD 或不能耐受,5 年长期随访结果显示疗效满意(3 年 PFS 率和 OS 率分别为 80％和 90％)且不良反应可控[4-5]。另一项 Ⅱ 期研究入组 50 例初治老年 MCL 患者,采用伊布替尼联合 R 治疗后伊布替尼单药维持治疗,3 年 PFS 率和 OS 率分别为 87％和 94％,提示疗效较满意,但该研究中,22％的患者出现了 3 级房颤的不良事件,因此建议治疗前进行心血管风险评估[6]。一项 Ⅲ 期随机对照研究(SHINE 研究)比较了老年初治 MCL 患者接受 BR 方案诱导化疗 6 个周期后 R 维持治疗(每 2 个月 1 次共 2 年),同时分别联合伊布替尼或安慰剂直至 PD 或出现不能耐受的毒性,与对照组相比,接受伊布替尼＋BR 诱导后继续 R＋伊布替尼维持治疗可显著延长患者的 PFS(80.6 个月 *vs* 52.9 个月),但也观察到了更多的房颤、肺炎等与 BTK 抑制剂相关的不良反应[7]。二代 BTK 抑制剂泽布替尼无化疗方案也在探索中。BGB-3111-

306 研究(NCT04002297)是一项全球多中心Ⅲ期研究,计划入组 500 例初治不适合 ASCT 的 MCL 患者,随机分配至泽布替尼联合 R 和 BR 组,均治疗 6 个周期后进行泽布替尼单药维持或观察,主要研究终点为 PFS,该研究已于 2019 年 11 月启动,目前正在进行中[8]。

(胡少轩撰写,邓丽娟审校)

······ 参考文献 ······

[1] Kluin-Nelemans HC, Hoster E, Hermine O, et al. Treatment of older patients with mantle cell lymphoma (MCL): long-term follow-up of the randomized European MCL elderly trial [J]. J Clin Oncol, 2020,38(3):248 – 256.

[2] Rummel MJ, Knauf W, Goerner M, et al. Two years rituximab maintenance vs. observation after first-line treatment with bendamustine plus rituximab (B-R) in patients with mantle cell lymphoma: First results of a prospective, randomized, multicenter phase Ⅱ study (a subgroup study of the StiL NHL7 – 2008 MAINTAIN trial) [J]. J Clin Oncol, 2016,34:7503.

[3] Martin P, Cohen JB, Wang M, et al: Treatment outcomes and roles of transplantation and maintenance rituximab in patients with previously untreated mantle cell lymphoma: Results from large real-world cohorts [J]. J Clin Oncol, 2023,41(3): 541 – 554.

[4] Ruan J, Martin P, Shah B, et al. Lenalidomide plus rituximab as initial treatment for mantle-cell lymphoma [J]. N Engl J Med, 2015,373(19):1835 – 1844.

[5] Ruan J, Martin P, Christos P, et al. Five-year follow-up of lenalidomide plus rituximab as initial treatment of mantle cell lymphoma [J]. Blood, 2018,132(19): 2016 – 2025.

[6] Jain P, Zhao S, Lee HJ, et al. Ibrutinib with rituximab in first-line treatment of older patients with mantle cell lymphoma [J]. J Clin Oncol, 2022,40(2):202 – 212.

[7] Wang ML, Jurczak W, Jerkeman M, et al. Ibrutinib plus bendamustine and rituximab in untreated mantle-cell lymphoma [J]. N Engl J Med, 2022,386(26):2482 – 2494.

[8] Dreyling M, Tam CS, Wang M, et al. A phase Ⅲ study of zanubrutinib plus rituximab versus bendamustine plus rituximab in transplant-ineligible, untreated mantle cell lymphoma [J]. Future Oncol, 2021,17(3):255 – 262.

复发/难治套细胞淋巴瘤（R/R MCL）采用 BTK 抑制剂治疗的维持时间，可否进行有限期治疗

复发/难治套细胞淋巴瘤(R/R MCL)预后差，目前仍推荐对 BTK 抑制剂有效的患者进行 BTK 抑制剂的持续维持治疗，减量或停药均有导致疾病复发的风险。目前，有关 R/R MCL BTK 抑制剂有限期治疗的研究较少，且多为小样本研究。对于因特殊原因不能进行 BTK 抑制剂持续维持治疗的患者，建议在联合用药和微小残留病灶(minimal residual disease, MRD)检测的前提下，维持治疗 2 年后再考虑停药。

问题详解

近年来，BTK 抑制剂在多种惰性 B 细胞淋巴瘤及侵袭性淋巴瘤的治疗中展现出令人惊喜的效果，尤其在 CLL 的治疗中已成为一线治疗的推荐。但作为小分子抑制剂，一般推荐持续用药，直至疾病进展(PD)或出现不可耐受的毒性。BTK 抑制剂能否进行有限期治疗是近年来研究的热点。大部分临床研究集中于 CLL，主要通过奥妥珠单抗、维奈克拉等多药联合诱导治疗后根据 MRD 情况进行 BTK 抑制剂的有限期治疗[1-5]。

在 MCL 中，BTK 抑制剂有限期治疗的研究较少。OAsIs 试验(NCT02558816)是一项单臂、多中心的 I / II 期前瞻性临床试验，共纳入 48 例 R/R 及初治(treatment-naive, TN) MCL 患者[6]，共分为三组：第一组为 R/R MCL，接受 24 个周期伊布替尼＋奥妥珠单抗治疗；第二组为 R/R MCL，接受

24 个周期伊布替尼＋奥妥珠单抗＋维奈克拉治疗;第三组为 TN MCL,接受 24 个周期伊布替尼＋奥妥珠单抗＋维奈克拉治疗。6 个周期后,PET/CT 评价 CR 率为 67%(R/R MCL)和 86.6%(TN MCL)。第 3 和第 6 周期进行外周血 MRD 检测,第 6 周期进行骨髓的 MRD 检测。3 个周期后,外周血 MRD 清除率分别为:第一组 66.7%(R/R MCL),第二组 71.59%(R/R MCL),第三组 100%(TN MCL);6 个周期后,外周血 MRD 清除率分别为:第一组 66.7% (R/R MCL),第二组 70.8%(R/R MCL),第三组 86.6%(TN MCL);6 个周期后,骨髓 MRD 清除率分别为:第一组 66.7%(R/R MCL),第二组 66.7%(R/R MCL),第三组 80%(TN MCL),总体患者的 2 年 PFS 率为 69.5%。

AIM 临床试验(NCT02471391)探讨了伊布替尼联合维奈克拉治疗 R/R MCL 的疗效和安全性[7-8],共入组 23 例患者,最初设计是两药联合应用直至 PD 或出现不可耐受的毒性,后调整为达到 MRD 阴性的 CR 后,患者可以选择停药随诊。共 5 例患者在 MRD 阴性 CR 后停药,其中 1 例在 7 个月后进展,另 4 例患者持续 CR。此外,NCT03824483 临床研究采用 24 个周期的泽布替尼＋奥妥珠单抗＋维奈克拉治疗初治 TP53 突变的 MCL 患者,也取得初步的疗效[9]。

关于 R/R MCL 有限期治疗,还需更多临床研究数据和循证医学证据。

（张旭东撰写,张蕾审校）

······ **参考文献** ······

[1] Michallet AS, Letestu R, Le Garff-Tavernier M, et al. A fixed-duration, measurable residual disease-guided approach in CLL: follow-up data from the phase 2 ICLL-07 FILO trial [J]. Blood, 2021,137(8):1019 – 1023.

[2] Eichhorst B, Niemann CU, Kater AP, et al. First-line venetoclax combinations in chronic lymphocytic leukemia [J]. N Engl J Med, 2023,388(19):1739 – 1754.

[3] Wierda WG, Allan JN, Siddiqi T, et al. Ibrutinib plus venetoclax for first-line treatment of chronic lymphocytic leukemia: primary analysis results from the minimal residual disease cohort of the randomized phase II CAPTIVATE study [J]. J Clin Oncol, 2021,39(34):3853 – 3865.

[4] Niemann CU, Levin MD, Dubois J, et al. Venetoclax and ibrutinib for patients with relapsed/refractory chronic lymphocytic leukemia [J]. Blood, 2021, 137 (8): 1117 – 1120.

[5] Huber H, Edenhofer S, von Tresckow J, et al. Obinutuzumab (GA-101), ibrutinib,

and venetoclax (GIVe) frontline treatment for high-risk chronic lymphocytic leukemia [J]. Blood, 2022,139(9):1318 - 1329.

[6] Le Gouill S, Morschhauser F, Chiron D, et al. Ibrutinib, obinutuzumab, and venetoclax in relapsed and untreated patients with mantle cell lymphoma: a phase 1/2 trial [J]. Blood, 2021,137(7):877 - 887.

[7] Tam CS, Anderson MA, Pott C, et al. Ibrutinib plus venetoclax for the treatment of mantle-cell lymphoma [J]. N Engl J Med, 2018,378(13):1211 - 1223.

[8] Handunnetti SM, Anderson MA, Burbury K, et al. Three year update of the phase II ABT-199 (venetoclax) and ibrutinib in mantle cell lymphoma (AIM) study [J]. Blood, 2019,134(Supplement_1):756.

[9] Rogers KA, Huang Y, Ruppert AS, et al. Three-year follow-up from a phase 2 study of combination obinutuzumab, ibrutinib, and venetoclax in chronic lymphocytic leukemia [J]. Blood, 2020,136(Supplement 1):9 - 10.

多形性/母细胞变异型或伴 *TP53* 异常的 MCL 如何进行治疗选择

多形性/母细胞变异型或伴 *TP53* 异常的套细胞淋巴瘤(MCL)预后很差,目前尚无标准治疗方案,鼓励参加临床试验。目前该类型的 MCL 对免疫化疗方案获益有限,在治疗选择时除了大剂量阿糖胞苷为基础的免疫化疗外,可考虑含 BTK 抑制剂、BCL-2i 等靶向药物的治疗方案,对复发患者可考虑 CAR-T 和(或)allo-HSCT。

🔽 问题详解

多形性/母细胞变异型和 *TP53* 异常是 MCL 的不良预后因素,侵袭性高、预后差,缺乏标准治疗方案,相关研究亦较少。一线治疗仍以利妥昔单抗联合大剂量阿糖胞苷方案序贯 ASCT 巩固治疗为主,但总体预后获益有限。

在一项针对年轻(年龄≤65 岁)MCL 患者的多中心 Ⅲ 期临床研究中[1],28 例母细胞变异型 MCL 患者的 5 年 OS 率明显低于经典型 MCL(38% *vs* 75%,$P=0.001$),但 PFS 无显著差异($P=0.05$)。另一项针对老年 MCL 患者(年龄>60 岁)的研究中[2],4 例母细胞变异型 MCL 患者的 5 年 OS 率显著低于经典型 MCL:30% *vs* 60%($P=0.0085$),5 年 PFS 率无统计学差异。一项针对年龄>65 岁、不适合 ASCT MCL 患者的研究表明:VR-CAP 方案较 R-CHOP 方案具有更优的 OS 率,也适用于不能耐受大剂量化疗的包括母细胞变异型的高风险 MCL 患者[3]。对于体力状态较好的母细胞变异型 MCL 患者,R-BAC

方案的 2 年 OS 率为 86%,2 年 PFS 率为 81%。BR 方案也可作为不能耐受上述方案的 MCL 患者的治疗选择[4]。

在 Nordic MCL2 研究中[5],31 例母细胞变异型 MCL 患者,应用 R-maxi-CHOP 交替大剂量阿糖胞苷序贯 ASCT,中位随访时间 6.8 年。结果显示:母细胞变异型与非母细胞变异型之间 OS 差异无统计学意义。同样,一项单中心Ⅱ期临床研究中[6],14 例为母细胞变异型,应用 R-Hyper-CVAD 方案治疗,结果发现 PFS 和 OS 与非母细胞变异型无明显差异。

对于 R/R 高危型 MCL 的治疗,更多的研究集中在 BTK 抑制剂等小分子药物治疗及 CAR-T 方面。

一项回顾性研究[7]对 36 例(10%)母细胞变异型的复发 MCL 患者的分析发现,与非母细胞变异型相比,两者的最佳应答时间相似,但细胞变异型患者的客观缓解率(objective response rate,ORR)及 PFS、OS、缓解持续时间(duration of response,DOR)均较差。在一项伊布替尼联合利妥昔单抗治疗 MCL 的研究中[8],7 例为母细胞变异型,中位随访时间 4 年,PFS 为 21 个月,OS 为 30 个月,ORR 为 71%。另外,在一项伊布替尼减量后随访 38 个月的研究中[9],41 例患者进展,其中 36% 为母细胞变异型 MCL。一项关于泽布替尼治疗 R/R MCL 的研究[10]共纳入 86 例患者,其中 15 名 TP53 突变患者的 ORR 为 80%,中位 PFS 为 14.7 个月,36 个月的 OS 率为 57.1%。伊布替尼联合利妥昔单抗治疗 MCL 的研究中[11],6 例 TP53 突变患者,5 例获得 CR,其中 4 例 MRD 未检测到,中位 PFS 为 38.5 个月。单药阿卡替尼治疗 R/R MCL 的研究[12],中位随访时间为 24 个月,母细胞变异型 MCL 与非母细胞变异型 MCL 的 ORR 相似(77% vs 82%),CR 率分别为 35% 和 45%,PFS 分别为 15 个月和 25 个月,DOR 分别为 14 个月和 26 个月。另外,在一项研究伊布替尼联合 BCL2 抑制剂的临床研究[13]中共纳入 24 例患者,中位 PFS 和 OS 分别为 29 个月和 32 个月,其中 12 例 TP53 突变的患者中有 6 例治疗有效,5 例有效时间持续至少 24 个月,结果提示伊布替尼联合 BCL-2i 可以提供更深、更持久的疗效。利妥昔单抗、伊布替尼、来那度胺联合方案[14]在 11 例 TP53 突变患者亚组中同样获得了较好的疗效,ORR 为 73%,CR 率为 64%。

治疗难治性母细胞变异型或伴 TP53 异常 MCL 最新进展是 CD19 CAR-T 疗法。在 ZUMA-2 研究[15]的 3 年随访中,共纳入 68 例 R/R MCL,所有患者为 BTK 抑制剂治疗后进展,TP53 突变 6 例,多形性变型 4 例,母细胞变异型 17 例。在所有高危 MCL 患者中观察到显著的治疗反应,其中母细胞变异型患者的中位 OS 为 22.9 个月。

异基因造血干细胞移植可以作为 *TP53* 突变和 R/R MCL 年轻患者的治疗策略[16]。低强度异基因干细胞移植(reduced-intensity allogeneic stem cell transplantation,RIST)可使约 30% 的患者获得长期无病生存,也适用于年龄大于 60 岁的患者[17]。但移植物抗宿主病(graft versus host disease,GVHD)和 20%~25% 治疗相关的病死率限制了其临床应用。

目前还有很多新药正在探索中,如非共价 BTK 抑制剂、ROR1 抗体药物偶联物、双特异性抗体等。联合用药如新一代 BTK 抑制剂(LOXO-305)、BCL-2i 联合 CD19 CAR-T 治疗策略,有望为多形性/母细胞变异型或伴 *TP53* 异常的 MCL 患者提供持久和深度的缓解。

(张旭东撰写,张蕾审校)

······ **参考文献** ······

[1] Hermine O, Hoster E, Walewski J, et al. Addition of high-dose cytarabine to immunochemotherapy before autologous stem-cell transplantation in patients aged 65 years or younger with mantle cell lymphoma (MCL Younger): a randomised, open-label, phase 3 trial of the European Mantle Cell Lymphoma Network [J]. Lancet, 2016,388(10044):565 – 575.

[2] Kluin-Nelemans HC, Hoster E, Hermine O, et al. Treatment of older patients with mantle cell lymphoma (MCL): long-term follow-up of the Randomized European MCL Elderly Trial [J]. J Clin Oncol, 2020,38(3):248 – 256.

[3] Robak T, Jin J, Pylypenko H, et al. Frontline bortezomib, rituximab, cyclophosphamide, doxorubicin, and prednisone (VR-CAP) versus rituximab, cyclophosphamide, doxorubicin, vincristine, and prednisone (R-CHOP) in transplantation-ineligible patients with newly diagnosed mantle cell lymphoma: final overall survival results of a randomised, open-label, phase 3 study [J]. Lancet Oncol, 2018,19(11):1449 – 1458.

[4] Visco C, Chiappella A, Nassi L, et al. Rituximab, bendamustine, and low-dose cytarabine as induction therapy in elderly patients with mantle cell lymphoma: a multicentre, phase 2 trial from Fondazione Italiana Linfomi [J]. Lancet Haematol, 2017,4(1):e15 – e23.

[5] Geisler CH, Kolstad A, Laurell A, et al. Nordic MCL2 trial update: six-year follow-up after intensive immunochemotherapy for untreated mantle cell lymphoma followed by BEAM or BEAC + autologous stem-cell support: still very long survival but late

relapses do occur [J]. Br J Haematol, 2012,158(3):355－362.

［6］Romaguera JE, Fayad L, Rodriguez MA, et al. High rate of durable remissions after treatment of newly diagnosed aggressive mantle-cell lymphoma with rituximab plus hyper-CVAD alternating with rituximab plus high-dose methotrexate and cytarabine [J]. J Clin Oncol, 2005,23(28):7013－7023.

［7］Rule S, Dreyling M, Goy A, et al. Outcomes in 370 patients with mantle cell lymphoma treated with ibrutinib: a pooled analysis from three open-label studies [J]. Br J Haematol, 2017,179(3):430－438.

［8］Jain P, Romaguera J, Srour SA, et al. Four-year follow-up of a single arm, phase Ⅱ clinical trial of ibrutinib with rituximab (IR) in patients with relapsed/refractory mantle cell lymphoma (MCL) [J]. Br J Haematol, 2018,182(3):404－411.

［9］Jain P, Kanagal-Shamanna R, Zhang S, et al. Long-term outcomes and mutation profiling of patients with mantle cell lymphoma (MCL) who discontinued ibrutinib [J]. Br J Haematol, 2018,183(4):578－587.

［10］Song Y, Zhou K, Zou D, et al. Treatment of patients with relapsed or refractory mantle-cell lymphoma with zanubrutinib, a selective inhibitor of Bruton's tyrosine kinase [J]. Clin Cancer Res, 2020,26(16):4216－4224.

［11］Gine E, De La Cruz F, Jimenez Ubieto A, et al. Ibrutinib in combination with rituximab for indolent clinical forms of mantle cell lymphoma (IMCL-2015): a multicenter, open-label, single-arm, phase Ⅱ trial [J]. J Clin Oncol, 2022,40(11):1196－1205.

［12］Wang M, Rule S, Zinzani PL, et al. Durable response with single-agent acalabrutinib in patients with relapsed or refractory mantle cell lymphoma [J]. Leukemia, 2019,33(11):2762－2766.

［13］Tam CS, Anderson MA, Pott C, et al. Ibrutinib plus venetoclax for the treatment of mantle-cell lymphoma [J]. N Engl J Med, 2018,378(13):1211－1223.

［14］Jerkeman M, Eskelund CW, Hutchings M, et al. Ibrutinib, lenalidomide, and rituximab in relapsed or refractory mantle cell lymphoma (PHILEMON): a multicentre, open-label, single-arm, phase 2 trial [J]. Lancet Haematol, 2018,5(3):e109－e116.

［15］Wang M, Munoz J, Goy A, et al. Three-year follow-up of KTE-X19 in patients with relapsed/refractory mantle cell lymphoma, including high-risk subgroups, in the ZUMA-2 study [J]. J Clin Oncol, 2023,41(3):555－567.

［16］Lin RJ, Ho C, Hilden PD, et al. Allogeneic haematopoietic cell transplantation impacts on outcomes of mantle cell lymphoma with TP53 alterations [J]. Br J Haematol, 2019,184(6):1006－1010.

［17］Robinson SP, Boumendil A, Finel H, et al. Long-term outcome analysis of reduced-intensity allogeneic stem cell transplantation in patients with mantle cell lymphoma: a retrospective study from the EBMT Lymphoma Working Party [J]. Bone Marrow Transplant, 2018,53(5):617－624.

弥漫大 B 细胞淋巴瘤（DLBCL）患者是否需要以及
在何种情况下建议一线进行 ASCT

　　尽管存在一些争议，但研究显示利妥昔单抗时代自体造血干细胞移植
（ASCT）一线巩固治疗可为年龄调整的国际预后指数（age-adjusted IPI，
aaIPI）评分高危患者带来生存获益，中国临床肿瘤学会（Chinese Society of
Clinical Oncology，CSCO）指南推荐年轻高危 DLBCL 患者行一线 ASCT 治疗。

💠 问题详解

　　大剂量化疗联合 ASCT 作为一线治疗方案是否优于常规化疗方案，目前
仍存在争议。在利妥昔单抗前时代就已有研究对这一问题进行了探讨。
GELA 研究及意大利的一项研究结果均显示，首次缓解期进行 ASCT 为 aaIPI
评分高危及高中危（aaIPI≥2 分）DLBCL 患者带来了生存获益[1]。另一项研
究[2]结果显示，ASCT 可改善 aaIPI 评分高中危患者的生存，但低危及低中危
患者无获益。

　　在利妥昔单抗治疗时代，auto-HSCT 作为一线治疗的效果同样是热点问
题[3]。在一项前瞻性多中心 Ⅱ 期临床试验中，40 例 IPI 评分高危或高中危的
DLBCL 患者经过 3 个周期 R-CHOP14 方案化疗后，其中 30 例进行了 ASCT
一线巩固治疗。结果显示，4 年 PFS 率和 OS 率移植组分别为 79.2% 和
85.9%，全组患者分别为 72.0% 和 84.6%[4]。韩国的一项研究纳入了 150 例
初诊 DLBCL 患者，经 6 个周期 R-CHOP 方案诱导化疗后，23 例高危患者进行

了 ASCT 一线巩固治疗,与 35 例仅接受 R-CHOP 方案化疗且获得 CR 的高危 DLBCL 患者比较,接受 ASCT 治疗的患者具有更好的 PFS($P=0.004$),OS 有改善趋势,但两组间差异无统计学意义($P=0.091$)[5]。

近年来,已有 4 项国际上的研究对比了免疫化疗或免疫化疗后联合一线 ASCT 治疗 DLBCL 的结果,其中 2 项研究显示一线 ASCT 能够改善中高危及高危组 DLBCL 患者的 PFS,另外 2 项研究则未显示一线 ASCT 比剂量/密度增强的免疫化疗有更好的生存获益。因此,在免疫化疗时代,一线 ASCT 治疗 DLBCL 的地位尚存在争议[6-9]。我国研究者对经免疫化疗获得 CR 的 113 例高危 DLBCL 患者进行了回顾性分析,结果显示移植组患者 PFS 显著优于非移植组;OS 有改善趋势,但差异无统计学意义。单因素分析发现,移植组年龄≤60 岁患者的 OS 及 PFS 均优于>60 岁患者,提示一线 ASCT 可能更适用于年轻的高危 DLBCL 患者[10-11]。因此,2018 年发布的《造血干细胞移植治疗淋巴瘤中国专家共识》建议 ASCT 用于年轻、高危的 DLBCL 患者的一线巩固治疗[12]。

综上所述,尽管在免疫化疗时代,一线 ASCT 治疗 DLBCL 的地位尚存在争议,但相关研究表明对于年轻、高危的 DLBCL 患者,一线诱导治疗后获得 CR 或 PR 后行 ASCT 可延长患者无疾病进展时间,改善患者预后。因此,推荐年轻、高危的 DLBCL 患者在一线诱导治疗后获得 CR 及 PR 后行 ASCT 巩固治疗。

(贺怡子撰写,周辉审校)

······ **参考文献** ······

[1] Haioun C, Lepage E, Gisselbrecht C, et al. Survival benefit of high-dose therapy in poor-risk aggressive non-Hodgkin's lymphoma: final analysis of the prospective LNH87 - 2 protocol: a groupe d'Etude des lymphomes de l'Adulte study [J]. J Clin Oncol, 2000,18(16):3025 - 3030.

[2] Santini G, Salvagno L, Leoni P, et al. VACOP-B versus VACOP-B plus Autologous bone marrow transplantation for advanced diffuse non-Hodgkin's lymphoma: results of a prospective randomized trial by the non-Hodgkin's Lymphoma Cooperative Study Group [J]. J Clin Oncol, 1998,16(8):2796 - 2802.

[3] Milpied N, Deconinck E, Gaillard F, et al. Initial treatment of aggressive lymphoma with high-dose chemotherapy and Autologous stem-cell support [J]. N Engl J Med,

2004,350(13):1287 - 1295.

[4] Murayama T, Fukuda T, Okumura H, et al. Efficacy of upfront high-dose chemotherapy plus rituximab followed by Autologous peripheral blood stem cell transplantation for untreated high-intermediate-, and high-risk diffuse large B-cell lymphoma: a multicenter prospective phase Ⅱ study (JSCT-NHL04) [J]. Int J Hematol, 2016,103(6):676 - 685.

[5] Yoon JH, Kim JW, Jeon YW, et al. Role of frontline Autologous stem cell transplantation in young, high-risk diffuse large B-cell lymphoma patients [J]. Korean J Intern Med, 2015,30(3):362 - 371.

[6] Stiff PJ, Unger JM, Cook JR, et al. Autologous transplantation as consolidation for aggressive non-Hodgkin's lymphoma [J]. N Engl J Med, 2013,369(18):1681 - 1690.

[7] Vitolo U, Chiappella A, Brusamolino E, et al. Rituximab dosed-ense chemotherapy followed by intensified high-dose chemo-therapy and Autologous stem cell transplantation(HDC＋ASCT) significantly reduces the risk of progression compared to standard rituximab dose-dense chemotherapy as first line treatment in young patients with high-risk (aaIPI 2 - 3) diffuse large B-cell lymphoma (DLBCL): final results of phase Ⅲ randomized trial DLCL04 of the Fondazione Italiana Linfomi(FIL) [J]. Blood(ASH Annual Meeting Abstracts), 2012,120(21):688.

[8] Schmitz N, Nickelsen M, Ziepert M, et al. Conventional chemo-therapy(CHOEP-14) with rituximab or high-dose chemotherapy(MegaCHOEP) with rituximab for young, high-risk patients with aggressive B-cell lymphoma: an open-label, randomised, phase 3 trial(DSHNHL 2002 - 1) [J]. Lancet Oncol, 2012,13(12):1250 - 1259.

[9] Gouill SL, Milpied NJ, Lamy T, et al. First-line rituximab(R) high-dose therapy (R-HDT) versus R-CHOP14 for young adults with diffuse large B-cell lymphoma: Preliminary results of the GOELAMS 075 prospective multicenter randomized trial [J]. J Clin Oncol(ASCO Annual Meeting Abstract Part 1), 2011, 29 (15_suppl): 8003 - 8003.

[10] 袁芳芳,尹青松,周健,等. 自体造血干细胞移植一线巩固治疗高危弥漫大 B 细胞淋巴瘤的效果[J]. 白血病·淋巴瘤,2022,31(3):151 - 155.

[11] 金正明. 淋巴瘤自体造血干细胞移植的临床实践优化探索与未来展望[J]. 中国癌症杂志,2022,32(2):161 - 171.

[12] 邹德慧,范磊. 造血干细胞移植治疗淋巴瘤中国专家共识(2018 版)[J]. 中华肿瘤杂志,2018,40(12):927 - 934.

DLBCL 维持治疗的意义及方案如何选择

现有的循证医学证据支持对于 60～80 岁的老年患者,在诱导治疗结束后用来那度胺维持治疗 2 年,可延长这些患者的 PFS。其他年龄段的患者以及其他药物,目前尚无证据支持进行维持治疗。

问题详解

R-CHOP 是弥漫大 B 细胞淋巴瘤(DLBCL)的一线标准用药方案,然而 30％的 DLBCL 患者会复发,70％的复发患者会在诊断后 2 年内死亡。初治 DLBCL 患者在 R-CHOP 方案诱导治疗后,仍有部分处于休眠期的淋巴瘤细胞,药物维持治疗可能通过修复 T 细胞免疫突触机能失调,来消除休眠期的淋巴瘤细胞,从而避免早期和晚期的复发[1]。

REMARC 研究是一项国际、多中心、双盲、随机、安慰剂对照的 Ⅲ 期临床试验,旨在评估 60～80 岁初治 DLBCL、FL3b 或转化淋巴瘤患者经 R-CHOP 治疗后,以来那度胺维持治疗的疗效。治疗组采用来那度胺(25 mg/d,口服 21 d,休息 7 d)维持 2 年的方案。研究的主要终点是 PFS,次要终点是安全性、PR-CR 转化率、OS。共入组 794 名患者,经 R-CHOP 治疗后,650 名患者被随机分配至来那度胺维持组($n=323$)或安慰剂组($n=327$),其中 495 名患者获得 CR,152 名患者获得 PR。诊断的中位年龄为 68 岁(58～80 岁),43.5％的患者年龄大于 70 岁;中位随访时间 81 个月。最终结果显示,与安慰剂组相比,来那度胺维持组中位 PFS 显著延长（89 个月 *vs* 未达到，$P=0.01$）。在维持治疗组，24 名患者（35%）在维持期间从 PR 转为 CR，而安慰剂组有 22 名患者（27%）转为 CR（$P=0.29$），两组总 OS 无差异（$HR=1.17$，95% CI：$0.9\sim1.6$；$P=0.29$）[2]。基于上述研究结果，目前 CSCO 和美国国立综合癌症网络（National Comprehensive Cancer Network，NCCN）指南均推荐来那度胺可用于 60～80 岁患者一线诱导治疗后的维持治疗。Reddy 等[3]研究进一步评估了来那度胺联合利妥昔单抗在 DLBCL 患者诱导化疗后的疗效。结果提示，来那度胺单药维持组与来那度胺与利妥昔单抗联合维持治疗组 2 年 DFS 和 OS 的差异无统计学意义，COO 分型的亚组分析也未发现两组维持治疗的疗效差异。

还有一些研究探索了其他药物在标准 R-CHOP 诱导后维持治疗的意义，但结果并不令人满意。ECOG4494 临床研究[4]评估了年龄≥60 岁的 DLBCL 患者在接受 CHOP/R-CHOP 诱导治疗后使用利妥昔单抗（R）维持治疗的疗效。结果显示，R 维持治疗仅改善了使用 CHOP 诱导化疗达到 PR 或 CR 患者的 2 年无事件生存（event free survival，EFS），但并不改善使用 R-CHOP 诱导治疗患者的 EFS。AGMT NHL13 Ⅲ期临床试验[5]评估了初诊 DLBCL 和 FL 3 级患者在 R－化疗（主要是 R-CHOP）诱导治疗后达 CR 的患者再接受 R 维持治疗的疗效。结果显示，两组患者的 EFS、PFS 和 OS 均无显著差异。HD2002 Ⅲ期临床试验[6]也未观察到 R 维持治疗在初诊 DLBCL 患者中的生存获益。但上述两项研究亚组分析都提示，男性患者可能从 R 维持治疗中获益，但需要进一步深入研究加以证实。其他药物如 PD-1 抑制剂[7]、干扰素[8]、恩扎妥林[9]和依维莫司[10]等均未证实维持治疗使 DLBCL 患者获益。

（宋航撰写，赵东陆审校）

······ 参考文献 ······

[1] Groves DF, Linet SM, Travis BL, et al. Cancer surveillance series: non-Hodgkin's lymphoma incidence by histologic subtype in the United States from 1978 through 1995 [J]. J Natl Cancer Inst, 2000, 92(15): 1240 - 1251.

[2] Catherine T, Hervé T, Maria SDG, et al. Lenalidomide maintenance compared with placebo in responding elderly patients with diffuse large B-cell lymphoma treated with first-line rituximab plus cyclophosphamide, doxorubicin, vincristine, and prednisone [J]. J Clin Oncol, 2017, 35(22): 2473 - 2481.

[3] Reddy NM, Greer JP, Morgan DS, et al. A phase Ⅱ randomized study of

lenalidomide or lenalidomide and rituximab as maintenance therapy following standard chemotherapy for patients with high/high-intermediate risk diffuse large B-cell lymphoma [J]. Leukemia, 2017,31(1):241 - 244.

[4] Habermann TM, Weller EA, Morrison VA, et al. Rituximab-CHOP versus CHOP alone or with maintenance rituximab in older patients with diffuse large B-cell lymphoma [J]. J Clin Oncol, 2006,24(19):3121 - 3127.

[5] Ulrich J, Marek T, Helen M, et al. Rituximab maintenance for patients with aggressive B-cell lymphoma in first remission: results of the randomized NHL13 trial [J]. Haematologica, 2015,100(7):955 - 963.

[6] Mathias W, Axel B, Fabienne M, et al. Rituximab maintenance improves survival in male patients with diffuse large B-cell lymphoma. Results of the HD2002 prospective multicentre randomized phase Ⅲ trial [J]. Br J Haematol, 2015,171(5):710 - 719.

[7] Ya LW, Jing X, Qiao YW, et al. The efficacy of PD-1 inhibitors in the maintenance treatment of diffuse large B-cell lymphoma: a single-center retrospective analysis [J]. J Cancer Res Ther, 2022,18(2):525 - 531.

[8] Avilés A, Cleto S, Huerta-Guzmán J, et al. Interferon alfa 2b as maintenance therapy in poor risk diffuse large B-cell lymphoma in complete remission after intensive CHOP-BLEO regimens [J]. Eur J Haematol, 2001,66(2):94 - 99.

[9] Michael C, Sirpa L, Luis F, et al. Randomized, double-blind, phase Ⅲ trial of enzastaurin versus placebo in patients achieving remission after first-line therapy for high-risk diffuse large B-cell lymphoma [J]. J Clin Oncol, 2016,34(21):2484 - 2492.

[10] Witzig TE, Tobinai K, Rigacci L, et al. Adjuvant everolimus in high-risk diffuse large B-cell lymphoma: final results from the PILLAR-2 randomized phase Ⅲ trial [J]. Ann Oncol, 2018,29(3):707 - 714.

PD-1 抑制剂在 DLBCL 中的如何应用

早期研究显示,程序性死亡受体 1(programmed death-1,PD-1)抑制剂单药治疗复发/难治套细胞淋巴瘤(R/R DLBCL)的效果不佳。近期研究发现,PD-1 抑制剂联合化疗在初治 DLBCL 中显示出了良好的疗效,值得进一步探索。对于某些特殊类型的 R/R 大 B 细胞淋巴瘤,如原发纵隔大 B 细胞淋巴瘤(primary mediastinal large B-cell lymphoma,PMBCL)及原发中枢神经系统淋巴瘤(primary central nervous system lymphoma,PCNSL),首先推荐参与临床试验;若缺乏合适的临床试验,PD-1 抑制剂也被视为一种具有潜力的治疗药物。

问题详解

免疫逃逸是 DLBCL 的一种重要的发病机制,其中 B7-CD28 家族起着关键作用。根据 184 例 DLBCL 活检的数据,PD-1(CD279)和程序性死亡受体配体 1(programmed death-ligand 1,PD-L1;CD273,B7-DC)在淋巴瘤细胞上表达(表达率≥5%)的比例分别为 1.63% 和 43.48%,在微环境细胞上则分别为 11.41% 和 26.09%[1]。作为最成熟的免疫检查点抑制剂,PD-1 抑制剂单药或联合治疗已在 R/R、初治 DLBCL 人群中进行了多项临床试验。

在一项Ⅰb 期临床试验中,纳武单抗(Nivolumab)单药治疗剂量 3 mg/kg,在多线治疗后的 R/R DLCBL 患者中(n=11)ORR 为 36%,安全性可接受[2]。

另外,PD-1 抑制剂联合化疗在初治 DLBCL 中展示出理想的疗效。在一项单臂研究中,派姆单抗(pembrolizumab)联合 R-CHOP 治疗初治 DLBCL 和 3b 期 FL,共入选 30 例患者,总有效率 90%,CR 率 77%。中位随访 25.5 个月,2 年 PFS 率为 83%。在单因素分析中,大肿块(直径≥7.5 cm)和免疫组化未表达肿瘤 PD-L1 的患者 PFS 较短。同时,大肿块(直径≥7.5 cm)($P=0.03$)、IPI 评分 3~5 分($P=0.01$),以及肿瘤 PD-L1 表达缺失($P=0.001$)与较差的 OS 相关。在安全性方面,联合治疗未显示超出 R-CHOP 的毒性[3]。在另一项阿替利珠单抗(atezolizumab)联合 R-CHOP 治疗 DLBCL 的Ⅰ/Ⅱ期研究中,患者接受 2 个周期的阿维鲁单抗(avelumab)诱导治疗,随后进行 6 个周期的 R-CHOP,后续接受 6 个周期的阿维鲁单抗维持治疗。在前 2 个周期的阿维鲁单抗治疗后,总 ORR 高达 60%,PET 阴性 CR 率为 21%。R-CHOP 治疗结束后总有效率为 89%,且均为 CR。患者的 1 年无失败生存(failure-freesurvival,FFS)率为 76%,1 年 OS 为 89%,且毒性可控[4]。以上研究结果支持免疫检查点抑制剂联合化疗在 DLBCL 患者中进一步探索,并寻找有效的生物标志物和更合理的治疗策略。

在某些特殊类型的大 B 细胞淋巴瘤(如 PMBCL)中,免疫检查点抑制剂展现出显著疗效。KEYNOTE-13 是一项采用派姆单抗单药治疗 R/R 淋巴瘤的Ⅰb 期临床试验,其中 R/R PMBCL 共有 21 例,经 29.1 个月的中位随访,ORR 为 48%,CR 率为 33%,中位 DOR 未达到[5]。而随后的 KEYNOTE-170 研究中 R/R PMBCL 队列纳入 53 例患者,中位年龄为 32 岁,平均接受过 3 种治疗,其中 24%接受过放疗,70%不符合 ASCT 条件。中位随访时间为 12.5 个月,ORR 为 45%,CR 率为 13%,中位 DOR 未达到[6]。另外一项值得关注的试验是 CheckMate 436 研究,在中位随访 11.1 个月时,ORR 为 73%,CMR 率为 43%。中位 DOR、中位 PFS 和中位 OS 均未达到。此外,在 KENOTE-013、-170 和 CheckMate 436 试验中,分别有 11、7 和 7 例 CR 者,在随访结束时均未出现复发[7]。

也有少数临床试验探索了免疫检查点抑制剂在 PCNSL 患者中的应用。在一项小型回顾性研究中,5 例 R/R PCNSL 患者接受纳武单抗单药(3 mg/kg,每 2 周 1 次)治疗,4 例患者获得 CR,1 例患者获得 PR[8]。另一项Ⅱ期开放标签、单臂、多中心研究采用派姆单抗单药治疗 R/R PCNSL,50 例入组患者的中位年龄为 72 岁,13 例达到疾病缓解(8 例 CR+5 例 PR),5 例为疾病稳定(stable disease，SD)。6 个月 PFS 率为 29.8％，OS 率为 60.4％。中位 DOR 为 10 个月(95％ *CI*，2.7～12.5)，未发现治疗相关的毒性死亡[9]。更多相关临床研究正在进行中。

　　综上所述，在初治 DLBCL 人群中，PD-1 抑制剂联合化疗显示出了理想的疗效，值得进一步探索。同时，对某些特殊类型的大 B 细胞淋巴瘤(如 R/R PMBCL、PCNSL 等)，该疗法也是一种具有潜力的治疗策略。

(宋航撰写，赵东陆审校)

······ 参考文献 ······

[1] 尹海兵，吴雅殉，蔡南南，等. 弥漫大 B 细胞淋巴瘤中 PD-1、PD-L1 的表达[J]. 临床与实验病理学杂志，2019，35(4)：379 - 382.

[2] Lesokhin AM, Ansell SM, Armand P, et al. Nivolumab in patients with relapsed or refractory hematologic malignancy: preliminary results of a phase Ib study [J]. J Clin Oncol, 2016, 34(23)：2698 - 2704.

[3] Smith SD, Till BG, Shadman MS, et al. Pembrolizumab with R-CHOP in previously untreated diffuse large B-cell lymphoma: potential for biomarker driven therapy [J]. Br J Haematol, 2020, 189(6)：1119 - 1126.

[4] Hawkes EA, Chong G, Smith C, et al. Safety and efficacy of induction and maintenance avelumab plus R-CHOP in patients with diffuse large B-cell lymphoma (DLBCL)：analysis of the phase Ⅱ Avr-CHOP study [J]. Blood, 2020, 136 (Suppl 1)：43 - 44.

[5] Zinzani P, Ribrag V, Moskowitz C. Phase Ⅰ b study of pembrolizumab in patients with relapsed/refractory primary mediastinal large B-Cell lymphoma: results from the ongoing Keynote-013 trial [J]. Blood, 2016, 128：619.

[6] Armand P, Rodig S, Melnichenko V, et al. Pembrolizumab in relapsed or refractory primary mediastinal large B-Cell lymphoma [J]. J Clin Oncol, 2019, 37(34)：3291 - 3299.

[7] Zinzani PL, Santoro A, Gritti G, et al. Nivolumab combined with brentuximab vedotin for relapsed/refractory primary mediastinal large B-cell lymphoma: efficacy and safety from the Phase II CheckMate 436 Study [J]. J Clin Oncol, 2019, 37(33)：3081 - 3089.

[8] Nayak L, Iwamoto FM, Lacasce A, et al. PD-1 blockade with nivolumab in relapsed/refractory primary central nervous system and testicular lymphoma [J]. Blood, 2017, 129(23)：3071 - 3073.

[9] Hoang-Xuan K, Houot R, Soussain C. First results of the Acsé Pembrolizumab Phase II in the primary CNS lymphoma (PCNSL) cohort [J]. Blood, 2020, 136：15 - 16.

DLBCL 免疫组化指标（CD30、BCL2 阳性）对靶向治疗是否有指导意义

对于 CD30 或 BCL2 免疫组化表达阳性的 DLBCL 患者，抗 CD30 或 BCL2 靶向治疗具有一定有效性，但与其表达水平尚无明确关联证据。因此，这些治疗可作为 R/R DLBCL 患者的治疗或临床研究的选择，但尚需更多前瞻性、多中心、随机对照临床研究来强化循证医学支持。

问题详解

CD30 在 DLBCL 中的整体表达率约为 25%，但在 EBV 感染的 DLBCL 中的表达率高达 90%。一项 Ⅱ 期、开放标签临床研究[1]评估了 CD30 单抗［维布妥昔单抗（brentuximab vedotin，BV）］对 R/R CD30 阳性非霍奇金淋巴瘤（NHL）的疗效，其中 48 例 DLBCL 患者的 ORR 为 44%，CR 率为 17%，所有患者的中位 PFS 为 4 个月，CR 患者的 PFS 为 16 个月。另一项 Ⅱ 期临床研究（NCT 01421667）[2]评估了 BV 单药治疗 CD30 阳性表达的 DLBCL 患者的疗效，ORR 为 31%，中位 PFS 为 1.4 个月，中位 OS 为 7.5 个月。该研究未观察到缓解率与 CD30 表达的相关性。另一项多中心、开放标签的 Ⅱ 期临床试验（NCT01421667）[3]中，采用 BV 单药治疗不同 CD30 表达状态 R/R DLBCL 患者，结果显示 CD30 阳性组的 CR 率为 19%，PR 率为 25%；CD30 阴性组的 CR 率为 12%，PR 率为 19%。提示在 CD30 阴性的 DLBCL 患者中，BV 同样具有治疗活性，考虑可能与旁观者效应或病理判定的主观因素有关。

BCL2 的过表达提示 DLBCL 患者预后较差,特别是 BCL2 和 c-Myc 蛋白均过表达时[4]。CAVALLI 研究(NCT02055820)[5]评估了 BCL2 抑制剂(BCL-2i)维奈克拉(Venetoclax)与 R-CHOP 联合一线治疗 DLBCL 的疗效和安全性。研究入组 206 名患者,总人群的 CR 率为 69%,中位随访时间为32.2 个月,总人群的 PFS 有改善趋势。此外,免疫组化分析显示,以 50% 表达率为界,BCL2 高表达患者的疗效优于低表达患者。

综上所述,对于 CD30 或 BCL2 免疫组化阳性的 DLBCL,相应靶向治疗具有一定有效性,但与其表达水平尚无明确关联证据,可作为 R/R DLBCL 患者的治疗或临床研究选择。同时还需要更多前瞻性、多中心、随机对照临床研究提供更多循证医学证据。

（张旭东撰写，张蕾审校）

参考文献

[1] Pierce JM, Mehta A. Diagnostic, prognostic and therapeutic role of CD30 in lymphoma [J]. Expert Rev Hematol, 2017,10(1):29 - 37.

[2] Bartlett NL, Smith MR, Siddiqi T, et al. Brentuximab vedotin activity in diffuse large B-cell lymphoma with CD30 undetectable by visual assessment of conventional immunohistochemistry [J]. Leuk Lymphoma, 2017,58(7):1607 - 1616.

[3] Lobastova L, Lettau M, Babatz F, et al. CD30-positive extracellular vesicles enable the targeting of CD30-negative DLBCL cells by the CD30 antibody-drug conjugate brentuximab vedotin [J]. Front Cell Dev Biol, 2021,9:698503.

[4] Vitolo U, Novo M. Bcl-2 inhibition in DLBCL: "the times they are a-changing" [J]. Blood, 2021,137(5):577 - 579.

[5] Morschhauser F, Feugier P, Flinn IW, et al. A phase 2 study of venetoclax plus R-CHOP as first-line treatment for patients with diffuse large B-cell lymphoma [J]. Blood, 2021,137(5):600 - 609.

DLBCL 患者一线化疗结束时 PET/CT 显示 Deauville 评分 4～5 分,如何处理

　　尽量对 PET 检查显示阳性的病灶进行活检以明确病理依据,并排除因结果判读方法局限性或其他原因造成的假阳性可能。若病理检查明确存在残留病灶,此类患者预后较差。年轻患者可选择二线化疗联合 ASCT 进行巩固治疗,或 CAR-T 免疫治疗。老年患者或不可耐受化疗的患者可考虑阳性病灶局部放疗或采用来那度胺维持治疗。

问题详解

　　大量研究证明了 PET/CT 在 DLBCL 一线化疗、挽救化疗或 ASCT 后疗效评估中的价值。根据 Zijlstra 等的荟萃分析,PET/CT 检测侵袭性非霍奇金淋巴瘤(NHL)一线化疗后残留灶的灵敏度和特异度分别为 72%(95% CI:61%～82%)和 100%(95% CI:97%～100%)[1]。目前临床上最常采用的 PET/CT 结果解读方法是 Deauville 五分法(5-PS),治疗结束时评分 1～3 分通常为阴性,4～5 分则为阳性。根据 Lugano 标准,摄取值较基线下降的病灶 5-PS 评分为 4～5 分,疗效为 PR;而摄取值较基线无明显变化或有升高,或新出现的 FDG 高摄取病灶疗效为 PD,这两种情况在霍奇金淋巴瘤(HL)和 DLBCL 中都提示治疗失败[2]。虽然荟萃分析[3]显示,一线 R-CHOP 治疗后 PET/CT 评估 CR 的 DLBCL 患者也有可能复发,复发率为 7%～20%。但多数研究认为,化疗结束时 PET/CT 阴性的 DLBCL 患者较阳性患者能获得明显

更低的疾病复发率和更好的生存[2,4-5]。大型 Ⅲ 期随机对照试验 GOYA 研究显示,DLBCL 患者一线在 R-CHOP/G-CHOP 化疗后,根据 Lugano 2014 标准对 PET/CT 评效 CR(5-PS 评分 1~3 分)的患者只有 12.7% 出现疾病进展(PD),而未达 CR 的患者复发率高达 32.3%。2.5 年 PFS 率在 CR 患者和非 CR 患者分别为 83.5% 和 51.2%,2.5 年 OS 率分别为 92.9% 和 56.8%[6]。其他研究也得出类似结论,一线 R-CHOP 化疗后 CR 患者的 2 年 PFS 率为 72%~86%,PET/CT 阳性的患者 2 年 PFS 率仅有 24%~64%[7-10]。

但值得注意的是,采用 5-PS 法判读的 PET/CT 阴性预测价值较高,为 78%~100%,但阳性预测价值差异较大,为 32%~100%[5,11],尤其是 5-PS 评分 4 分的病灶异质性最强[12-13]。因此,为了明确 5-PS 评分 4~5 分是否真正存在肿瘤残留或新发病灶,首先推荐对 PET/CT 阳性病灶进行活检以取得明确的病理依据,对无法取得病理依据的病灶也要排除各种假阳性可能。比如治疗相关的炎症改变或纤维化、感染、伴发的良性结节或其他恶性肿瘤等[14]。淋巴瘤动物模型研究显示,化疗后的炎症改变可能会持续 2 周以上[15];而在人体中,这种炎症反应可能持续到放疗或化疗后 2~3 个月[16-17]。因此,PET/CT 检查应安排在化疗后至少 3 周或放疗完成后 8~12 周[18]。

另外,PET/CT 方法的局限性和不同判读标准可能会对结果造成一定影响。淋巴瘤国际协作专家组达成共识,指出对于中等以上大小(如直径 ≥ 2 cm)、呈现弥漫性或局灶性且放射性强度高于纵隔本底的病灶,应视为淋巴瘤残留[18]。对于新出现的直径 < 1.5 cm 的肺内结节,因部分容积效应导致无法评估其放射性强度,不能排除淋巴瘤可能。对于既往无淋巴瘤肺内浸润征象的患者,若新发肺部结节,应结合其他部位淋巴瘤病灶的疗效综合评估。脾脏弥漫性高摄取且高于正常肝脏,要注意患者是否在至少 10 天内使用过细胞刺激因子类的药物[19];多处显著的局灶性骨或骨髓高摄取灶可能预示淋巴瘤阳性;而骨髓弥漫性高摄取,甚至高于肝脏,则可能是治疗后的骨髓增生。此外,可以同时采用其他定量或半定量方法分析 PET/CT 检查结果。Freudenberg 等以 SUVmax2.5 作为良、恶性阈值对 27 例淋巴瘤患者进行评估,排除淋巴瘤的特异度为 100%,检测复发或残留淋巴瘤病灶的灵敏度为 86%[20]。但目前尚缺乏大样本前瞻性研究证实最佳 SUVmax 阈值,且 SUV 的标准化测量需严格控制,以确保跨机构比较的准确性,这涉及重建算法、PET 显像时间和 FDG 注射时间等因素。ΔSUVmax 是评估淋巴瘤 PET 疗效的另一种半定量方法,但计

算 ΔSUVmax 需要使用机构特定的剂量校准器获取基线图像。一些研究认为,化疗结束时 PET/CT 检测的病灶/肝 SUVmax 比值(lesion-to-liver ratio,LLR)能够更好地区分患者预后,但 LLR 的阈值并不统一。国内王雪鹃团队以 LLR 1.4 作为阈值,区分 PFS 的敏感度和特异度分别为 33.33% 和 100%,区分 OS 的敏感度和特异度分别为 30% 和 95.95%,预测价值高于 5-PS 法和% ΔSUVmax 法[21]。其他研究报道的 LLR 阈值分别为 1.4[22]、1.8[12]、1.83[23] 等。基线 MTV 和 TLG 也是 PFS 和 OS 的良好预测指标[24]。随着 NGS 技术的发展,微小残留病灶(MRD)和循环肿瘤细胞 DNA(circulating tumor cell DNA)检测可以作为疗效评价的有效补充手段[25]。

对于一线治疗后出现明确肿瘤残留或进展的患者,可以选择二线挽救性化疗±ASCT。CORAL 和 LY012 两项大型 RCT 研究结果显示,不同挽救治疗方案(R-ICE、R-DHAP 和 R-GDP)的 ORR 为 44%~63%,但原发耐药或一线治疗后早期复发(诊断或治疗至复发时间≤12 个月)患者即使接受 ASCT,预后依然不理想,3 年 PFS 率只有 20%,3 年 OS 率仅 39%[26-27]。ORCHARRD 研究显示,一线治疗难治或 CR<12 个月的 DLBCL 患者 ASCT 后中位 PFS 仅 3 个月,3 年 PFS 率不到 20%,3 年 OS 率仅 30%[28]。目前有三项研究探索了 CAR-T 免疫治疗在一线原发耐药或早期复发的 DLBCL 患者中二线应用的疗效与安全性,其中 ZUMA-7 研究和 TRANSFORM 研究均提示 CAR-T 的疗效与生存优于 ASCT[29]。在 ZUMA-7 研究中,CAR-T 组和移植组分别有 74% 和 73% 的患者为原发难治,接受治疗后的事件或死亡风险比为 0.43(0.32~0.57),早期复发的患者接受 CAR-T 和 ASCT 的死亡风险比为 0.39(0.27~0.56),两组人群均从 CAR-T 中获益更明显[30]。

既往研究显示,对于 PET/CT 代谢残留病灶进行放疗巩固可以改善预后。加拿大的一项研究纳入了 723 例接受 R-CHOP 化疗的进展期 DLBCL 患者,化疗结束时 PET/CT 检查阳性的患者接受了巩固性放疗(30~40 Gy/15~20 f)。中位随访时间为 4.3 年,517 例患者(72%)PET/CT 检查阴性,206 例患者(28%)PET/CT 检查阳性。3 年进展时间(time to progression,TTP)和 OS 率在两组患者中存在明显差别,分别为 83% vs 56% 和 87% vs 64%。接受了巩固性放疗患者(109/206,53%)的生存得到改善,其预后接近于 PET/CT 检查阴性患者,3 年 TTP 和 OS 率分别为 76% 和 80%,而未接受放疗的 PET/CT 检查阳性患者的 3 年 TTP 和 OS 率均为 34%[31]。有部分未接受放疗巩固的

PET/CT 检查阳性患者即使未接受后续治疗也没有出现疾病复发,这些患者的 SUVmax 普遍很低,也提示 PET/CT 检查假阳性的可能[31-32]。

　　一线化疗后维持治疗是另一种选择。Ⅲ期随机对照试验 REMARC 研究纳入了 60~80 岁一线化疗后 CR 及 PR 的初诊 DLBCL 或其他侵袭性 B 细胞淋巴瘤患者。共 650 名患者被随机分入来那度胺(25 mg/d,共 24 个月)维持组或安慰剂组。来那度胺维持组的 323 名患者中共有 69 例(21%)一线 R-CHOP 化疗取得 PR 疗效,包括 PET/CT 检查阳性 41 名,骨髓受累 28 名。安慰剂组 PR 患者占 25%,其中 PET/CT 检查阳性 43 名,骨髓受累 39 名。经 39 个月的中位随访,来那度胺维持组中位 PFS 尚未达到,安慰剂组中位 PFS 为 58.9 个月($P=0.01$)。中位随访 52 个月时,两组 OS 无明显差别。亚组分析显示,一线化疗后 CR 或 PR 患者均有生存获益。值得注意的是,在来那度胺维持组,23 名患者(33%)由 PR 转为 CR,安慰剂组也有 24 名患者(29%)由 PR 转为 CR($P=0.56$)。分析结果显示,来那度胺组有 18 名患者从 PET/CT 检查阳性转为阴性,安慰剂组有 13 名患者 PET/CT 检查转阴($P=0.2$),中位转阴的时间两组相似,约为 6 个月[33]。一项Ⅱ期临床研究对 IPI 评分中高危和高危患者一线化疗后采用来那度胺或来那度胺联合利妥昔单抗(R2 方案)进行维持治疗,研究共入组 44 名患者,随访 3.64 年,1 年 DFS 率为 89%,1 年 OS 率为 91%。来那度胺单药维持组和 R2 维持组 1 年 DFS 率分别为 95% 和 86%,2 年 DFS 率分别为 86%(62%~95%)和 95%(72%~99%),两组间差异均无有统计学意义。这一结果提示,相较于来那度胺单药维持,R2 方案并未显著改善患者的生存状况。然而,鉴于此研究中的 44 例患者均为化疗后 CR,因此对于化疗后 PR 患者是否有获益尚不明确[34]。对于未接受 PET/CT 检查的阳性病灶处理患者,建议加强随访和监测,一旦发现肿瘤进展,应尽早启动二线治疗方案。

（李聪撰写，杨海燕审校）

······ **参考文献** ······

[1] Zijlstra JM, Lindauer-van der Werf Gerda, Hoekstra OS, et al. ¹⁸F-fluoro-deoxyglucose positron emission tomography for post-treatment evaluation of malignant lymphoma: a systematic review [J]. Haematologica, 2006,91(4):522-529.

[2] Cheson BD, Fisher RI, Barrington SF, et al. Recommendations for initial evaluation,

staging, and response assessment of Hodgkin and non-Hodgkin lymphoma: the Lugano classification [J]. J Clin Oncol, 2014, 32(27):3059 - 3068.

[3] Adams HJ, Nievelstein RA, Kwee TC. Prognostic value of complete remission status at end-of-treatment FDG-PET in R-CHOP-treated diffuse large B-cell lymphoma: systematic review and meta-analysis [J]. Br J Haematol, 2015, 170(2):185 - 191.

[4] Burggraaff CN, Cornelisse AC, Hoekstra OS, et al. Interobserver agreement of interim and end-of-treatment 18F-FDG PET/CT in diffuse large B-Cell lymphoma: impact on clinical practice and trials [J]. J Nucl Med, 2018, 59(12):1831 - 1836.

[5] Barrington SF, Mikhaeel NG, Kostakoglu L, et al. Role of imaging in the staging and response assessment of lymphoma: consensus of the International Conference on Malignant Lymphomas Imaging Working Group [J]. J Clin Oncol, 2014, 32(27): 3048 - 3058.

[6] Lale K, Maurizio M, Sehn LH, et al. End-of-treatment PET/CT predicts PFS and OS in DLBCL after first-line treatment: results from GOYA [J]. Blood Adv, 2021, 5(5): 1283 - 1290.

[7] Robert C, Stefano F, Diana P, et al. Prospective international cohort study demonstrates inability of interim PET to predict treatment failure in diffuse large B-cell lymphoma [J]. J Nucl Med, 2014, 55(12):1936 - 1944.

[8] Huntington SF, Nasta SD, Schuster SJ, et al. Utility of interim and end-of-treatment [(18) F]-fluorodeoxyglucose positron emission tomography-computed tomography in frontline therapy of patients with diffuse large B-cell lymphoma [J]. Leuk Lymphoma, 2015, 56(9):2579 - 2584.

[9] Christoph M, Dirk K, Felicitas H, et al. Final results of a prospective evaluation of the predictive value of interim positron emission tomography in patients with diffuse large B-cell lymphoma treated with R-CHOP-14 (SAKK 38/07) [J]. J Clin Oncol, 2015, 33(23):2523 - 2529.

[10] Yusuke K, Tatsu S, Yuki S, et al. Analysis of prognostic value of complete response by PET/CT and further stratification by clinical and biological markers in DLBCL patients [J]. Med Oncol, 2017, 34(2):29.

[11] Juweid ME, Marguerite M, Abdullah A, et al. Positron emission tomography/ computed tomography in the management of Hodgkin and B-cell non-Hodgkin lymphoma: an update [J]. Cancer, 2021, 127(20):3727 - 3741.

[12] Cristina F, Rosario AP, Tamara M, et al. Lesion-to-liver SUVmax ratio to improve the prognostic value of the end of treatment PET/CT in diffuse large B-cell lymphoma [J]. J Clin Med, 2022, 11(19):5541 - 5541.

[13] Li YH, Zhao YM, Jiang YL, et al. The prognostic value of end-of-treatment FDG-PET/CT in diffuse large B cell lymphoma: comparison of visual Deauville criteria and a lesion-to-liver SUVmax ratio-based evaluation system [J]. Eur J Nucl Med Mol Imaging, 2021, 49(4):1311 - 1321.

[14] Barrington SF, O'Doherty MJ. Limitations of PET for imaging lymphoma. [J]. Eur J

Nucl Med Mol Imaging, 2003, 30 (Suppl 1)S117 - S127.

[15] Karoline S, Sigrid S, Patrick D, et al. ^{18}F-FDG PET monitoring of tumour response to chemotherapy: does [(18) F] FDG uptake correlate with the viable tumour cell fraction [J]. Eur J Nucl Med Mol Imaging, 2003, 30(5):682 - 688.

[16] Naumann R, Vaic A, Beuthien-Baumann B, et al. Prognostic value of positron emission tomography in the evaluation of post-treatment residual mass in patients with Hodgkin's disease and non-Hodgkin's lymphoma [J]. Br J Haematol, 2001, 115(4): 793 - 800.

[17] Weihrauch MR, Re D, Scheidhauer K, et al. Thoracic positron emission tomography using 18F-fluorodeoxyglucose for the evaluation of residual mediastinal Hodgkin disease [J]. Blood, 2001, 98(10):2930 - 2934.

[18] Juweid ME, Stroobants S, Hoekstra OS, et al. Use of positron emission tomography for response assessment of lymphoma: consensus of the Imaging Subcommittee of International Harmonization Project in Lymphoma [J]. J Clin Oncol, 2007, 25(5): 571 - 578.

[19] Sugawara Y, Zasadny KR, Kison PV, et al. Splenic fluorodeoxyglucose uptake increased by granulocyte colony-stimulating factor therapy: PET imaging results [J]. J Nucl Med, 1999, 40(9):1456 - 1462.

[20] Freudenberg LS, Antoch G, Schütt P, et al. FDG-PET/CT in re-staging of patients with lymphoma [J]. Eur J Nucl Med Mol Imaging, 2004, 31:325 - 329.

[21] Zhang YW, Fan Y, Ying ZT, et al. Can the SUVsubmax-liver/sub-based interpretation improve prognostic accuracy of interim and posttreatment sup18/supF-FDG PET/CT in patients with diffuse large B-cell lymphoma [J]. Leuk Lymphoma, 2018, 59(3):660 - 669.

[22] Toledano MN, Vera P, Tilly H, et al. Comparison of therapeutic evaluation criteria in FDG-PET/CT in patients with diffuse large-cell B-cell lymphoma: prognostic impact of tumor/liver ratio [J]. PLoS One, 2019, 14(2):e0211649.

[23] Li YH, Zhao YM, Jiang YL, et al. The prognostic value of end-of-treatment FDG-PET/CT in diffuse large B cell lymphoma: comparison of visual deauville criteria and a lesion-to-liver SUV max ratio-based evaluation system [J]. Eur J Nucl Med Mol Imaging, 2022:1 - 11.

[24] Ruiz IC, Martelli M, Sehn LH, et al. Baseline total metabolic tumor volume is prognostic for refractoriness to Immunochemotherapy in DLBCL: results from GOYA [J]. Clin Lymphoma Myeloma Leuk, 2022, 22(8):e804 - e814.

[25] Roschewski M, Dunleavy K, Pittaluga S, et al. Circulating tumour DNA and CT monitoring in patients with untreated diffuse large B-cell lymphoma: a correlative biomarker study [J]. Lancet Oncol, 2015, 16(5):541 - 549.

[26] Hagberg H, Gisselbrecht C. Randomised phase III study of R-ICE versus R-DHAP in relapsed patients with CD20 diffuse large B-cell lymphoma (DLBCL) followed by high-dose therapy and a second randomisation to maintenance treatment with rituximab or

not: an update of the CORAL study [J]. Ann Onco, 2006,17:iv31 - iv32.

[27] Crump M, Kuruvilla J, Couban S, et al. Randomized comparison of gemcitabine, dexamethasone, and cisplatin versus dexamethasone, cytarabine, and cisplatin chemotherapy before autologous stem-cell transplantation for relapsed and refractory aggressive lymphomas: NCIC-CTG LY. 12 [J]. J Clin Oncol, 2014, 32 (31): 3490 - 3496.

[28] Van Imhoff GW, McMillan A, Matasar MJ, et al. Ofatumumab versus rituximab salvage chemoimmunotherapy in relapsed or refractory diffuse large B-cell lymphoma: the ORCHARRD study [J]. J Clin Oncol, 2017,35(5):544 - 551.

[29] Westin J, Sehn LH. CAR T cells as a second-line therapy for large B-cell lymphoma: a paradigm shift [J]. Blood, 2022,139(18):2737 - 2746.

[30] Locke FL, Miklos DB, Jacobson CA, et al. Axicabtagene ciloleucel as second-line therapy for large B-cell lymphoma [J]. N Engl J Med, 2022,386(7):640 - 654.

[31] Freeman CL, Savage KJ, Villa DR, et al. Long-term results of PET-guided radiation in patients with advanced-stage diffuse large B-cell lymphoma treated with R-CHOP [J]. Blood, 2021,137(7):929 - 938.

[32] Melani C, Advani R, Roschewski M, et al. End-of-treatment and serial PET imaging in primary mediastinal B-cell lymphoma following dose-adjusted EPOCH-R: a paradigm shift in clinical decision making [J]. Haematologica, 2018,103(8):1337.

[33] Thieblemont C, Tilly H, Gomes da Silva M, et al. Lenalidomide maintenance compared with placebo in responding elderly patients with diffuse large B-cell lymphoma treated with first-line rituximab plus cyclophosphamide, doxorubicin, vincristine, and prednisone [J]. J Clin Oncol, 2017,35(22):2473 - 2481.

[34] Reddy NM, Greer JP, Morgan DS, et al. A phase II randomized study of lenalidomide or lenalidomide and rituximab as maintenance therapy following standard chemotherapy for patients with high/high-intermediate risk diffuse large B-cell lymphoma [J]. Leukemia, 2017,31(1):241 - 244.

原发纵隔大 B 细胞淋巴瘤（PMBCL）一线治疗结束后 PET/CT 指导下如何进行后续处理

PMBCL 目前一线治疗通常采用 R-DA-EPOCH 方案和其他免疫化疗方案（包括 R-CHOP、Hyper-CAVD 等）。非 R-DA-EPOCH 方案化疗结束 PET/CT Deauville 评分 1～5 分者均考虑放疗巩固。接受 R-DA-EPOCH 一线治疗的患者，化疗结束时 PET/CT Deauville 评分 1～3 分者不需放疗，常规随访即可；化疗结束时 PET/CT Deauville 评分 4 分者，需要严密复查，一般 6～8 周复查 PET/CT，根据肿瘤大小和代谢值变化，决定随访观察或进行放疗巩固。化疗结束时 PET/CT Deauville 评分 5 分者，强烈建议再行活检。活检阴性者可以考虑放疗，或者参照化疗结束时 PET/CT Deauville 评分 4 分者；如活检阳性，无论何种一线免疫化疗方案，均强烈推荐放疗，必要时进行大剂量化疗+ 自体移植巩固。

🔽 问题详解

PMBCL 是一种治愈率非常高的非霍奇金淋巴瘤（NHL）亚型，多见于年轻人，女性多于男性[1]。使用含蒽环类药物进行全身治疗加或不加放疗（RT）的患者 5 年 PFS 率为 80%～90%，OS 率为 90%～95%[2-7]。但是，放疗的远期毒性（如第二肿瘤、心肺疾病等）可能会影响患者的生活质量和生存期。因此，减少放疗的远期毒性且不影响疗效，是目前临床工作的重点。具体方法包括：使用更强的化疗方案，从而避免放疗；根据治疗结束时 PET/CT 的检查结果，决定患者是否需要放疗；通过放疗技术的改进，减少对正常组织、重要器官的放疗损伤。

PMBCL 的一线治疗包括免疫化疗±巩固放疗。近年来，由于良好的疾病控制率，R-DA-EPOCH 方案已成为全球越来越多的中心所采用的一线免疫化疗方案[8]。而治疗结束时，PET/CT Deauville 评分对 PMBCL 意义重大，决定后续是否巩固放疗。

一、治疗结束时 PET/CT Deauville 评分 1～3 分

一项荟萃分析综合了 3 项研究的结果，包括一项 Ⅱ 期前瞻性临床试验和两项回顾性研究，累计 189 例 PMBCL 患者接受 R-DA-EPOCH（只有 9 例接受放疗）治疗，只有 5 例患者复发，治疗结束时 PET/CT Deauville 评分 1～3 分预测了良好的效果，阴性预测值为 96%～100%。提示 R-DA-EPOCH 治疗结束时 PET/CT Deauville 评分 1～3 分时，不需放疗[4,7,9]。Vassilakopoulos 等[10] 报告了 75 例在 R-CHOP 治疗结束时 PET/CT Deauville 评分 1～3 分的患者，并比较了放疗（$n=42$）和未放疗（$n=33$）患者的预后。3 例复发均发生在未接受放疗的患者中，3 年 EFS 率为 92%，而接受放疗患者的 3 年 EFS 率为 100%。在另外 4 项研究中的 174 例患者接受免疫化疗（非 R-DA-EPOCH）＋放疗，治疗结束时 PET/CT Deauville 评分 1～3 分，最终只有 1 例患者复发。这些研究显示，化疗（非 R-DA-EPOCH）＋放疗治疗结束时 PET/CT Deauville 评分 1～3 分的阴性预测值为 94%～100%，而单纯免疫化疗（非 R-DA-EPOCH）后的阴性预测值为 83%～93%[3,6,10,11]。基于有限的关于非强化免疫化疗（非 R-DA-EPOCH）后不加放疗的研究数据，即便治疗结束时 PET/CT Deauville 评分 1～3 分，也应巩固放疗。

二、治疗结束时 PET/CT Deauville 评分 4 分

在免疫化疗（包括 R-DA-EPOCH）的研究中，50 例治疗结束时 PET/CT Deauville 评分 4 分的患者，大多数未接受额外的治疗，其中 9 例复发[4,7,9]。虽然高于治疗结束时 PET/CT Deauville 评分 1～3 分的复发率，但总体复发率仍相当低。这提示治疗结束时 PET/CT Deauville 评分 4 分可能是由于化疗后的炎症反应，导致了较高的假阳性率。对于接受 R-DA-EPOCH 后治疗结束时 PET/CT Deauville 评分 4 分患者的后续治疗存在争议。一些研究者推荐巩固放疗，因为与

治疗结束时 PET/CT Deauville 评分 1～3 分患者相比复发率更高,而另一部分研究者建议在增加进一步治疗之前继续 PET/CT 监测或活检[12]。

此外,有研究对 72 例非 R-DA-EPOCH 治疗结束时 PET/CT Deauville 评分 4 分患者的分析发现,接受巩固放疗仅有 13 例复发[3,5-6,10-11]。对于接受标准免疫化疗(非 R-DA-EPOCH)且治疗结束时 PET/CT Deauville 评分 4 分的患者,给予巩固放疗已达成共识。

三、治疗结束时 PET/CT Deauville 评分 5 分

治疗结束时 PET/CT Deauville 评分 5 分的患者,可分为疾病进展(PD)或者肿瘤残留。在 Melani 等[9]的研究中,所有 4 例 R-DA-EPOCH(未加放疗)治疗结束时 PET/CT Deauville 评分 5 分的患者通过活检($n=2$)和影像学($n=2$)明确为复发;其中 2 例通过放疗挽救仍存活,另外 2 例在多次挽救治疗后 7 个月和 17 个月死于 PD。在 Pinnix 等[7]的一项研究中,包括在 MD 安德森癌症中心($n=49$)和 Dana Farber 癌症研究所($n=16$)接受 R-DA-EPOCH 治疗的 65 例初治 PMBCL 患者中,9 例患者治疗结束时 PET/CT Deauville 评分 5 分,其中 7 例患者疾病复发。在该研究中,大多数复发和难治性 PMBCL 患者接受了放疗作为挽救性治疗的一部分,但单独使用放疗挽救的病例数没有报道。在 Filippi 等[3]的研究中,6 例化疗结束时 PET/CT Deauville 评分 5 分的患者继续接受放疗,5 例复发,均存在放疗照射野内的复发。Vassilakopoulos 等[10]报道了 15 例初治 PMBCL 患者 R-CHOP 治疗结束时 EOC PET/CT Deauville 评分 5 分。3 例患者怀疑病情进展,接受积极的二线治疗;而 12 例患者残留病灶接受放疗,其中 5 例复发。在 Pinnix 等[11]的一项关于免疫化疗后的回顾性研究中,R-CHOP/R-HCVAD 治疗后各有 1 例治疗结束时 PET/CT Deauville 评分 5 分的患者考虑 PD,遂接受放疗和 ASCT,2 例患者均获得缓解。Martelli 等[6]分析了 10 例在免疫化疗结束时 PET/CT Deauville 评分 5 分的患者,其中 4 例因考虑 PD 而接受进一步化疗和 ASCT;其余 6 例患者残留病灶接受放疗,其中 2 例出现复发。

对于治疗结束时 PET/CT Deauville 评分 5 分的患者,治疗方案的选择取决于疾病的状态:进展或肿瘤残留。如考虑肿瘤残留,可行放疗巩固;如考虑为 PD,建议采取放疗联合二线化疗、免疫检查点抑制剂、大剂量化疗＋自体移植等方案。

(余海峰撰写,杨海燕审校)

⋯⋯ 参考文献 ⋯⋯

［1］ Liu PP, Wang KF, Xia Y, et al. Racial patterns of patients with primary mediastinal large B-cell lymphoma: SEER analysis ［J］. Medicine（Baltimore）, 2016, 95 (27): e4054.

［2］ Dunleavy K, Pittaluga S, Maeda LS, et al. Dose-Adjusted EPOCH-Rituximab Therapy in Primary Mediastinal B-Cell Lymphoma ［J］. N Engl J Med, 2013, 368 (15): 1408 – 1416.

［3］ Filippi AR, Piva C, Levis M, et al. Prognostic role of pre-radiation therapy（18）F-fluorodeoxyglucose positron emission tomography for primary mediastinal B-cell lymphomas treated with R-CHOP or R-CHOP-like chemotherapy plus radiation ［J］. Int J Radiat Oncol Biol Phys, 2016, 95(4): 1239 – 1243.

［4］ Giulino-Roth L, O'donohue T, Chen Z, et al. Outcomes of adults and children with primary mediastinal B-cell lymphoma treated with dose-adjusted EPOCH-R ［J］. Br J Haematol, 2017, 179(5): 739 – 747.

［5］ Goldschmidt N, Kleinstern G, Orevi M, et al. Favorable outcome of primary mediastinal large B-cell lymphoma patients treated with sequential RCHOP-RICE regimen without radiotherapy ［J］. Cancer Chemother Pharmacol, 2016, 77 (5): 1053 – 1060.

［6］ Martelli M, Ceriani L, Zucca E, et al. ［18F］ fluorodeoxyglucose positron emission tomography predicts survival after chemoimmunotherapy for primary mediastinal large B-cell lymphoma: results of the International Extranodal Lymphoma Study Group IELSG-26 Study ［J］. J Clin Oncol, 2014, 32(17): 1769 – 1775.

［7］ Pinnix CC, Ng AK, Dabaja BS, et al. Positron emission tomography-computed tomography predictors of progression after DA-R-EPOCH for PMBCL ［J］. Blood Adv, 2018, 2(11): 1334 – 1343.

［8］ Zelenetz AD, Gordon LI, Abramson JS, et al. NCCN Guidelines Insights: B-cell lymphomas, version 3.2019 ［J］. J Natl Compr Canc Netw, 2019, 17(6): 650 – 661.

［9］ Melani C, Advani R, Roschewski M, et al. End-of-treatment and serial PET imaging in primary mediastinal B-cell lymphoma following dose-adjusted EPOCH-R: a paradigm shift in clinical decision making ［J］. Haematologica, 2018, 103 (8): 1337 – 1344.

［10］ Vassilakopoulos TP, Pangalis GA, Chatziioannou S, et al. PET/CT in primary mediastinal large B-cell lymphoma responding to rituximab-CHOP: An analysis of 106 patients regarding prognostic significance and implications for subsequent radiotherapy ［J］. Leukemia, 2016, 30(1): 238 – 242.

［11］ Pinnix CC, Dabaja B, Ahmed MA, et al. Single-institution experience in the treatment of primary mediastinal B cell lymphoma treated with immunochemotherapy in the setting of response assessment by 18fluorodeoxyglucose positron emission tomography [J]. Int J Radiat Oncol Biol Phys, 2015,92(1):113 - 121.

[12] Kuruvilla J, Pintilie M, Tsang R, et al. Salvage chemotherapy and autologous stem cell transplantation are inferior for relapsed or refractory primary mediastinal large B-cell lymphoma compared with diffuse large B-cell lymphoma [J]. Leuk Lymphoma, 2009,49(7):1329 - 1336.

问题 16

对于不适合移植的复发/难治 DLBCL 患者，挽救治疗再次达到完全缓解后，是否需要维持治疗及如何选择

对于不适合 ASCT 的复发/难治弥漫大 B 细胞淋巴瘤(R/R DLCBL)患者，往往具有再次复发的高危因素，复发风险较高，建议结合患者的身体状况、年龄、病理类型，合理选择 BTK 抑制剂、来那度胺、BCL-2i、维泊妥珠单抗（polatuzumab vedotin）、坦昔妥单抗（tafasitamab，CD19 单抗）等药物进行维持治疗以降低疾病再次复发的风险。

问题详解

对于 R/R DLBCL 患者，往往具有一些高危因素，二线挽救治疗获得缓解后，指南建议行 ASCT 巩固治疗。对于不适合行 ASCT 的患者，存在疾病复发进展的风险更高，建议结合患者的身体状况、年龄、病理类型，合理选择 BTK 抑制剂、来那度胺、维泊妥珠单抗、坦昔妥单抗、替朗妥昔单抗（loncastuximab tesirine）等药物进行治疗。

一项开放标签、多中心 II 期临床试验评估了不适合 ASCT 或 ASCT 后复发的 DLBCL 患者中来那度胺维持治疗的疗效和安全性，中位随访时间为 25 个月，患者 1 年 PFS 率为 70%[1]。另外一项 III 期临床研究结果显示，对于 >60 岁的老年患者，使用来那度胺维持治疗能改善患者的 PFS，且与 COO 分型无相关性[2]。

近年来，新型靶向药物及新治疗手段层出不穷，这些新药物及新疗法具有

持久控制疾病的潜力,为不适合 ASCT 的 R/R DLBCL 患者带来了新希望。对于 R/R 患者,传统的二线免疫化疗方案如 R-DHAP/R-DICE/R-ESHAP/R-Gemox 等挽救方案缓解率较低,复发率高。在临床实践中,常采用二线免疫化疗+靶向药物的治疗策略,以期提高缓解率。这些新型靶向药物包括 BTK 抑制剂、XPO1 抑制剂等[3]。因此,对于采用二线免疫化疗+X 方案治疗的患者,往往在二线治疗缓解后继续采用靶向药物 X 进行维持治疗,直至疾病进展(PD)或者不良反应不可耐受。

在一项伊布替尼联合来那度胺、利妥昔单抗三药治疗 R/R DLBCL 患者的研究中,对于诱导治疗有效的患者,给予 BTK 抑制剂伊布替尼和来那度胺维持治疗直至 PD,结果显示:总体 ORR 为 44%,非 GCB 亚型患者的 ORR 为 65%,且中位缓解时间达到 15.9 个月,其中有 2 例患者接受维持治疗的时间超过 3 年[4]。

2022 年 ASH 会议报道了 SELINDA 研究,探讨了 XPO1 抑制剂塞利尼索联合 GDP 方案治疗 R/R DLBCL 的疗效,Ⅰb 期研究的 ORR 为 67%[5]。全球多中心Ⅲ期临床研究 XPORT-030 进一步探讨了塞利尼索联合 GDP 方案在 R/R DLBCL 中的疗效,并对疾病缓解患者采用塞利尼索维持治疗,目前,该研究的最终数据尚未公布。

维泊妥珠单抗是靶向 CD79b 的抗体药物偶联物(antibody-drug conjugate,ADC)。一项研究对比了维泊妥珠单抗联合 BR 方案与 BR 方案在不适合 ASCT 的 R/R DLBCL 中的疗效,结果显示,维泊妥珠单抗联合 BR 方案显著提高了 CR 率并延长了 PFS 和 OS[6]。

L-MIND 研究探讨了坦昔妥单抗联合来那度胺(Tafa+LEN)治疗不适合移植的 R/R DLBCL 患者的疗效和安全性。给予坦昔妥单抗和来那度胺联合治疗,最长给药时间 12 个月,随后坦昔妥单抗单药治疗直至 PD,结果显示:ORR 为 61%,CR 为 43%,中位 DOR 为 21.7 个月[7]。基于该研究结果,2020 年坦昔妥单抗联合来那度胺获得 FDA 和 EMA 加速批准用于治疗不适合移植的 R/R DLBCL。

替朗妥昔单抗是一种靶向 CD19 的 ADC。关键的Ⅱ期 LOTIS-2 临床试验(NCT03589469)的初步结果显示,在接受过多次治疗的 R/R DLBCL 患者中,替朗妥昔单抗显示出抗肿瘤活性,并具有可接受的安全性,ORR 可达 48.3%,CR 率可达 24.1%,中位 DOR 为 13.4 月[8]。

（周志远撰写,张蕾审校）

······ **参考文献** ······

［1］ Ferreri AJ, Sassone M, Zaja F, et al. Lenalidomide maintenance in patients with relapsed diffuse large B-cell lymphoma who are not eligible for autologous stem cell transplantation: an open label, single-arm, multicentre phase 2 trial ［J］. Lancet Haematol, 2017,4(3):e137 - e146.

［2］ Thieblemont C, Tilly H, Gomes da Silva M, et al. Lenalidomide maintenance compared with placebo in responding elderly patients with diffuse large B-cell lymphoma treated with first-line rituximab plus cyclophosphamide, doxorubicin, vincristine, and prednisone ［J］. J Clin Oncol, 2017,35(22):2473 - 2481.

［3］ Kalakonda N, Maerevoet M, Cavallo F, et al. Selinexor in patients with relapsed or refractory diffuse large B-cell lymphoma (SADAL): a single-arm, multinational, multicentre, open-label, phase 2 trial ［J］. Lancet Haematol, 2020,7(7):e511 - e22.

［4］ Goy A, Ramchandren R, Ghosh N, et al. Ibrutinib plus lenalidomide and rituximab has promising activity in relapsed/refractory non-germinal center B-cell-like DLBCL ［J］. Blood, 2019,134(13):1024 - 1036.

［5］ Maerevoet M, Casasnovas O, Cartron G, et al. Selinexor in Combination with R-Gdp for Patients with Relapsed/Refractory B-Cell Lymphoma: Preliminary Results of the Selinda Phase Ib Lysa Study (Eudract Number: 2015 - 005612 - 15) ［J］. Hematol Oncol, 2021,39:S2.

［6］ Sehn LH, Herrera AF, Flowers CR, et al. Polatuzumab vedotin in relapsed or refractory diffuse large B-cell lymphoma ［J］. J Clin Oncol, 2020,38(2):155 - 165.

［7］ Duell J, Maddocks KJ, González-Barca E, et al. Long-term outcomes from the Phase II L-MIND study of tafasitamab (MOR208) plus lenalidomide in patients with relapsed or refractory diffuse large B-cell lymphoma ［J］. Haematologica, 2021, 106 (9): 2417 - 2426.

［8］ Caimi PF, Ai WZ, Alderuccio JP, et al. Loncastuximab tesirine in relapsed/refractory diffuse large B-cell lymphoma: long-term efficacy and safety from the phase 2 LOTIS-2 study ［J］. Haematologica, 2024,109(4):1184 - 1193

DLBCL 基于 NGS 分型如何选择 R-CHOP+ X 治疗

R-CHOP 方案在 DLBCL 的一线治疗中已有共识。若希望通过加入 X 药物提高疗效,推荐进入设计良好的临床试验。除此以外,由于尚无充分的循证医学证据,建议谨慎添加 X 药物。近年来,研究者们对 DLBCL 进行了更为深入的研究,通过整合基因变异、基因拷贝数变异和基因易位与融合,将 DLBCL 的基因分型进一步完善,或许可以为临床试验药物使用方面提供理论基础。最新 NGS 分型将 DLBCL 分为 7 类:BN2 型(伴有 *BCL6* 易位和 *NOTCH2* 突变)、MCD 型(伴有 *MYD88 L265P* 和 *CD79B* 突变)、A53 型(伴有 *TP53* 失活)、N1 型(伴有 *NOTCH1* 突变)、EZB 型(伴有 *EZH2* 突变和 *BCL2* 易位)、ST2 型(伴有 *SGK1* 和 *TET2* 突变)及其他(剩余病例归类为此亚型)。EZB 亚型:预后较好,可能获益于 EZH2、HDAC 及 EED 抑制剂、Bcl2 抑制剂;BN2 亚型:预后较好,可能获益于 PI3K 和 JAK 抑制剂;A53 亚型:预后一般,常伴随 *TP53* 基因突变或涉及 BCR 和 NF-kB 信号通路异常,可采用蛋白酶体抑制剂;MCD 亚型:预后较差,可能获益于 PI3K、BTK、JAK 抑制剂;N1 亚型:预后最差,来那度胺、免疫检查点抑制剂可能有效。ST2 亚型:涉及 PI3K 及 JAK/STAT3 信号通路异常,可加用 PI3K 或 JAK2 抑制剂。

🔖 问题详解

DLBCL 是最常见的非霍奇金淋巴瘤(NHL)。DLBCL 具有异质性,不同表型的 DLBCL 的临床表现、对治疗的反应和预后均有所不同。基于细胞起源分类（ABC 型和 GCB 型）的分层治疗已无法满足临床需求[1]。

近年来，有学者对 DLBCL 进行了更为深入的研究，通过整合基因变异、基因拷贝数变异和基因易位与融合，将 DLBCL 的基因分型进一步完善。最新 NGS 分型将 DLBCL 分为 7 类：MCD（基于 *MYD88* L265P 和 *CD79B* 突变的同时发生）、BN2（基于 *BCL6* 融合和 *NOTCH2* 突变）、N1（基于 *NOTCH1* 突变）和 EZB（基于 *EZH2* 突变和 *BCL2* 易位）、A53 型（*P53* 突变）、ST2 型（*TET2*/*SGK1*/*SOCS1* 突变）以及复合型等提示 DLBCL 中不同的发病机制。

A53 亚型预后较差，表现为 p53 信号失调、免疫缺陷、PI3K 激活，可能获益于 PI3K 抑制剂。MCD 亚型与预后不良、活化的 B 细胞（ABC）来源、BCL2/MYC 双表达和 NF-κB 活化相关，因此可能对 BTK 抑制剂、BCL2 抑制剂敏感。BN2 样亚型在 ABC-DLBCL 中表现出良好的预后，并以 NF-κB 活化为特征。EZB 亚型以生发中心 B 细胞（GCB）-DLBCL 为主，可能获益于 EZH2、HDAC 及 EED 抑制剂。EZB-MYC 亚型表现为免疫抑制肿瘤微环境，以 NOTCH 激活为特征。

而其他亚型，如 ST2 亚型中 *SGK1* 截断突变影响 PI3K 信号通路，*SOCS1* 失活突变可能激活 JAK/STAT 信号通路。因此，PI3K 和 JAK 抑制剂均可能有效。N1 亚型表达多种免疫细胞类型的特征，来那度胺则可能有效[2]。

（陈婷婷撰写，李志铭审校）

······ 参考文献 ······

［1］ Alaggio R, Amador C. Anagnostopoulos, I. et al. The 5th edition of the World Health Organization classification of haematolymphoid tumours: lymphoid neoplasms ［J］. Leukemia, 2022, 36:1720 - 1748.

［2］ Wright GW, Huang DW, Phelan JD, et al. A probabilistic classification tool for genetic subtypes of diffuse large B cell lymphoma with therapeutic implications ［J］. Cancer Cell, 2020, 37(4):551 - 568.

伴 *IRF4* 重排的大 B 细胞淋巴瘤的病理及临床表现有何特点

伴 *IRF4* 基因重排的大 B 细胞淋巴瘤是大 B 细胞淋巴瘤的一个少见亚型[1]，占成熟 B 细胞淋巴瘤的 5% ～6% ，好发生于儿童和年轻人，中位年龄10 岁（4～28 岁），男性略多于女性。病灶受累部位以头颈部为主，多为孤立病灶，主要累及韦氏环或头颈部淋巴结，但通常预后较好。病理形态表现为大淋巴样细胞呈完全弥漫、滤泡+ 弥漫型，或者完全呈滤泡型的排列方式。其分子特征为伴有 *IRF4* 基因重排，IRF4/MUM1 蛋白强阳性表达。

🔷 问题详解

伴 *IRF4* 基因重排的大 B 细胞淋巴瘤病理镜下形态为：中等或偏大的淋巴样细胞呈弥漫或滤泡结节状排列，细胞胞质中等，核圆形、卵圆形，核染色质较细而分散，核分裂象可见，无明显星空现象；当呈滤泡性生长模式时，滤泡较大，呈背靠背现象。少数病例可见明显的凋亡现象伴多灶凝固性坏死。免疫组化特点：肿瘤细胞表达 CD20、CD79a、PAX5、BCL6 和 IRF4/MUM1（弥漫强阳性）；约 2/3 病例表达 CD10 和 BCL2；Ki-67 增殖指数高（多大于 80％），极少病例 Ki-67 增殖指数为 20％～30％。在临床病理诊断实践中，具有相应临床特点（年轻、局限性肿块、惰性病程）的同时，发现 CD10、BCL6 和 IRF4/MUM1 共表达时，强烈推荐检测 *IRF4* 基因，排除伴 *IRF4* 基因重排的大 B 细胞淋巴瘤。基因遗传学上，大多数病例为 *IRF4* 与 *IgH* 基因发生易位，而轻链很少参与易位。部分病例存在 *BCL6* 基因重排，但缺乏 *MYC* 和 *BCL2* 基因重排。最新研究报道，伴 *IRF4* 基因重排的大 B 细胞淋巴瘤常见 *IRF4* 基因和 NF-κB 通路基因（*CARD11*、*CD79B* 和 *MYD88*）突变、17p13 缺失和 7 号染色体及 11q12.3-q25 的获得。伴 *IRF4* 基因重排的大 B 细胞淋巴瘤需与 DLBCL（NOS）、儿童 FL、淋巴结旺炽型增生等疾病鉴别[2-3]。

（孙鹏、臧盛兵撰写，李志铭审校）

······ 参考文献 ······

［1］ Swerdlow SH, Campo E, Harris NL, et al. WHO classification of tumours of haematopoietic and lymphoid tissues［M］. 4th ed. Lyon: IARC Press, 2017.

［2］ Ramis-Zaldivar JE, Gonzalez-Farré B, Balagué O, et al. Distinct molecular profile of IRF4-rearranged large B-cell lymphoma［J］. Blood, 2020,135(4):274－286.

［3］ Berg HE, Peterson JF, Lee HE, et al. Large B-cell lymphoma with IRF4 gene rearrangements: Differences in clinicopathologic, immunophenotypic and cytogenetic features between pediatric and adult patients［J］. Hum Pathol, 2023,131:108－115.

哪些淋巴瘤患者需要进行中枢预防,最佳预防策略是什么

高度侵袭性淋巴瘤如淋巴母细胞淋巴瘤(lymphoblastic lymphoma, LBL)、伯基特淋巴瘤(Burkitt lymphoma);DLBCL 中枢神经系统国际预后指数(CNS-IPI)≥4 或累及睾丸、乳腺、子宫(非卵巢)、肾脏、肾上腺、硬膜外、鼻旁窦;双表达、双打击淋巴瘤;DLBCL 合并人类免疫缺陷病毒(human immunodeficiency virus, HIV)感染。上述患者存在较高的 CNS 复发风险应进行预防。目前,临床常用 CNS 预防的方法,包括鞘内注射和(或)全身大剂量甲氨蝶呤(high-dose methotrexate, HD-MTX)化疗,但是最佳预防策略尚存在争议。

问题详解

CNS 复发的高危因素与淋巴瘤的病理类型有关,包括高度侵袭性 LBL、伯基特淋巴瘤、双打击淋巴瘤等,已经明确将 CNS 预防写在指南中。但仍有约4%的患者最终出现颅内复发,预后极差。NCCN 指南建议使用 CNS-IPI 风险模型来评估 DLBCL 患者 CNS 复发风险,它包含 IPI 5 个风险因素和肾脏或肾上腺受累,将患者 CNS 复发风险分为低(0～1 分)、中(2～3 分)、高危(4～6分)组,2 年复发风险分别为 0.8%、2.9%和 10%。因此,建议 CNS-IPI 高危患者进行 CNS 预防。另外,其他因素也可以增加 CNS 复发风险。如 ABC 亚型、*MYC* 和 *BCL2* 双表达、双打击、三打击,诊断时睾丸受累、乳腺受累等;硬膜外、

鼻旁窦、眼眶和颅面受累曾认为是 CNS 复发的高危因素,但缺乏有力证据[1]。

对于 CNS 预防,NCCN 指南推荐鞘内注射甲氨蝶呤(methotrexate,MTX)和(或)阿糖胞苷或静脉注射 HD-MTX 化疗,但目前对有 CNS 复发风险的淋巴瘤患者的预防并没有统一意见。

一、鞘内注射

MTX 和(或)阿糖胞苷的鞘内注射是最常见的预防措施,也是 CNS 复发高危患者治疗模式中的重要组成。目前临床大多建议遵循 NCCN 指南,指南建议使用 4~8 次的 MTX 和(或)阿糖胞苷预防,并推荐尽早进行中枢鞘注预防。由于 CNS 复发大多发生于脑实质,鞘内注射药物难以渗透到肿瘤组织,这些都制约了鞘内注射在预防 CNS 淋巴瘤发生中的作用。但是对于伯基特淋巴瘤(BL)及双打击类型淋巴瘤这两种高侵袭性的淋巴瘤仍建议鞘内注射预防 CNS 复发[2]。其次,对于状况较差的患者,由于他们不能耐受密集的化疗方案,鞘内注射 MTX 和(或)阿糖胞苷在不影响患者的耐受性的情况下,药物可以充分穿透血脑屏障预防 CNS 侵犯[3]。

二、HD-MTX($\geq 3.0\,\mathrm{g/m^2}$)化疗

如前所述,MTX 和(或)阿糖胞苷鞘内注射不足以预防 CNS 脑实质的复发,且数据显示 HD-MTX 的有效性更高。在一项回顾性研究中,分析了 200 例高危 CNS 复发患者,比较了 HD-MTX 联合或不联合鞘内注射 MTX 进行 CNS 预防的效果。结果显示,HD-MTX 组患者中无 CNS 复发病例[4]。另一项对 156 例 CNS 复发高危 DLBCL 患者的研究显示,系统性预防可以降低 CNS 复发率,尤其在预防 6 个月以内的早期 CNS 复发方面有更大获益[5]。英国血液学会建议首选 HD-MTX 静脉给药进行 CNS 预防,建议 2~3 个周期,$3\,\mathrm{g/m^2}$ 每次输注 2~4 h,并且 HD-MTX 应作为一线治疗的一部分尽早使用[6]。目前认为,在第一疗程化疗结束第 15 天开始予以 2 个疗程的 HD-MTX,或者 6 次化疗结束后予以 2 个疗程 HD-MTX 或阿糖胞苷的方案能够降低 CNS 复发风险。但由于这两个方案缺乏头对头的随机对照临床试验,孰优孰劣仍不明确[7]。《新英格兰医学杂志》的综述认为,CNS 预防的地位(包括可以渗透中枢系统的全身用药)尚未得到证实且存有争议[8]。

综上所述,目前针对存在 CNS 高复发风险的患者应进行 CNS 预防,关于

最佳的预防策略目前并没有统一的意见,鞘内注射 MTX±阿糖胞苷或 HD-MTX($\geqslant 3.0\,g/m^2$)静脉滴注是可选的两种方案,但孰优孰劣尚需要更多头对头的临床研究予以验证。

(贺怡子撰写,周辉审校)

······ 参考文献 ······

[1] McMillan A, Ardeshna KM, Cwynarski K, et al. Guideline on the prevention of secondary central nervous system lymphoma: British Committee for Standards in Haematology [J]. Br J Haematol, 2013,163:168 – 181.

[2] Schmitz N, Nickelsen M, Savage KJ. Central nervous system prophylaxis for aggressive B-cell lymphoma: who, what, and when [J]. Hematol Oncol Clin North Am, 2016,30:1277 – 1291.

[3] Ghose A, Kundu R, Latif T. Prophylactic CNS directed therapy in systemic diffuse large B cell lymphoma [J]. Crit Rev Oncol Hematol, 2014,91:292 – 303.

[4] Ferreri AJ, Bruno-Ventre M, Donadoni G, et al. Risk-tailored CNS prophylaxis in a mono-institutional series of 200 patients with diffuse large B-cell lymphoma treated in the rituximab era [J]. Br J Haematol, 2015,168:654 – 662.

[5] Cheah CY, Herbert KE, O'Rourke K, et al. A multicentre retrospective comparison of central nervous system prophylaxis strategies among patients with high-risk diffuse lárge B-cell lymphoma [J]. Br J Cancer, 2014,111:1072 – 1079.

[6] Bernard S, Hachon L, Diasonama JF, et al. Ambulatory high-dose methotrexate administration as central nervous system prophylaxis in patients with aggressive lymphoma [J]. Ann Hematol, 2021,100(4):979 – 986.

[7] Faqah A, Asif S, Goksu SY, et al. Real-world data (RWD) on the 3-year follow-up outcomes of different CNS prophylaxis strategies across CNS-IPI risk groups in patients with diffuse large B-cell non-Hodgkin lymphoma [J]. JCO Glob Oncol, 2021, 7:486 – 494.

[8] Sehn LH, Salles G. Diffuse large B-cell lymphoma [J]. N Engl J Med, 2021,384(9): 842 – 858.

初诊时伴中枢神经系统侵犯 DLBCL 的治疗策略是什么，新药在其中的应用价值有哪些

对于初诊时伴 CNS 侵犯的 DLBCL 患者，年轻患者建议行 R-CHOP/MTX 方案诱导治疗，有效后行含塞替派预处理方案的 ASCT 巩固治疗；老年患者应尽可能接受减量的 R-CHOP 和 HD-MTX 的诱导治疗；不能接受化疗的患者，优先考虑含利妥昔单抗、BTK 抑制剂、来那度胺等药物的方案治疗。

问题详解

初诊时同时存在 CNS 和 CNS 外侵犯的 DLBCL 属于继发中枢神经系统淋巴瘤（secondary central nervous system lymphoma，SCNSL），发生率低，总体预后比不伴 CNS 侵犯的初治 DLBCL 差，但优于 CNS 复发的 SCNSL 患者[1]。SCNSL 治疗需兼顾 CNS 和 CNS 外的病灶，但研究比较少，目前无治疗相关的共识。

对于年轻患者，少数研究探索了诱导化疗后行 ASCT 巩固治疗的策略。来自法国、澳大利亚和美国的三项回顾性研究，分别对 50～80 例初诊时伴 CNS 侵犯的 DLBCL 进行了回顾性分析，均进行 RM-CHOP（R-CHOP 联合 HD-MTX）或 R-HyperCVAD 等更强的方案诱导治疗后，有效者进行 ASCT 巩固治疗。结果显示：接受 RM-CHOP 诱导治疗者，诱导治疗 ORR 为 60%～80%，2 年 PFS 率和 OS 率分别为 40% 和 50%[2-4]。其中，来自澳大利亚的研究提示，接受更强治疗方案的患者有效率和生存率均较 RM-CHOP 增加约

10%。RM-CHOP 的具体用法目前尚无共识,可根据患者的耐受性进行调整,包括 HD-MTX3.5 g/m² d1 或 d8,R-CHOP d2、q21d,如果耐受性不佳,也可采用 R-MTX 和 R-CHOP q14d 交替应用。

另一项美国和加拿大多中心回顾性研究纳入 20 例诊断时同时 CNS 受累淋巴瘤,DLBCL 占 85%,大部分患者接受 R-CHOP+HD-MTX 诱导化疗,达 CR 后行 TBC 方案(塞替派、白消安、环磷酰胺)预处理的 ASCT 巩固治疗,4 年 PFS 率和 OS 率分别为 77% 和 82%[5]。

除上述回顾性分析外,还有两项针对 DLBCL 患者 SCNSL 的国际多中心前瞻性研究。SCNSL1 研究纳入了 38 例 SCNSL 患者,其中 16 例为初诊时伴有 CNS 侵犯患者,R-MA(利妥昔单抗、MTX、阿糖胞苷)诱导化疗联合 R-HDS(利妥昔单抗、环磷酰胺、阿糖胞苷、依托泊苷)强化化疗,化疗后 ORR 为 63%,CR 率 61%,20 例患者最终接受 ASCT 巩固治疗。长期随访结果显示,全组 5 年 OS 率 41%,在接受移植的患者中 5 年 OS 率为 68%。来自国际结外淋巴瘤协作组(IELSG)的 MARIETTA 研究入组了 75 例 18～70 岁出现继发 CNS 侵犯的 DLBCL 患者,其中 32 例(43%)为初诊时 CNS 受累患者,入组患者接受 MATRix 和 RICE 诱导化疗,诱导化疗后 ORR 65%,CR 率 39%,37 例完成 ASCT,中位随访 29 个月,2 年 PFS 后为 46%,接受 ASCT 的患者 2 年 PFS 率为 83%,所有患者的 2 年 OS 率达 46%。值得指出的是,SCNSL1 和 MARIETTA 研究中,治疗相关死亡率分别为 10% 和 5%,均发生于诱导治疗阶段,提示强化疗毒性较大[6-7]。

对于初诊时伴 CNS 侵犯的老年 DLBCL 患者,研究甚少。基于上述针对年轻患者的研究结果,笔者建议对于能接受化疗的老年患者,仍应尽可能接受减量的 R-CHOP 和 HD-MTX 的诱导治疗,有效后可参照老年 DLBCL 或 PCNSL 患者,采用来那度胺或 BTK 抑制剂维持治疗。而对于不能接受化疗的患者,则建议选择对于 CNS 和 CNS 外 DLBCL 病灶均可能有效的药物,包括利妥昔单抗、BTK 抑制剂、免疫调节剂(如来那度胺、抗 PD-1 抗体),以及 XPO1 抑制剂塞利尼索等。塞利尼索在 R/R DLBCL 中有一定疗效并具有良好的血脑屏障通透性,已有个案报道提示该药治疗 DLBCL 继发 CNS 侵犯 5 个月时影像学表现 CR[8]。另有个案报道显示,抗 PD-1 抗体治疗 1 例原发睾丸 DLBCL 继发 CNS 侵犯达 CR,PFS 超过 14 个月[9]。由于以上药物和方案目前均缺乏高质量循证医学证据,建议根据患者的具体情况,选择较为个体化的治疗。

综上，目前认为对于诊断时伴 CNS 侵犯的年轻 DLBCL 患者，可行包含 R-CHOP 和 HD-MTX 的诱导治疗，更强的诱导治疗方案可能轻度提高有效率但毒性进一步增加，需根据患者的具体情况进行选择，诱导治疗有效的患者行ASCT 巩固治疗，预处理方案建议选择包含塞替派的方案，例如塞替派联合卡莫司汀或 TBC 方案。对于老年不能接受化疗的患者，优先考虑含利妥昔单抗、BTK 抑制剂、来那度胺等药物的方案。

（于慧撰写，邓丽娟审校）

······ 参考文献 ······

［1］Savage KJ. Secondary CNS relapse in diffuse large B-cell lymphoma: defining high-risk patients and optimization of prophylaxis strategies ［J］. Hematology Am Soc Hematol Educ Program, 2017(1):578 – 586.

［2］Damaj G, Ivanoff S, Coso D, et al. Concomitant systemic and central nervous system non-Hodgkin lymphoma: the role of consolidation in terms of high dose therapy and autologous stem cell transplantation. A 60-case retrospective study from LYSA and the LOC network ［J］. Haematologica, 2015,100(9):1199 – 1206.

［3］Wight JC, Yue M, Keane C, et al. Outcomes of synchronous systemic and central nervous system (CNS) involvement of diffuse large B-cell lymphoma are dictated by the CNS disease: a collaborative study of the Australasian Lymphoma Alliance ［J］. Br J Haematol, 2019,187(2):174 – 184.

［4］Fleming M, Huang Y, Dotson E, et al. Outcomes of patients with diffuse large B-cell and high-grade B-cell lymphomas with synchronous CNS and systemic involvement at diagnosis treated with high-dose methotrexate and R-CHOP: a single-center retrospective study ［J］. Ther Adv Hematol, 2022,13:20406207221112900.

［5］Qualls D, Sullivan A, Li S, et al. High-dose thiotepa, busulfan, cyclophosphamide, and autologous stem cell transplantation as upfront consolidation for systemic non-Hodgkin lymphoma with synchronous central nervous system involvement ［J］. Clin Lymphoma Myeloma Leuk, 2017,17(12):884 – 888.

［6］Ferreri AJ, Donadoni G, Cabras MG, et al. High doses of antimetabolites followed by high-dose sequential chemoimmunotherapy and autologous stem-cell transplantation in patients with systemic B-cell lymphoma and secondary CNS involvement: final results of a multicenter phase II trial ［J］. J Clin Oncol, 2015,33(33):3903 – 3910.

［7］Ferreri AJM, Doorduijn JK, Re A, et al. MATRix-RICE therapy and autologous haematopoietic stem-cell transplantation in diffuse large B-cell lymphoma with secondary CNS involvement (MARIETTA): an international, single-arm, phase 2 trial [J]. Lancet Haematol, 2021,8(2):e110 - e121.

[8] Bobillo S, Abrisqueta P, Carpio C, et al. Promising activity of selinexor in the treatment of a patient with refractory diffuse large B-cell lymphoma and central nervous system involvement [J]. Haematologica, 2018,103(2):e92 - 293.

[9] Nayak L, Lwamoto FM, LaCasce A, et al. PD-1 blockade with nivolumab in relapsed/refractory primary central nervous system and testicular lymphoma [J]. Blood, 2017,129(23):3071 - 3073.

原发中枢神经系统淋巴瘤（PCNSL）患者若不适合 ASCT 或全脑放疗（WBRT）巩固治疗，应如何选择维持治疗方案

PCNSL 患者的维持治疗尚处于探索阶段，建议在综合评估患者潜在获益和风险后做出决定。可选药物包括 MTX、TMZ 等化疗药物，或利妥昔单抗、BTK 抑制剂、来那度胺等靶向药物；维持治疗时间可持续数月直至 PD。

问题详解

PCNSL 复发率高，部分患者因老年或顾虑治疗相关毒性不能接受 ASCT 或全脑放疗（whole brain radiotherapy，WBRT）巩固治疗。因此，对于诱导治疗有效但不能行巩固治疗的患者，从诱导治疗方案中选择 1～2 种药物或选择新药进行维持治疗或可延缓复发。然而，相关研究有限，仅数项小样本回顾性或单臂前瞻性研究对不同的化疗或靶向药物在 PCNSL 患者维持治疗中的价值进行了探索[1-2]。

Cher 等[3]早在 1996 年就报道了对不愿意接受 WBRT 巩固治疗的 10 余例 PCNSL 患者采用甲氨蝶呤（MTX）单药维持治疗，部分患者可持续维持疾病缓解且安全性较好。2010 年一项 Ⅱ 期研究入组 40 例初治 PCNSL 患者，中位年龄 62 岁，MTX 联合利妥昔单抗诱导治疗 4～6 个周期后，有效患者继续接受 MTX 单药维持治疗（$8\,g/m^2$，每 4 周 1 次）共 4 个周期，中位 OS 为 29 个月，中位 PFS 为 21 个月[4]。随后，能透过血脑屏障的口服化疗药物替莫唑胺（TMZ）和甲基苄肼（PCZ）也被尝试用于 PCNSL 患者的维持治疗。Nordic 淋巴瘤协

作组报道一项Ⅱ期研究包含 27 例 66～75 岁的老年初治 PCNSL 患者,诱导治疗后进行 TMZ 单药维持治疗($150 \, mg/m^2$,d1～5,q28d)至 PD 或维持满 1 年,2 年 OS 率 60%[5]。PRIMAIN 研究入组了 107 例老年初治 PCNSL 患者,接受 R-MPL(利妥昔单抗、MTX、PCZ、洛莫斯汀)或 R-MP(利妥昔单抗、MTX、PCZ)方案诱导治疗后,53 例有效患者接受了 PCZ 单药维持治疗,2 年 OS 率 47%;提示 PCZ 维持治疗可能延长疾病缓解时间,但同时也观察到了多种不同的治疗相关毒性[6]。

除化疗药物外,多种靶向药物也被尝试用于 PCNSL 患者的维持治疗。一项回顾性分析比较了 20 例诱导治疗后行利妥昔单抗维持治疗(中位数为 11 个周期)和 46 例未接受维持治疗的 PCNSL 患者,两组中位 OS 为 49.5 个月和未达到($HR=0.27,P=0.046$)[7]。一项评估奥妥珠单抗单药在 PCNSL 维持治疗中价值的单臂研究正在进行中(NCT02498951)。多种口服小分子靶向药物在 R/R PCNSL 中展现出良好的疗效和安全性。因此,它们也有望成为 PCNSL 患者的维持治疗选择。在一项真实世界的研究评估中,11 例初治 PCNSL 患者经 MTX 联合伊布替尼诱导治疗后 9 例患者行伊布替尼维持治疗,中位 PFS 和 OS 分别为 7.4 个月和未达到[8]。一项对初治老年 PCNSL 患者 R-MTX 诱导治疗后伊布替尼单药维持直至 PD 的前瞻性单臂Ⅱ期研究正在进行中(NCT02623010)。Vu 等[9]报道 13 例 70 岁的老年 PCNSL 患者,R-M 或 R-MT 诱导治疗达 CR/PR 后接受低剂量来那度胺维持治疗(5～10 mg/d),中位维持时间为 18.9 个月,中位随访 32 个月时中位 PFS 未达到。2023 年一项回顾性研究纳入 539 例老年 PCNSL 患者,其中 90 例(24%)诱导治疗后行 TMZ、来那度胺或 MTX 维持治疗。结果显示,维持治疗的患者 3 年 PFS 和 OS 率均显著优于未维持治疗的患者,分别为 65% 和 45%、84% 和 61%,提示维持治疗可能改善了患者的生存[10]。

综上所述,尽管尚需进一步的循证医学证据证实其有效性,但初步探索提示,对于不能接受巩固治疗的 PCNSL 患者,可考虑采用 MTX、TMZ 等化疗药物和利妥昔单抗、BTK 抑制剂、来那度胺等靶向药物进行维持治疗,有可能延缓疾病复发进展,且可行性和安全性尚可。维持治疗时间目前尚无共识,可持续数月直至 PD。总体上,建议综合评估患者可能的获益、风险、生活质量,甚至经济效益比等因素,再决定是否选择及如何选择维持治疗。

(于慧撰写,邓丽娟审校)

······ 参考文献 ······

[1] Bairey O, Siegal T. The possible role of maintenance treatment for primary central nervous system lymphoma [J]. Blood Rev, 2018,32(5):378 - 386.

[2] Tsang M, Rubenstein JL, Pulczynski EJ. Primary central nervous system lymphoma in older adults and the rationale for maintenance strategies: a narrative review [J]. Ann Lymphoma, 2021,5:25.

[3] Cher L, Glass J, Harsh GR, Hochberg FH. Therapy of primary CNS lymphoma with methotrexate-based chemotherapy and deferred radiotherapy: preliminary results [J]. Neurology, 1996,46(6):1757 - 1759.

[4] Chamberlain MC, Johnston SK. High-dose methotrexate and rituximab with deferred radiotherapy for newly diagnosed primary B-cell CNS lymphoma [J]. Neuro Oncol, 2010,12(7):736 - 744.

[5] Pulczynski EJ, Kuittinen O, Erlanson M, et al. Successful change of treatment strategy in elderly patients with primary central nervous system lymphoma by de-escalating induction and introducing temozolomide maintenance: results from a phase II study by the Nordic Lymphooma Group [J]. Haematologica, 2015,100(4):534 - 540.

[6] Fritsch K, Kasenda B, Schorb E, et al. High-dose methotrexate-based immuno-chemotherapy for elderly primary CNS lymphoma patients (PRIMAIN study) [J]. Leukemia, 2017,31(4):846 - 852.

[7] Ambady P, Fu R, Szidonya L, et al. Impact of maintenance rituximab on duration of response in primary central nervous system lymphoma [J]. J Neurooncol, 2020,147(1):171 - 176.

[8] Chen F, Pang D, Guo H, et al. Clinical outcomes of newly diagnosed primary CNS lymphoma treated with ibrutinib-based combination therapy: A real-world experience of off-label ibrutinib use [J]. Cancer Med, 2020,9(22):8676 - 8684.

[9] Vu K, Mannis G, Hwang J, et al. Low-dose lenalidomide maintenance after induction therapy in older patients with primary central nervous system lymphoma [J]. Br J Haematol, 2019,186(1):180 - 183.

[10] David KA, Sundaram S, Kim SH, et al. Older patients with primary central nervous system lymphoma: Survival and prognostication across 20 U. S. cancer centers [J]. Am J Hematol, 2023,98(6):900 - 912.

难治/复发的 PCNSL 患者如何选择二线治疗

R/R PCNSL 需根据患者的年龄、美国东部肿瘤协作组（Eastern Cooperative Oncology Group, ECOG)评分、重要脏器功能、一线治疗疾病控制时间等因素选择二线治疗,优先推荐参加新药临床研究,其他可选方案包括 MTX、塞替派等化疗,利妥昔单抗、BTK 抑制剂、免疫调节剂、免疫检查点抑制剂等靶向药物,以及 CAR-T 疗法等。若无法耐受全身治疗,可考虑 WBRT 挽救治疗或姑息对症治疗。

问题详解

20%～30%的 PCNSL 患者对一线治疗耐药,有效者中约 50%可能复发,成为 R/R PCNSL;其二线挽救治疗总体难度较大,预后差。一项法国队列研究显示,256 例难治或首次复发的 PCNSL 患者的中位 OS 仅 3.5 个月,难治和 1 年内复发患者预后更差[1]。鉴于 R/R PCNSL 的特殊性和复杂性,当前相关研究主要为小样本单臂前瞻性研究和回顾性研究[1-2]。

含甲氨蝶呤(MTX)的二线挽救化疗方案仍是复发性 PCNSL 患者最常用的治疗方案,特别是对于一线治疗效果好,晚期复发的患者。一项回顾性分析纳入 39 例前期 MTX 治疗有效后首次或多次复发的 PCNSL 患者(中位初诊至复发时间为 26 个月),均再次接受 MTX 单药或联合治疗,ORR 为 85%,中位 PFS 为 16 个月[3]。其他可选择的化疗药物包括阿糖胞苷、异环磷酰胺、依托泊苷、拓扑替康、塞替派、培美曲塞等，以上药物可进行不同的组合并联合利妥昔单抗。一项 Ⅰ/Ⅱ 期研究探索了 TIER 方案(塞替派、异环磷酰胺、依托泊苷、利妥昔单抗)治疗 R/R PCNSL，ORR 为 52%，中位 PFS 和 OS 分别为 3 个月和 5 个月[4]。挽救治疗有效的年轻患者可行含塞替派预处理方案的 ASCT 巩固治疗。两项前瞻性 Ⅱ 期研究结果显示，如挽救治疗有效且能完成 ASCT，3 年 OS 率大约为 60%[5-6]。总体来说，化疗挽救适用于年轻且一般状况和重要脏器功能良好的 PCNSL 患者。除远期复发患者再次 MTX 治疗有效率较高外，总体有效率较低(仅 30%～50%)，治疗相关不良反应较大，挽救治疗有效并能行 ASCT 巩固的患者比例低。

除化疗外，WBRT 也是 R/R PCNSL 有效的治疗手段。两项回顾性研究提示，WBRT 治疗 R/R PCNSL 患者有效率高，中位 OS 为 11～16 个月，但具有一定的神经毒性发生率。因此，建议仅在无全身治疗选择的情况下再考虑 WBRT 挽救治疗[2]。

多种靶向药物也被尝试用于治疗 R/R PCNSL 患者。近年来多项研究提示，无免疫缺陷的 PCNSL 存在基因组不稳定，B 细胞受体和 Toll 样受体信号通路活化，PD-1 配体失调等分子生物学特征，提示 BTK 抑制剂、PI3K/mTOR 抑制剂、免疫调节剂、免疫检查点抑制剂及 XPO1 抑制剂等均可能成为 PCNSL 的有效治疗靶点[7]。BTK 抑制剂是目前 R/R PCNSL 治疗中有效率较高的靶向药物。一代 BTK 抑制剂伊布替尼单药治疗 R/R PCNSL 患者 ORR 约为 60%，CR 率 23%～40%，中位 PFS 约 4 个月[8]。二代 BTK 抑制剂替拉鲁替尼(tirabrutinib)单药治疗 R/R PCNSL 显示 ORR 64%，CR 率 34%，中位 PFS 2.9 个月[9]。另一个安全性良好的二代 BTK 抑制剂泽布替尼也被用于治疗 R/R PCNSL 患者[10]。伊布替尼联合化疗及利妥昔单抗组成 TEDDi-R 或伊布替尼-MTX-R 治疗 R/R PCNSL 患者，ORR 和 CR 率均进一步提高，中位 PFS 延长至 9 个月[11-12]。免疫调节剂来那度胺、泊马度胺也显示出一定的疗效。来那度胺联合利妥昔单抗治疗 R/R PCNSL 或 R/R 原发眼淋巴瘤，ORR 36%，CR 率 29%，中位 PFS 为 7.8 个月[13]。泊马度胺联合地塞米松治疗 R/R PCNSL 和原发眼淋巴瘤，ORR 48%，中位 PFS 5.3 个月[14]。小样本回顾性研究提示免疫检查点抑制剂抗 PD-1 抗体治疗难治复发 PCNSL 有效，多项单臂前瞻性 Ⅱ 期研究尚在进行中[15]。mTOR 抑制剂坦罗莫司治疗 R/R PCNSL 初步结果显示，ORR 为 54%，中位 PFS 仅 2.1 个月[2]。XPO1 抑制剂塞利尼索在 R/R DLBCL 中有一定疗效并且具有良好的血脑屏障通透性,已有个案报道提示该药治疗 DLBCL 继发 CNS 侵犯 5 个月时影像学表现为 CR[16]。汇总目前的研究证据,多种靶向药物在 R/R PCNSL 治疗中已展现疗效,但提升 ORR、延长疾病控制时间、明确敏感人群及优化联合治疗方案等方面尚需进一步探索。

CAR-T 在 R/R PCNSL 中的探索较少。在两项回顾性分析和一项 Ⅰ/Ⅱ 期前瞻性单臂研究中,针对 5～12 例 R/R PCNSL 患者采用靶向 CD19 的 CAR-T 疗法,显示安全性良好,CR 率为 50%～60%[17-19]。2023 年一项荟萃分析纳入来自 14 项研究的 137 例原发或继发中枢淋巴瘤患者,其中 76.6% 为继发中枢淋巴瘤,CAR-T 治疗后 CR 51.8%,ORR 62.8%,3 级及以上细胞因子释放综合征(cytokine relense syndrome,CRS)和免疫效应细胞相关神经毒性综合征(immune effector cell-associated neurotoxicity syndrome,ICNAS)发生率分别为 6% 和 22%。因此,目前初步研究显示 CAR-T 对中枢淋巴瘤的安全性和疗效良好,值得积极尝试[20]。

综上所述,R/R PCNSL 患者二线挽救治疗难度大,基于目前的有限的证据,优先推荐新药临床研究,其他可选的治疗主要包括化疗、WBRT、BTK 抑制剂和来那度胺等靶向药物,以及 CAR-T 等新的治疗策略。具体的选择需对患者的年龄、ECOG 评分、重要脏器功能、前期治疗方案及其疗效和疗效持续时间等因素进行综合考量,以选择合适的挽救治疗方案。

(于慧撰写,邓丽娟审校)

······ **参考文献** ······

［1］Langner-Lemercier S, Houillier C, Soussain C, et al. Primary CNS lymphoma at first relapse/progression: characteristics, management, and outcome of 256 patients from the French LOC network ［J］. Neuro Oncol, 2016,18(9):1297－1303.

［2］Hoang-Xuan K, Deckert M, Ferreri AJ, et al. European Association of Neuro-Oncology(EANO)guidelines for treatment of primary central nervous system lymphoma (PCNSL) ［J］. Neuro Oncol, 2023,25(1):37－53.

［3］Pentsova E, Deangelis LM, Omuro A, et al. Methotrexate re-challenge for recurrent primary central nervous system lymphoma ［J］. J Neurooncol, 2014, 117 (1): 161－165.

［4］Fox CP, Ali AS, Mcllroy G, et al. A phase 1/2 study of thiotepa-based immunochemotherapy in relapsed/refractory primary CNS lymphoma: the TIER trial [J]. Blood Adv, 2021,5(20):4073 - 4082.

[5] Soussain C, Hoang-Xuan K, Taillandier L, et al. Intensive chemotherapy followed by hematopoietic stem-cell rescue for refractory and recurrent primary CNS and intraocular lymphoma: Société Française de Greffe de Moëlle Osseuse-Thérapie Cellulaire [J]. J Clin Oncol, 2008,26(15):2512 - 2518.

[6] kasenda B, Ihorst G, Schroers R, et al. High-dose chemotherapy with autologous haematopoietic stem cell support for relapsed or refractory primary CNS lymphoma: a prospective multicentre trial by the German Cooperative PCNSL study group [J]. Leukemia, 2017,31(12):2623 - 2629.

[7] Chapuy B, Roemer MGM, Stewart C, et al. Targetable genetic features of primary testicular and primary central nervous system lymphomas [J]. Blood, 2016,127(7): 869 - 881.

[8] Soussain C, Choquet S, Blonski M, et al. Ibrutinib monotherapy for relapse or refractory primary CNS lymphoma and primary vitreoretinal lymphoma: Final analysis of the phase II 'proof-of-concept' iLOC study by the Lymphoma study association (LYSA) and the French oculo-cerebral lymphoma (LOC) network [J]. Eur J Cancer, 2019,117:121 - 130.

[9] Narita Y, Nagane M, Mishima K, et al. Phase Ⅰ/Ⅱ study of tirabrutinib, a second-generation Bruton's tyrosine kinase inhibitor, in relapsed/refractory primary central nervous system lymphoma [J]. Neuro Oncol, 2021,23(1):122 - 133.

[10] Cheng Q, Wang J, Lv Ch, et al. Successful management of a patient with refractory primary central nervous system lymphoma by zanubrutinib [J]. Onco Targets Ther, 2021,14:3367 - 3372.

[11] Lionakis MS, Dunleavy K, Roschewski M, et al. Inhibition of B cell receptor signaling by ibrutinib in primary CNS lymphoma [J]. Cancer Cell, 2017,31(6):833 - 843. e5.

[12] Grommes C, Tang SS, Wolfe J, et al. Phase 1b trial of an ibrutinib-based combination therapy in recurrent/refractory CNS lymphoma [J]. Blood, 2019,133(5):436 - 445.

[13] Ghesquieres H, Chevrier M, Laadhari M, et al. Lenalidomide in combination with intravenous rituximab (REVRI) in relapsed/refractory primary CNS lymphoma or primary intraocular lymphoma: a multicenter prospective 'proof of concept' phase II study of the French Oculo-Cerebral Lymphoma (LOC) Network and the Lymphoma Study Association (LYSA) [J]. Ann Oncol, 2019,30(4):621 - 628.

[14] Tun HW, Johnston PB, DeAngelis LM, et al. Phase 1 study of pomalidomide and dexamethasone for relapsed/refractory primary CNS or vitreoretinal lymphoma [J]. Blood, 2018,132(21):2240 - 2248.

[15] Nayak L, Iwamoto FM, LaCasce A, et al. PD-1 blockade with nimolumab in relapsed/refractory primary central nervous system and testicular lymphoma [J]. Blood, 2017,129(23):3071 - 3073.

[16] Bobillo S, Abrisqueta P, Carpio C, et al. Promising activity of selinexor in the

treatment of a patient with refractory diffuse large B-cell lymphoma and central nervous system involvement [J]. Haematologica, 2018,103(2):e92 - 293.

[17] Alcantara M, Houillier C, Blonski M, et al. CAR T-cell therapy in primary central nervous system lymphoma: the clinical experience of the French LOC network [J]. Blood, 2022,139(5):792 - 796.

[18] Siddiqi T, Wang X, Blanchard MS, et al. CD19-directed CAR T-cell therapy for treatment of primary CNS lymphoma [J]. Blood Adv, 2021,5(20):4059 - 4063.

[19] Frigault MJ, Dietrich J, Gallagher K, et al. Safety and efficacy of tisagenlecleucel in primary CNS lymphoma: a phase 1/2 clinical trial [J]. Blood, 2022, 139 (15): 2306 - 2315.

[20] Asghar N, Masood A, Dhaliwal A, et al. Chimeric antigen receptro T-cell (CAR T-cell) therapy for primary and secondary central nervous system lymphoma: A systematic review of literature [J]. Clin Lymphoma Myeloma Leuk, 2023, 23 (1): 15 - 21.

PCNSL 诱导治疗中利妥昔单抗处于什么地位

在 PCNSL 的诱导治疗中,推荐使用利妥昔单抗与化疗或靶向药物联合应用,有望延长患者的 PFS,且未显著增加不良反应,可能具有增效不增毒的效果。

问题详解

CD20 抗体利妥昔单抗(rituximab,R)在 DLBCL 一线诱导治疗中的应用,改善了患者的长期生存,已经成为标准一线治疗方案。但是对于 PCNSL 这种特殊结外 DLBCL 亚型,R 因血脑屏障通透性较低,脑脊液中药物浓度仅为血浆药物浓度的 0.1%[1]。因此,长期以来,R 在 PCNSL 诱导治疗中的价值一直受到质疑。

多个小样本回顾性研究以及单臂前瞻性研究提示 R 联合全身大剂量甲氨蝶呤(HD-MTX),或在此基础上再联合替莫唑胺、甲基苄肼、长春新碱、异环磷酰胺、洛莫斯汀等药物组成三药或四药方案,例如 R-MT,R-MPV,R-MCP 等方案对初治 PCNSL 显示出了较高的治疗有效率、CR 率,以及长期生存率。因缺乏对照,这些研究并不能对 R 在 PCNSL 诱导治疗中的价值给出明确结论,但至少提示 R 用于 PCNSL 的诱导治疗可行且未明显增加治疗相关毒性[2-3]。

随后,两项随机对照研究探索了 R 在 PCNSL 一线诱导治疗中的价值。来自国际结外淋巴瘤协作组的 IELSG-32 研究入组了 219 例 18～70 岁初治

PCNSL 患者,随机分为 MA(MTX,Ara-C)、R-MA(R 联合 MA)、Matrix(R-MA 联合塞替派)三个诱导治疗组,每组大约 75 例患者,诱导治疗有效患者再进行二次随机,进行 ASCT 或 WBRT 巩固治疗。主要研究终点为诱导治疗结束时的 CR 率,次要研究终点为 PFS 率。通过比较 MA 和 R-MA 组的疗效,可判断 R 在诱导治疗中的作用。结果显示,R-MA 和 MA 组 CR 率的差异无统计学意义(30% vs 23%,$P=0.29$),但 R-MA 组 ORR 更优(74% vs 53%,$HR=0.69$,$P=0.01$),2 年 PFS 有获益趋势(46% vs 36%,$HR=0.52$,$P=0.051$),2 年 OS 率的差异无统计学意义(52% vs 36%,$P=0.095$)[4]。另一项研究为 Hovon105/ALLG NHL24 Ⅲ 期研究。该研究入组了 199 例 18～70 岁初治 PCNSL 患者,随机分为 MBVP(MTX、替尼泊苷、卡莫司汀、泼尼松龙)和 R-MBVP(R 联合 MBVP)诱导治疗组,每组大约 100 例患者,诱导治疗有效患者均进行大剂量阿糖胞苷巩固治疗,60 岁以下患者进一步进行 WBRT 巩固治疗。主要研究终点为 1 年 EFS 率,次要研究终点为 OS 率。研究结果显示,MBVP 和 R-MBVP 组 1 年 EFS 率分别为 49% 和 52%,差异无统计学意义,OS 率的差异也无统计学意义[5]。在不良反应方面,上述两项研究均提示利妥昔单抗组不良反应无明显增加,Hovon105/ALLG NHL24 Ⅲ 期研究对患者的生活质量也进行了分析,发现加用 R 治疗对患者生活质量无不良影响[6]。

尽管这两项随机对照研究均未达主要研究终点,但由于主要研究终点的设置受评效因素的影响较大,部分患者 PR 和 CR 的判断较困难,因此均存在一定问题,尚不足以否定 R 在 PCNSL 诱导治疗中的价值。2019 年,Schmitt 等[7]对上述两项随机对照研究的 343 例患者又进行了荟萃分析。结果显示,联合 R 治疗的患者 PFS 获益,但 OS 无差异,同时联合 R 治疗组和对照组 3/4 级不良事件和治疗相关病死率也均无统计学差异。因此,在 PCNSL 的诱导治疗中,对于 18～70 岁患者,R 联合以 MTX 为基础的诱导化疗可能延长患者的 PFS,同时不良反应无明显增加。

对于老年不能耐受 MTX 化疗的患者,诱导治疗相关的研究较少,目前尚无随机对照研究探索诱导治疗加或不加 R 的差别。由于 R 不良反应较轻微,可以与替莫唑胺或其他在 R/R PCNSL 治疗中有效的靶向药物(如 BTK 抑制剂、免疫调节剂来那度胺等药物)进行组合,作为不能耐受较强化疗患者的诱导治疗方案[8]。

综上所述,关于 R 在 PCNSL 诱导治疗中的作用,基于现有证据尚无明确结论。但根据有限的回顾性分析、单臂前瞻性研究，以及两项前瞻性随机对照研究，目前认为 R 与以 HD-MTX 为基础的化疗联合用于 PCNSL 诱导治疗，可能增效但不增毒，对于不能耐受 MTX 化疗的患者，R 可与替莫唑胺或 BTK 抑制剂、来那度胺等靶向药物联合使用。总体来说，推荐将 R 用于 PCNSL 患者的诱导治疗。

（邓丽娟撰写及审校）

······ **参考文献** ······

［1］ Rubenstein JL, Combs D, Rosenberg J, et al. Rituximab therapy for CNS lymphomas: targeting the leptomeningeal compartment ［J］. Blood, 2003, 101(2):466 - 468.

［2］ Singh PK, Pan E. Review of rituximab in primary CNS lymphoma ［J］. J Neurol Sci, 2020, 410:116649.

［3］ Dijck RV, Doorduijn JK, Bromberg JEC. The role of rituximab in the treatment of primary central nervous system lymphoma ［J］. Cancers(Basel), 2021, 13(8):1920.

［4］ Ferreri AJ, Cwynarski K, Pulczynski E, et al. Chemoimmunotherapy with methotrexate, cytarabine, thiotepa, and rituximab (MATRix regimen) in patients with primary CNS lymphoma: results of the first randomisation of the International Extranodal Lymphoma Study Group-32 (IELSG32) phase 2 trial ［J］. Lancet Haematol, 2016, 3(5):e217 - 227.

［5］ Bromberg JEC, Issa S, Bakunina K, et al. Rituximab in patients with primary CNS lymphoma (HOVON 105/ALLG NHL 24): a randomised, open-label, phase 3 intergroup study ［J］. Lancet Oncol, 2019, 20(2):216 - 228.

［6］ Meulen M, Bakunina K, Nijland M, et al. Health-related quality of life after chemotherapy with or without rituximab in primary central nervous system lymphoma patients: results from a randomised phase III study ［J］. Ann Oncol, 2020, 31(8):1046 - 1055.

［7］ Schmitt AM, Herbrand AK, Fox CP, et al. Rituximab in primary central nervous system lymphoma-A systematic review and meta-analysis ［J］. Hematol Oncol, 2019, 37(5):548 - 557.

［8］ Ferreri AJ, Holdhoff M, Nayak L, et al. Evolving treatments for primary central nervous system lymphoma ［J］. Am Soc Clin Oncol Educ Book, 2019, 39:454 - 466.

PCNSL 诱导治疗缓解后的巩固治疗如何选择

ASCT 和 WBRT 均是 PCNSL 患者有效的巩固治疗手段,但毒性不同。ASCT 主要为近期血液学毒性,而 WBRT 主要为远期神经毒性,可根据患者具体情况选择其中一种作为巩固治疗。年轻患者优先推荐含塞替派预处理方案的 ASCT 巩固治疗;不能进行 ASCT 巩固治疗的患者,则需充分告知神经毒性的风险,再决定是否选择减量 WBRT 作为巩固治疗。

● 问题详解

PCNSL 因预后差,复发风险高,诱导治疗后行巩固治疗的综合治疗策略一直以来被用于 PCNSL 患者的治疗,WBRT 和 ASCT 是可选择的巩固治疗手段,但何种巩固治疗策略最优目前尚无定论。

自 20 世纪 90 年代开始,以全身大剂量甲氨蝶呤(HD-MTX)为基础的诱导治疗后行 WBRT 作为巩固治疗的综合治疗模式就被用于 PCNSL 的治疗[1]。在疗效方面,一项随机对照研究和数项回顾性分析均提示 WBRT 巩固治疗可能改善 PCNSL 患者的 PFS。G-PCNSL-SG1 是唯一比较 PCNSL 患者接受以 MTX 为基础的诱导化疗后 WBRT 巩固和观察的随机对照研究。该研究为非劣效研究,共入组 551 例患者,WBRT 组放疗总剂量为 45 Gy。研究结果显示,与观察组相比,WBRT 有改善患者 PFS 的趋势(18 个月 *vs* 12 个月, $P=0.17$),但 OS 并无获益[2]。同时,该研究和其他多项研究均提示,WBRT

可能导致一定的神经毒性,其中部分为远期神经毒性,患者表现为认知功能和生活质量受损,部分甚至为致死性,老年患者的神经毒性发生风险明显增高[1]。近年来,研究者开始尝试以减量的 WBRT 作为巩固治疗,以期保留 WBRT 的疗效并减轻神经毒性。一项多中心 Ⅱ 期临床研究共入组 52 例 PCNSL 患者,中位年龄 60 岁,诱导化疗达 CR 者采用减低剂量 WBRT(23.4 Gy/13 f)巩固,初步结果显示可实现长期疾病控制(2 年 PFS 率为 77%;中位 PFS 为 7.7 年)且神经毒性较轻微[3]。2022 第 5 版 NCCN 指南推荐对达到 CR 的 PCNSL 患者可选择 23.4 Gy 的 WBRT;未达 CR 者,则建议总量 30~36 Gy,肿瘤局部增量至 45 Gy 的 WBRT 巩固治疗[4]。

自 2000 年开始,研究者开始尝试对年轻的 PCNSL 患者进行 ASCT,代替 WBRT 作为巩固治疗。早期小样本单臂研究提示可达到较高的长期生存率[5]。两项随机对照研究——IELSG 32 研究和来自法国的 PRECIS 前瞻性 Ⅱ 期对照研究比较了 ASCT 与 WBRT 在 PCNSL 巩固治疗中的疗效和安全性[6-7]。两项研究分别纳入 227 例和 140 例初治 PCNSL 患者,以 MTX 为基础的诱导治疗有效的患者随机分配至 WBRT 组或 ASCT 组,ASCT 预处理方案分别为塞替派联合卡莫司汀和 TBC 方案(塞替派、白消安、环磷酰胺),WBRT 组剂量分别为 36 Gy(未达 CR 者局部增量 9 Gy)和 40 Gy。疗效方面,IELSG32 研究长期随访数据显示,WBRT 组和 ASCT 组的生存情况无差异,7 年 PFS 率分别为 55% 和 50%,7 年 OS 率分别为 63% 和 57%[8]。PRECIS 研究提示,ASCT 组的 PFS 优于 WBRT 组,2 年 PFS 率分别为 87% 和 63%;长期随访则提示 8 年 EFS 率分别为 67% 和 39%[9]。毒性方面,IELSG32 和 PRECIS 研究中 ASCT 组主要不良反应为血液学毒性,而 WBRT 组在两项研究中均显示出更高的神经毒性发生率,患者认知功能和生活质量更差,且随访时间越长,两组差异越明显(PRECIS 研究 7 年随访两组神经毒性发生率为 64% 和 13%)。基于以上两项随机对照研究,目前认为 ASCT 和 WBRT 作为巩固治疗的疗效相当,或 ASCT 更优;但不良反应不同。关于 ASCT 的预处理方案,多项回顾性研究提示含塞替派的方案疗效更优,其中塞替派联合卡莫司汀可能是兼顾疗效和安全性的较好选择[10]。

除 ASCT 外,还有少数研究探索了非清髓大剂量化疗(high dose chemotherapy, HDC)作为 PCNSL 患者诱导治疗后的巩固治疗。Ⅱ 期随机对照 Alliance 51101 研究比较了 PCNSL 患者在接受以 MTX 为基础的诱导治疗后,进行以塞替派为基础预处理的 ASCT 或 HDC(阿糖胞苷联合依托泊苷)巩固治疗。中位随访时间 4 年,ASCT 组中位 PFS 显著优于 HDC 组,分别为 6 年和 2.4 年[11]。因此,目前无证据显示 HDC 优于 ASCT 巩固治疗。

综上所述,ASCT 和 WBRT 均是 PCNSL 患者有效的巩固治疗手段,但由于其毒性不同,可选择其一作为巩固治疗。对于一般情况和重要脏器功能良好的年轻 PCNSL 患者,优先推荐含塞替派预处理化疗的 ASCT 巩固治疗;不能进行 ASCT 巩固治疗的患者,则在对患者及家属充分告知神经毒性不良反应的前提下,权衡可能的获益和风险,再决定是否选择减量 WBRT 作为巩固治疗。

(于慧撰写,邓丽娟审校)

······ 参考文献 ······

[1] Hoang-Xuan K, Deckert M, Ferreri AJ, et al. European Association of Neuro-Oncology (EANO) guidelines for treatment of primary central nervous system lymphoma (PCNSL) [J]. Neuro Oncol, 2023, 25(1):37 - 53.

[2] Thiel E, Korfel A, Martus P, et al. High-dose methotrexate with or without whole brain radiotherapy for primary CNS lymphoma (G-PCNSL-SG-1): a phase 3, randomised, non-inferiority trial [J]. Lancet Oncol, 2010, 11(11):1036 - 1047.

[3] Morris PG, Correa DD, Yahalom J, et al. Rituximab, methotrexate, procarbazine, and vincristine followed by consolidation reduced-dose whole-brain radiotherapy and cytarabine in newly diagnosed primary CNS lymphoma: final results and long-term outcome [J]. J Clin Oncol, 2013, 31(31):3971 - 3979.

[4] Nabors LB, Portnow J, Baehring J, et al. Central nervous system cancers, version 3. 2020, NCCN clinical practice guidelines in oncology [J]. J Natl Compr Canc Netw, 2020, 18(11):1537 - 1570.

[5] Ferreri AJ, Illerhaus G. The role of autologous stem cell transplantation in primary central nervous system lymphoma [J]. Blood, 2016, 127(13):1642 - 1649.

[6] Ferreri AJM, Cwynarski K, Pulczynski E, et al. Whole-brain radiotherapy or autologous stem-cell transplantation as consolidation strategies after high-dose methotrexate-based chemoimmunotherapy in patients with primary CNS lymphoma: results of the second randomisation of the International Extranodal Lymphoma Study Group-32 phase 2 trial [J]. Lancet Haematol, 2017, 4(11):e510 - e523.

[7] Houillier C, Taillandier L, Dureau S, et al. Radiotherapy or autologous stem-cell transplantation for primary CNS lymphoma in patients 60 years of age and younger: results of the Intergroup ANOCEF-GOELAMS Randomized Phase II PRECIS Study

　　［J］. J Clin Oncol, 2019,37(10):823 – 833.

［ 8 ］ Ferreri AJM, Cwynarski K, Pulczynski E, et al. Long-term efficacy, safety and neurotolerability of MATRix regimen followed by autologous transplant in primary CNS lymphoma: 7-year results of the IELSG32 randomized trial［J］. Leukemia, 2022,36(7):1870 – 1878.

［ 9 ］ Houillier C, Dureau S, Taillandier L, et al. Radiotherapy or autologous stem-cell transplantation for primary CNS lymphoma in patients age 60 years and younger: long-term results of the randomized phase Ⅱ PRECIS study［J］. J Clin Oncol, 2022, 40 (32):3692 – 3698.

［10］ Scordo M, Wang TP, Ahn KW, et al. Outcomes associated with thiotepa-based conditioning in patients with primary central nervous system lymphoma after autologous hematopoietic cell transplant［J］. JAMA Oncol, 2021,7(7):993 – 1003.

［11］ Batchelor T, Giri S, Ruppert AS, et al. Myeloablative versus non-myeloablative consolidative chemotherapy for newly diagnosed primary central nervous system lymphoma: Results of CALGB 51101 (Alliance)［J］. J Clin Oncol, 2021, 39(suppl 15):abstr 7506.

第三章

惰性 B 细胞淋巴瘤问与答

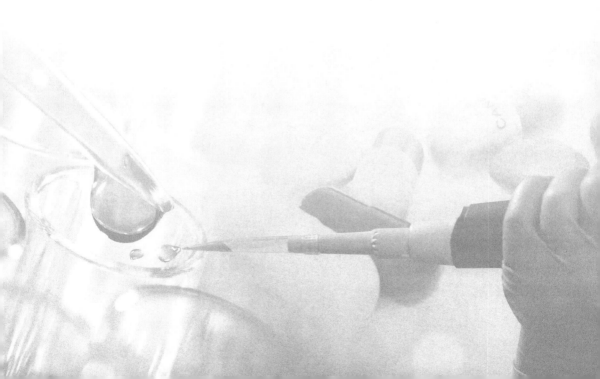

问题 25

哪些胃黏膜相关淋巴组织（MALT）淋巴瘤患者需要抗幽门螺杆菌（Hp）治疗

局限期胃黏膜相关淋巴组织（MALT）淋巴瘤且病变局限在黏膜层患者，若幽门螺杆菌（helicobacter Pylori，Hp）阳性、t(11;18)阴性或未知，推荐首选抗 Hp 治疗；若 Hp 阳性、t(11;18)阳性，首选抗 Hp 治疗联合累及部位照射（involved site radiotherapy，ISRT）；若存在放疗禁忌，也可选择抗 Hp 联合利妥昔单抗治疗。Hp 阴性及进展期患者抗 Hp 治疗目前尚无共识。

问题详解

胃 MALT 淋巴瘤的治疗分层依据主要为 Hp 感染状态、疾病分期及肿瘤浸润深度。在局限期患者中对于 Hp 阳性患者需要进一步根据是否伴 t(11;18)选择治疗，对于 Hp 阳性不伴 t(11;18)的局限期患者，建议抗 Hp 治疗；而对于 Hp 阳性伴 t(11;18)的局限期患者，建议采用抗 Hp 治疗的同时联合 ISRT，原因是有研究证实伴 t(11;18)患者抗 Hp 治疗的效果不佳[1]。此外，胃 MALT 淋巴瘤侵犯黏膜下层的患者，对 Hp 清除治疗的反应性较差[2]。

既往研究报道，抗 Hp 治疗有效率为 70%～90%，抗 Hp 治疗后胃 MALT 淋巴瘤消退时间为 2～3 个月至数年[3]。抗 Hp 治疗后首次胃镜复查可在 3 个月后，如胃镜提示病变缓解，以后可每 3～6 个月进行 1 次胃镜检查，5 年后改为每年复查 1 次胃镜。而对于 Hp 阴性的局限期患者，则首选 ISRT，对于有放疗禁忌的患者可以选择利妥昔单抗单药治疗[4-6]。《全国幽门螺杆菌感染处理共识报告》指出,根除 Hp 是局限期胃 MALT 淋巴瘤的一线治疗[7]。

抗 Hp 治疗是否适用于 Hp 阴性及 $\geqslant$ ⅡE2 期(进展期)患者,我国尚无明确的诊治共识。部分 Hp 阴性患者接受抗 Hp 治疗也可获得疾病缓解。此外有部分研究者认为,Hp 检测存在假阴性可能,而抗生素治疗可能影响导致胃 MALT 淋巴瘤发生的其他病理生理过程,因此认为 Hp 阴性患者在抗肿瘤治疗前可考虑将抗 Hp 治疗作为初始治疗方案,但需密切观察疗效[8-9]。

综上所述,对局限期胃 MALT 淋巴瘤患者,特别是肿瘤侵犯局限在黏膜层且 Hp 阳性患者,抗 Hp 是一线治疗,而 Hp 阴性及 $\geqslant$ ⅡE2 期(进展期)患者的抗 Hp 治疗存在争议,但仍需要更多的临床研究数据加以证实。

(贺怡子撰写,周辉审校)

······ 参考文献 ······

[1] Ferreri AJ, Govi S, Raderer M, et al. Helicobacter pylori eradication as exclusive treatment for limited-stage gastric diffuse large B-cell lymphoma: results of a multicenter phase 2 trial [J]. Blood, 2012,120(18):3858 – 3860.

[2] Salar A. Gastric MALT lymphoma and Helicobacter pylori [J]. Med Clin (Barc), 2019,152(2):65 – 71.

[3] Van de Vyver G, Vandamme T, Steger PH, et al. Gastric MALT-Lymphoma: more than Helicobacter Pylori [J]. Acta Gastroenterol Belg, 2021,84(4):657 – 659.

[4] Tanaka T, Matsuno Y, Torisu T, et al. Gastric microbiota in patients with Helicobacter pylori-negative gastric MALT lymphoma [J]. Medicine (Baltimore), 2021,100(38):e27287.

[5] National Comprehensive Cancer Network. NCCN Clinical Practice Guidelines in Oncology: B-Cell Lymphomas(Version 5.2022) [R].2022.

[6] Di Rocco A, Petrucci L, Assanto GM, et al. Extranodal marginal zone lymphoma: pathogenesis, diagnosis and treatment [J]. Cancers (Basel),2022,14(7):1742.

[7] 中华医学会消化病学分会幽门螺杆菌学组.第六次全国幽门螺杆菌感染处理共识报告(非根除治疗部分)[J].中华消化杂志,2022,42(5):289 – 303.

[8] Kuo SH, Wu MS, Yeh KH, et al. Novel insights of lymphomagenesis of helicobacter pylori-dependent gastric mucosa-associated lymphoid tissue lymphoma [J]. Cancers (Basel),2019,11(4):547.

[9] 柳娟,杜凌,陈刚. Hp 阴性及进展期胃黏膜相关淋巴组织淋巴瘤初始根除 Hp 疗效分析[J].临床消化病杂志,2019,31(04):195 – 198.

局限期胃 MALT 淋巴瘤患者治疗后如何进行疗效评估

对于局限期 Hp 阳性的胃 MALT 淋巴瘤,首选抗 Hp 治疗,治疗后 3 个月应复查尿素呼气试验和胃镜,根据 Hp 感染状态、内镜下大体变化及病理缓解程度进行疗效评估,以决定下一步诊疗。而接受放疗的胃 MALT 淋巴瘤患者,放疗结束后 3～6 个月复查胃镜,淋巴瘤疾病转归是最主要的评估内容。

🔹 问题详解

局限期 Hp 阳性的胃 MALT 淋巴瘤首选抗 Hp 治疗,抗 Hp 治疗后 3 个月应复查 Hp 状态和胃镜,以决定下一步诊疗。抗 Hp 治疗后复查的最佳方法是尿素呼气试验,淋巴瘤疗效从内镜下大体变化和病理缓解程度来评价,病理缓解评估可参考 GELA 标准。对于 Ⅰ～Ⅱ₁ 期伴有 t(11;18)阳性或者大包块抗 Hp 治疗效果不佳者,以及 Hp 阴性的患者,放疗可获得高缓解率及长期生存,放疗结束后 3～6 个月进行疗效评估,淋巴瘤的疾病转归情况是最主要的评估内容,也可从内镜下黏膜变化和病理缓解程度来判定。

胃 MALT 淋巴瘤是一种较罕见的非霍奇金淋巴瘤(NHL),占 B 细胞淋巴瘤的 7%～9%,原发胃淋巴瘤的 40%～50%[1]。胃 MALT 淋巴瘤呈低度恶性且病变局限于胃部,临床可无不适主诉,也可表现为腹痛腹胀、呕血黑便等症状。少部分胃 MALT 淋巴瘤可转化为 DLBCL,进而危及患者生命,生存期明显缩短。

　　胃 MALT 淋巴瘤的发生已明确与 Hp 感染有关[2-3]。据报道,大约 75% 的胃 MALT 淋巴瘤患者初诊时已感染 Hp,慢性炎症刺激是其发生的重要途径[4]。Wotherspoon 评分可将胃 MALT 淋巴瘤与胃黏膜炎症刺激区分[5-6]。Wotherspoon 评分将胃淋巴组织增生性病变分为 6 级,依次为正常组织(0 级)、慢性活动性胃炎(1 级)、慢性活动性胃炎伴旺炽性淋巴滤泡形成(2 级)、可疑淋巴细胞浸润(可能为反应性,3 级)、可疑淋巴细胞浸润(可能为淋巴瘤,4 级)、MALT 淋巴瘤(5 级)。携带 t(11;18)(q21;q21)$BIRC3/MALT1$ 易位的胃 MALT 淋巴瘤更容易处于晚期,且 Hp 多为阴性[7];如果 t(11;18)阳性,抗生素的疗效一般较差。

　　根据美国国立综合癌症网络(NCCN)指南[8]及欧洲肿瘤内科学会(ESMO)指南[9]建议,Hp 阳性的初诊胃 MALT 淋巴瘤患者,无论分期或基因状态,均需立即行抗 Hp 治疗,约 80% 患者的 Hp 可被清除[10]。我国《2022 中国幽门螺杆菌感染治疗指南》[11]首先推荐四联方案(质子泵抑制剂＋铋剂＋2 种抗生素),疗程为 14 d。

　　早期局限于胃的 Hp 阳性的Ⅰ期 MALT 淋巴瘤患者,若 t(11;18)阴性,治疗方案首选抗 Hp 治疗。而伴有局部淋巴结累犯,未突破浆膜层累犯附近器官的Ⅱ₁期胃 MALT 淋巴瘤,抗 Hp 治疗也能达到良好疗效。一项前瞻性研究显示,患者抗 Hp 治疗后达到 CR 的中位时间为 2.8 个月,Ⅱ₁期患者 CR 率为 62.5%,与Ⅰ期患者(67%)无明显差异[12]。另一项研究回顾统计了 1 380 例Ⅰ期和 56 例Ⅱ₁期胃 MALT 淋巴瘤患者,抗 Hp 治疗后Ⅰ期患者中 78.4% 达到 CR,Ⅱ₁期患者中 55.6% 达到 CR[13];尽管存在统计学差异,但仍提示Ⅱ₁期患者可获得较高缓解率。

　　抗 Hp 治疗后 3 个月应复查 Hp 状态和胃镜,以评估 Hp 是否被清除,淋巴瘤是否达到 CR。此时 Hp 检测的最佳方法是尿素呼气试验。淋巴瘤疗效评估从内镜下大体变化和病理缓解程度来评价[14-15],CR 定义为临床及病理缓解,PR 定义为部分内镜下(一般＜50%)或病理好转,内镜下或病理无明显变化定义为疾病稳定(SD),内镜下或病理加重定义为 PD[15]。少数研究着重于内镜下病理评估[16]。病理疗效评估则采用 GELA 标准(表 3-1)[17]。完全血液学缓解(complete hematologic response, ChR)和可能的微小残留病变(probable minimal residual disease, pMRD)被认为临床 CR,治疗有效但仍有

残留(responding/residual disease，rRD)为临床 PR，无变化(no change，NC)
则意味着 SD 或者 PD[1]。另外，也有研究采用 Wotherspoon 评分进行疗效评
估。来自日本的一项研究将 0～1 分判定为 CR，其余均为非 CR[18]。目前认为
GELA 标准更详尽，更适宜治疗后随访的病理评估[1]。如果 Hp 转阴并且达
到 CR，则后续每 3～6 个月复查至 5 年，后续每年复查 1 次，终身随访。Hp 已
清除但肿瘤有残留情况下，由于缓解发生可能很慢(长达 1 年以上)，建议对仅
在内镜下发现有持续的淋巴瘤浸润而无临床症状(如出血等)的患者，采取观察
等待策略[1]，后续每 3～6 个月复查胃镜，至少等待 12 个月再开始后续治疗。
而 Hp 未转阴但淋巴瘤已缓解者，可予二线抗 Hp 治疗。Hp 及淋巴瘤未缓解
的患者，如无明显不适或症状稳定，可继续二线抗 Hp 治疗，但对于不适症状
加重的患者，需尽早启动放疗或靶向等其他抗肿瘤药物。

表 3-1　GELA 组织学疗效评价系统

疗效评估	定义	组织学特征
ChR	完全组织缓解	正常或空的黏膜层和(或)黏膜层纤维化伴有缺乏或散在浆细胞及淋巴样细胞；无淋巴上皮病灶
pMRD	可能的微小残留病变	空的黏膜层和(或)黏膜层/黏膜肌层和(或)黏膜下层纤维化伴有淋巴样细胞或淋巴样结节的聚集；无淋巴上皮病灶
rRD	治疗有效，但仍有残留	灶性的空的黏膜层和(或)黏膜层纤维化；密集、弥漫或结节性的淋巴样浸润，延伸至黏膜层的腺体，灶性的或缺乏淋巴上皮病灶
NC	无变化	密集、弥漫或结节性的淋巴样浸润，伴有淋巴上皮病灶(淋巴上皮病灶可能不缺乏)

ChR：complete histologic response；pMRD：probable minimal residual disease；rRD：responding residual disease；NC：no change

对于 Ⅰ～Ⅱ₁ 期伴有 t(11;18)阳性或者大包块的患者，抗 Hp 的疗效欠
佳。有报道，t(11;18)阳性的患者抗 Hp 治疗 CR 率为 29%，远远低于 t(11;
18)阴性的患者(79%)[12]。若治疗后复查提示，肿瘤缩小不明显应尽早给予
放疗，对于 Hp 未清除者建议继续二线抗 Hp 治疗。Hp 阴性的 Ⅰ～Ⅱ₁ 期患
者首选放疗。放疗剂量一般 24～30 Gy，放疗结束后 3～6 个月复查内镜[8]，从
内镜下胃黏膜变化和病理进行疗效评估[19-20]。放疗后病理评估参考 GELA 标
准[21]。有研究[21]报道，33 例患者放疗后 1～3 个月复查均获得 CR，达到中位

CR 时间为 3 个月。也有研究在放疗结束后 10～12 周开始复查内镜[22]，CT 也是复查的工具之一。内镜下病理评估则参照 Wotherspoon 评分，但将 1～2 级定义为缓解，3～4 级为非典型或疑似，5 级为难治/复发淋巴瘤。该研究入组 178 例患者，30 Gy 放疗后达到缓解的患者占比 95%，10 年生存率为 79%。因此，对于抗 *Hp* 不适宜或失败以及初诊阴性的 Ⅰ～Ⅱ₁ 期患者，放疗是一种极其有效的治疗方法。

 总之，局限期 *Hp* 阳性的胃 MALT 淋巴瘤首选抗 *Hp* 治疗，均需从 *Hp* 感染状态和淋巴瘤缓解程度两方面进行评估判断疗效，以决定下一步诊疗。淋巴瘤缓解程度需从内镜下黏膜大体变化和病理两方面评估。而接受放疗的局限期患者，淋巴瘤的缓解程度是评估治疗效果最重要的内容。

（宋航撰写，赵东陆审校）

······ 参考文献 ······

［1］ Nakamura S, Hojo M. Diagnosis and treatment for gastric mucosa-associated lymphoid tissue (MALT) lymphoma ［J］. J Clin Med, 2022,12(1):120.

［2］ Malfertheiner P, Camargo MC, El-Omar E. Helicobacter pylori infection ［J］. Nat Rev Dis Primers, 2023,9(1):19.

［3］ Nakamura SY, T, Aoyagi, K, Iida, M, et al. Helicobacter pylori and primary gastric lymphoma. A histopathologic and immunohistochemical analysis of 237 patients ［J］. Cancer, 1997,79:3 - 11.

［4］ Ryu KD, Kim GH, Park SO, et al. Treatment outcome for gastric mucosa-associated lymphoid tissue lymphoma according to helicobacter pyloriInfection status: A single-center experience ［J］. Gut and Liver, 2014,8(4):408 - 414.

［5］ Wotherspoon AC, Doglioni C, Diss TC, et al. Regression of primary low-grade B-cell gastric lymphoma of mucosa-associated lymphoid tissue type after eradication of helicobacter pylori ［J］. Lancet, 1993,342(8871):575 - 577.

［6］ Bacon CM, Du MQ, Dogan A. Mucosa-associated lymphoid tissue (MALT) lymphoma: a practical guide for pathologists ［J］. J Clin Pathol, 2007, 60(4): 361 - 372.

［7］ Rossi D, Bentoni F, Zucca E. Marginal-zone lymphomas ［J］. N Engl J Med 2022,386 (6):568 - 581.

［8］ National Comprehensive Cancer Network. Version 1.2023 of the NCCN guidelines for B-cell lymphomas ［R］.2023.

［9］ Zucca E, Arcaini L, Buske C, et al. ESMO Guidelines Committee. Marginal zone lymphomas: ESMO clinical practice guidelines for diagnosis, treatment and follow-up

［J］. Ann Oncol, 2020,31(1):17 – 29.

［10］ Nakamura S, Sugiyama T, Matsumoto T et al. Long-term clinical outcome of gastric MALT lymphoma after eradication of Helicobacter pylori: a multicentre cohort follow-up study of 420 patients in Japan ［J］. Gut, 2012,61(4):507 – 513.

［11］ 中华医学会消化病学分会幽门螺杆菌学组,周丽雅. 2022 中国幽门螺杆菌感染治疗指南［J］. 中华消化杂志,2022(11):745 – 756.

［12］ Schmelz R, Miehlke S, Thiede C et al. Sequential H. pylori eradication and radiation therapy with reduced dose compared to standard dose for gastric MALT lymphoma stages IE & II 1E: a prospective randomized trial ［J］. J Gastroenterol, 2018,54(5): 388 – 395.

［13］ Zullo A, Hassan C, Cristofari F et al. Effects of helicobacter pylori eradication on early stage gastric mucosa-associated lymphoid tissue lymphoma ［J］. Clin Gastroenterol Hepatol, 2010,8(2):105 – 110.

［14］ Nakamura S, Matsumoto T, Ye H et al. Helicobacter pylori-negative gastric mucosa-associated lymphoid tissue lymphoma ［J］. Cancer, 2006,107(12):2770 – 2778.

［15］ Choi YJ, Kim N, Paik JH et al. Characteristics of helicobacter pylori-positive and Helicobacter pylori-negative gastric mucosa-associated lymphoid tissue lymphoma and their influence on clinical outcome ［J］. Helicobacter, 2013,18(3):197 – 205.

［16］ Nakamura S, Sugiyama T, Matsumoto T et al. Long-term clinical outcome of gastric MALT lymphoma after eradication of Helicobacter pylori: a multicentre cohort follow-up study of 420 patients in Japan ［J］. Gut, 2012,61(4):507 – 513.

［17］ Copie-Bergman C, Wotherspoon AC, Capella C et al. Gela histological scoring system for post-treatment biopsies of patients with gastric MALT lymphoma is feasible and reliable in routine practice ［J］. Br J Haematol, 2013,160(1):47 – 52.

［18］ Sugizaki K, Tari A, Kitadai Y et al. Anti-Helicobacter pylori therapy in localized gastric mucosa-associated lymphoid tissue lymphoma: A prospective, nationwide, multicenter study in Japan ［J］. Helicobacter, 2018,23(2):e12474.

［19］ Min GJ, Kang D, Lee HH et al. Long-term clinical outcomes of gastric mucosa-associated lymphoid tissue lymphoma in real-world experience ［J］. Ann Hematol, 2023,102(4):877 – 888.

［20］ Lim HW, Kim TH, Choi IJ et al. Radiation therapy for gastric mucosa-associated lymphoid tissue lymphoma: dose-volumetric analysis and its clinical implications ［J］. Radiat Oncol J, 2016,34(3):193 – 201.

［21］ Pinnix CC, Gunther JR, Milgrom SA et al. Outcomes after reduced-dose intensity modulated radiation therapy for gastric mucosa-associated lymphoid tissue (MALT) lymphoma ［J］. Int J Radiat Oncol Biol Phys, 2019,104(2):447 – 455.

［22］ Yahalom J, Xu AJ, Noy A et al. Involved-site radiotherapy for Helicobacter pylori-independent gastric MALT lymphoma: 26 years of experience with 178 patients ［J］. Blood Adv, 2021,5(7):1830 – 1836.

手术在不同病理类型累及胃肠道的淋巴瘤治疗中的价值如何

胃淋巴瘤不建议常规手术，仅针对内科干预无效的并发症（如胃穿孔、幽门梗阻等）进行外科或者内镜下治疗。对于肠道淋巴瘤患者，仅限于 Ⅰ～Ⅱ期 DLBCL 可考虑先行手术切除，随后进行系统化疗。Ⅳ期患者则需根据生存获益预测和并发症风险评估，进行是否手术的个体化选择。其他类型的原发胃肠道淋巴瘤手术获益不明确，除并发症处理外一般不建议常规手术治疗。

问题详解

对于原发胃淋巴瘤，一项纳入 589 例 ⅠE/Ⅱ₁ 期原发胃 DLBCL 患者的随机对照研究显示，手术联合化疗组患者的 10 年 EFS 和 10 年 OS 与化疗组比较均无统计学差异，手术联合化疗组患者的手术相关并发症风险增加[1]。另一项前瞻性多中心研究（GIT NHL 02/96 研究）也证实，原发胃的淋巴瘤患者在化疗基础上接受手术没有增加生存获益[2]。因此，目前对于原发胃淋巴瘤不建议常规手术，仅对胃穿孔、大出血、幽门梗阻等内科干预无效的并发症给予外科或者内镜下治疗。

对于原发肠道的淋巴瘤，目前尚无随机对照研究评价手术的获益，需要结合具体情况针对不同的病理类型和分期选择不同的治疗策略。对于局限期的原发肠道 DLBCL，多项回顾性研究显示手术治疗的生存获益。一项纳入 345

例肠道 DLBCL 患者的回顾性研究显示,对于 Lugano 分期Ⅰ/Ⅱ期患者,手术序贯化疗与单纯化疗相比显著降低了复发率(15.3% *vs* 36.8%),并提高了 3 年 OS 率(91% *vs* 62%);而对于Ⅳ期患者,手术没有显著增加生存获益[3]。另一项纳入 76 例局限期原发肠道 DLBCL 患者的回顾性研究也显示,在 R-CHOP 方案基础上联合手术治疗显著改善了患者的 CR 率(93.6% *vs* 75.9%)、3 年 PFS 率(92.2% *vs* 74.8%)和 3 年 OS 率(94.2% *vs* 80.7%)[4]。对于其他病理类型的肠道淋巴瘤,目前关于外科手术价值的循证医学证据仍较少。一项纳入 581 例原发肠道淋巴瘤患者的多中心回顾性研究显示,手术对于 B 细胞淋巴瘤患者可显著提高 5 年 OS 率(77% *vs* 57%),但 T 细胞淋巴瘤患者无生存获益[5]。这可能与肠道 T 细胞淋巴瘤患者起病时多表现为多部位受累,分期晚、营养状态差等因素有关。此外,胃肠道淋巴瘤患者在治疗期间存在穿孔、出血、梗阻等严重并发症的风险,对于并发症风险的判断也对于是否选择手术治疗有一定参考价值。一项回顾性研究总结了一个用于预测胃肠道淋巴瘤患者并发症风险的 FLASH 评分模型,包括了局灶外观(息肉或溃疡)肿物(≥40 mm)(1 分)、小肠侵袭性淋巴瘤(2 分)、FDG 高摄取(SUVmax≥7)(1 分)三项危险因素,高危(3～4 分)患者发生胃肠道并发症的风险达 61%[6]。该模型可为预判胃肠道淋巴瘤患者的治疗风险,以及是否选择手术治疗具有一定的参考价值。

综上所述,胃淋巴瘤不建议常规手术,仅针对内科干预无效的并发症如胃穿孔、幽门梗阻等,需外科或者内镜下治疗。肠道淋巴瘤患者的治疗方案如下:①对于 DLBCLⅠ～Ⅱ期患者,可考虑先行手术切除,随后进行系统化疗;Ⅳ期则需对评估患者生存获益和并发症情况后,进行个体化选择。②对于惰性淋巴瘤、MCL、伯基特淋巴瘤(BL)、侵袭性 T 细胞淋巴瘤患者鉴于手术获益尚不明确,除针对并发症外,一般不建议常规手术治疗。

(胡少轩撰写,邓丽娟审校)

······ **参考文献** ······

[1] Avilés A, Nambo MJ, Neri N, et al. The role of surgery in primary gastric lymphoma: results of a controlled clinical trial [J]. Ann Surg, 2004,240(1):44-50.
[2] Koch P, Probst A, Berdel WE, et al. Treatment results in localized primary gastric lymphoma: data of patients registered within the German multicenter study (GIT

NHL 02/96) [J]. J Clin Oncol, 2005,23(28):7050 - 7059.

[3] Kim SJ, Kang HJ, Kim JS, et al. Comparison of treatment strategies for patients with intestinal diffuse large B-cell lymphoma: surgical resection followed by chemotherapy versus chemotherapy alone [J]. Blood, 2011,117(6):1958 - 1965.

[4] Lee HS, Park LC, Lee EM, et al. Comparison of therapeutic outcomes between surgical resection followed by R-CHOP and R-CHOP alone for localized primary intestinal diffuse large B-cell lymphoma [J]. Am J Clin Oncol, 2014,37(2):182 - 187.

[5] Kim SJ, Choi CW, Mun YC, et al. Multicenter retrospective analysis of 581 patients with primary intestinal non-hodgkin lymphoma from the Consortium for Improving Survival of Lymphoma (CISL) [J]. BMC Cancer, 2011,11:321.

[6] Aoki T, Yamada A, Takahashi M, et al. Development and internal validation of a risk scoring system for gastrointestinal events requiring surgery in gastrointestinal lymphoma patients [J]. J Gastroenteral Hepatol, 2019,34(4):693 - 699.

边缘区淋巴瘤（MZL）复发后是否需要 ASCT

复发的 MZL 患者需接受高度个体化治疗，综合考虑疾病分期、肿瘤负荷、累及的器官、既往治疗的线数和类型、既往缓解的时间，以及患者的年龄、健康状况和合并症等因素。对于复发的 MZL 患者是否能从 ASCT 中获益，目前尚无定论。但普遍认为，年轻、体质佳且对化疗敏感的复发患者，可考虑用 ASCT 作为巩固治疗手段。

问题详解

MZL 作为生存期较长的一类淋巴瘤，一线免疫化疗通常能带来较长的 PFS，一线可以选用 RB（利妥昔单抗＋苯达莫司汀）、R-CHOP 或者 R-CVP 方案等，其中一线 RB 方案用于治疗 MALT 淋巴瘤的 7 年 EFS 率为 88%[1]。复发后可以应用非交叉耐药的免疫化疗方案，二线 GB（佳罗华＋苯达莫司汀）方案用于治疗对利妥昔单抗耐药惰性淋巴瘤的中位 PFS 为 26 个月[2]。

此外，还有一些新药可以用于治疗复发的 MZL，如 BTK 抑制剂、PI3K 抑制剂、CAR-T 等。伊布替尼用于治疗 R/R MZL 的 ORR 为 58%，其中 CR 率为 10%，中位 PFS 为 15.7 个月[3]。泽布替尼的 ORR 为 68.2%，其中 CR 率为 25.8%，随访 15 个月时的 PFS 率为 82.5%[4]。阿卡替尼的 ORR 为 53%，其中 CR 率为 13%，中位 PFS 为 27 个月[5]。另一类药物，PI3K 抑制剂的不良反应较大，有可能导致免疫相关毒性，如腹泻/结肠炎、转氨酶增高和肺炎等。库潘尼西（Copanlisib）是一种 PI3Kαδ 抑制剂，与利妥昔单抗联合，ORR 为 86%，CR 率为 39%，中位 PFS 为 22.1 个月[6]。厄布利塞（umbralisib）是一种高度选择性的 PI3Kδ 抑制剂，其 ORR 为 49.1%，CR 率为 15.9%，2 年 PFS 率为 50.5%[7]。此外，R2 方案（来那度胺＋利妥昔单抗）的 ORR 为 65%，CR 率为 29%[8]。ZUMA-5 研究结果显示，CAR-T 用于治疗 R/R MZL（$n=24$），虽然有效率较高（ORR 为 83%，CR 率为 63%），但中位 PFS 仅为 17.3 个月[9]。

对于复发的 MZL 患者，是否能从 ASCT 中获益尚无定论。目前 ESMO 及 NCCN 指南均认为，对于年轻、体质佳且对化疗敏感的复发患者，可以考虑采用 ASCT 进行巩固治疗[10-11]。一项回顾性研究纳入了从 1994—2013 年共 199 例接受 ASCT 的 MZL 患者，病理类型包括脾边缘区淋巴瘤（splenic marginal zone lymphoma，SMZL）、EMZL 和 NMZL，所有患者移植时未发生病理学转化。中位治疗为二线治疗（1～8 线治疗），69% 的患者之前经一线至二线治疗，31% 的患者之前经三线治疗；71% 的患者使用过利妥昔单抗，95% 的患者对化疗敏感。5 年累计复发率为 38%，非复发病死率为 9%。中位随访时间为 5 年，5 年的 EFS 率为 53%，5 年的 OS 率为 73%，5 年后复发的患者仅有 5 例。多因素分析显示，年龄≥65 岁的患者 EFS 和 OS 更短，SMZL 的 OS 较 NMZL 和 MALT 的 OS 更短，而移植前治疗的线数对 OS 和 EFS 的影响差异无统计学意义。提示 ASCT 可能使多线免疫化疗失败的 MZL 患者获益，但该研究中第二肿瘤的发生率高达 6%，且与移植前治疗线数无关[12]。

此外，对于发生 POD24（指全身治疗开始后 24 个月内出现进展或复发）的 MZL 患者的 OS 较非 POD24 患者更差。一项前瞻性研究分析了所有在诊断时就需要治疗的共 321 例 MZL 患者，一线治疗方案主要为免疫化疗，复发后 55% 的患者应用免疫化疗，7% 接受放疗，8% 观察等待，还有 27% 的患者挽救方案不详，仅有 3 例患者进行了 ASCT。其中 18%（59 例）的患者发生了 POD24，发生 POD24 的患者病理类型主要为 SMZL 和 EMZL，而 NMZL 很少。最终结果显示，发生 POD24 MZL 患者的 3 年 OS 率为 53%，而未发生 POD24 的 MZL 患者 3 年 OS 率为 95%（$P<0.01$）[13]。但对于发生 POD24 的 MZL 患者是否应该接受 ASCT，尚缺乏大规模随机对照研究，建议可参考低级别 FL 发生 POD24 患者的治疗原则。

总之，对于年轻、体质佳且对化疗敏感的复发的 MZL 患者，可以考虑采用

ASCT 进行巩固治疗，可能为复发患者带来较长的 PFS。

（宋航撰写，赵东陆审校）

······ 参考文献 ······

［1］ Salar A, Domingo-Domenech E, Panizo C, et al. Long-term results of a phase 2 study of rituximab and bendamustine for mucosa-associated lymphoid tissue lymphoma ［J］. Blood, 2017,130(15):1772－1774

［2］ Cheson BD, Chua N, Mayer J, et al. Overall survival benefit in patients with rituximab-refractory indolent non-Hodgkin lymphoma Who received obinutuzumab plus bendamustine induction and obinutuzumab maintenance in the GADOLIN Study ［J］. J Clin Oncol, 2018,36(22):2259－2266.

［3］ Noy A, Vos S, Coleman M, et al. Durable ibrutinib responses in relapsed/refractory marginal zone lymphoma: long-term follow-up and biomarker analysis ［J］. Blood Adv, 2020,4(22):5773－5784.

［4］ Opat S, Tedeschi A, Linton K, et al. The MAGNOLIA trial: Zanubrutinib, a next-generation Bruton tyrosine kinase inhibitor, demonstrates safety and efficacy in relapsed/refractory marginal zone lymphoma ［J］. Clin Cancer Res, 2021,27(23):6323－6332.

［5］ Strati P, Coleman M, Champion R, et al. A phase 2, multicentre, open-label trial (ACE-LY-003) of acalabrutinib in patients with relapsed or refractory marginal zone lymphoma ［J］. Br J Haematol, 2022,199(1):76－85.

［6］ Matasar M, Capra M, Ozcan M, et al. Copanlisib plus rituximab versus placebo plus rituximab in patients with relapsed indolent non-Hodgkin lymphoma (CHRONOS-3): a double-blind, randomised, placebo-controlled, phase 3 trial ［J］. Lancet Oncol, 2021,22(5):678－689.

［7］ Fowler NH, Samaniego F, Jurczak W, et al. Umbralisib, a dual PI3Kδ/CK1ε inhibitor in patients with relapsed or refractory indolent lymphom ［J］. J Clin Oncol, 2021,39(15):1609－1618.

［8］ Leonard J, Trneny M, Lzutsu K, et al. AUGMENT: a phase III study of lenalidomide plus rituximab versus placebo plus rituximab in relapsed or refractory indolent lymphoma ［J］. J Clin Oncol, 2019,37(14):1188－1199.

［9］ Neelapu S, Chavez JC, Sehgal AR, et al. Long-term follow-up analysis of ZUMA-5: a phase 2 study of axicabtagene ciloleucel (Axi-Cel) in patients with relapsed/refractory (R/R) indolent non-Hodgkin lymphoma (iNHL) ［J］. Blood, 2021,138:93－95.

［10］ Zucca E, Arcanini L, Buske C, et al. Marginal zone lymphomas: ESMO clinical practice guidelines for diagnosis, treatment and follow-up ［J］. Ann Oncol. 2020, 31 (1):17－29.

［11］ Zelenetz AD. NCCN clinical practice guidelines in oncology B-cell lymphomas

〔R〕.2023.

[12] Avivi I, Arcaini L, Ferretti VV, et al. High-dose therapy and autologous stem cell transplantation in marginal zone lymphomas: a retrospective study by the EBMT Lymphoma Working Party and FIL-GITMO 〔J〕. Br J Haematol. 2018, 182 (6): 807－815.

[13] Luminari S, Merli M, Rattotti S, et al. Early progression as a predictor of survival in marginal zone lymphomas: an analysis from the FIL-NF10 study 〔J〕. Blood, 2019, 134(10):798－801.

局限期肺 MALT 淋巴瘤的手术方式有哪些

局限期肺 MALT 淋巴瘤可根据影像学表现选择肺叶或肺部分切除术（楔形切除或肺段切除术），此类手术通常具有较高的 R0 切除率。对于中央型肺 MALT 淋巴瘤，在特定情况下肺叶切除术为可选方案；而周围型 I$_E$ 期肺 MALT 淋巴瘤，则适宜行胸腔镜下肺部分切除术。

问题详解

局限期肺 MALT 淋巴瘤治疗手段包括手术、放疗等，目前尚不能明确最佳治疗手段。可结合影像表现（单个、多个、累犯肺叶部位等）及体能等情况选择个体化治疗方案。手术 R0 切除率高，预后佳。中央型肺 MALT 淋巴瘤在特定情况下可考虑肺叶切除术；周围型 I$_E$ 期肺 MALT 淋巴瘤，可行胸腔镜下肺部分切除术（楔形切除或肺段切除术）。

MZL 是一种较为常见的惰性 B 细胞非霍奇金淋巴瘤（NHL），MZL 占所有 NHL 的 7.8%。MZL 可分为三个亚型，包括了 MALT 淋巴瘤、SMZL 和 NMZL，其中 MALT 淋巴瘤最为常见。

原发肺 MALT 淋巴瘤是指来源于肺实质或者支气管的 MALT 淋巴瘤[1]，CT 可观察到单个或多个病灶，表现为空气支气管征、结节、肿块、磨玻璃结节或弥漫性间质性改变[2]。肺 MALT 淋巴瘤疾病发展较为缓慢，30%～50% 的患者初诊时无症状[3]。有不适主诉的患者多表现为非特异性呼吸道症状，包括咳嗽、咳痰、呼吸困难、胸痛等不适。

局限期（Ⅰ～Ⅱ期）的结外 MALT 淋巴瘤包括单处淋巴外部位受累（Ⅰ_E）或者淋巴结受累蔓延至相邻结外器官和或组织（ⅡE）。约 30％的肺 MALT 淋巴瘤影像学显示伴有肺门或纵隔淋巴结累犯[4]。NCCN 指南推荐放疗作为局限期 MALT 淋巴瘤的主要治疗选择；而对于肺 MALT 淋巴瘤，指南认为手术也是一种可选的治疗手段[5]。肺 MALT 淋巴瘤临床及影像表现与肺癌、肺炎、结核等疾病相似，确诊需经组织病理证实；部分肺 MALT 淋巴瘤无法通过肺穿刺确诊，而在手术切除后才获得病理诊断。因此，手术切除对于肺 MALT 淋巴瘤既具诊断价值，又是一种治疗手段。

肺 MALT 淋巴瘤在 CT 影像上可表现为多病灶，分布于单叶、多叶、同侧肺甚至双侧肺[6]。因此，局限期肺 MALT 淋巴瘤的定义需进一步明确，淋巴瘤 Ann Arbor 分期存疑。有研究将位于单侧肺并可经单个照射野放疗的病灶定义为局限期，而双侧肺、对侧肺门或者纵隔淋巴结或者远处器官（包括骨髓）累犯的病灶定义为广泛期或者晚期[7]。法国 Marie Lannelongue 医院曾在 2006 年回顾性报道 17 例肺淋巴瘤患者，14 例为肺 MALT 淋巴瘤。10 例手术的肺 MALT 淋巴瘤中，6 例肺叶切除，3 例楔形切除，1 例肺叶＋楔形切除。结果显示，楔形切除 R0 切除率为 33％，肺叶 R0 切除率为 83％。达到 R0 患者的 10 年 OS 率为 90％[8]。该研究强调，R0 切除对于预后至关重要，即便未予术后辅助化放疗，患者也可获得极佳的预后生存。对于多病灶肺 MALT 淋巴瘤，该研究不建议行肺切除术，因代价过大；而局限期肺 MALT 淋巴瘤可考虑手术切除。

韩国的一项回顾性研究调查了 2003—2015 年的 51 例肺 MALT 淋巴瘤。该研究将肺 MALT 淋巴瘤影像表现归为 4 类：①单结节或实变；②多结节或实变；③支气管扩张或细支气管炎表现；④弥漫性肺间质改变。根据病灶位置分为中央型（叶或段支气管及以上）和周围型（段支气管以下和肺实质）。该研究 76.5％的患者为Ⅰ期，Ⅰ期与Ⅱ期患者共 43 例。对于Ⅰ期单侧肺受累的患者，予切除或者观察；Ⅱ期患者予病灶及淋巴结切除，且手术均通过胸腔镜手术（video-assisted thoracic surgery，VATS）完成。对于双侧肺受累或单侧肺多病灶的患者，予手术＋辅助化疗或观察。Ⅰ期患者 39 例中 30 例接受手术，8 例中央型行肺叶切除术，1 例出现复发；22 例周围型患者中，8 例行肺叶切除术，14 例行肺部分切除术（13 例楔形切除，1 例段切除），无疾病复发病例。

肺叶切除患者中,有 2 例术后发生并发症(1 例周围型发生乳糜胸,1 例中央型发生气胸);肺部分切除术(楔形切除＋段切除)患者未发生并发症[9]。从该研究结果来看,早期周围型肺 MALT 淋巴瘤行 VATS 下肺部分切除术是一种可选择的手术方案,并发症较少。考虑到肺 MALT 淋巴瘤总体是一种较为惰性的疾病,为减少术后并发症并保留更多的肺组织及肺功能,该研究认为周围型 I_E 期肺 MALT 淋巴瘤外科治疗可参照非小细胞肺癌的手术方式行肺部分切除术。另外,肺门或纵隔淋巴结肿大在肺 MALT 淋巴瘤 CT 影像中定义为淋巴结 SDi>1cm[6]。虽然 MALT 淋巴瘤更倾向于结外淋巴器官转移受累,但有小样本研究报道经病理证实肺 MALT 淋巴瘤伴胸部淋巴结受累的比率为 12%(3/24),且该 3 例患者术前影像学均考虑淋巴结肿大[6]。因此,对于接受手术的肺 MALT 淋巴瘤,是否行淋巴结清扫或是否只对影像学淋巴结阳性的患者进行清扫,尚需更多的数据及探索。

2016 年美国胸科医师学会年会的一篇摘要报道了 2004—2015 年 43 例肺 MALT 淋巴瘤患者,18 例接受肺叶切除,25 例接受楔形切除。随访 37.3 个月统计发现,肺叶切除与楔形切除患者的无疾病进展时间无统计学差异($P=0.832$)。该研究也支持肺部分切除术可作为局限期肺 MALT 淋巴瘤患者治疗的一种选择[10]。

手术与其他治疗手段在预后生存方面缺乏大样本量随机对照研究,但多个研究报道接受手术的局限期患者预后良好。韩国一项研究回顾性分析 61 例原发肺 MALT 淋巴瘤,其中单肺叶受累 38 例,≥2 肺叶 23 例,局限期患者中单肺叶手术切除占 45.5%,楔形切除占 40.9%,部分患者行放疗或化疗(R-CVP 或 R-CHOP、FND);广泛期患者则行化疗。结果显示:手术 ORR 为 100%,化疗 ORR 为 68%,放疗 ORR 为 83%;手术的 CR 率明显高于化疗及放疗。手术与化疗的至进展时间无显著差异[11]。复旦大学附属中山医院对 80 例 I～V 期肺 MALT 淋巴瘤进行分析,30 例患者接受手术治疗,31 例行单纯化疗,17 例随访观察。结果显示:手术切除在预后生存方面更优,而未治疗仅观察等待者预后最差[12]。2022 年国内一项回顾性研究纳入了 953 例早期肺 MALT 淋巴瘤,分为观察组、手术组、化疗组、手术联合化疗组,倾向得分匹配方法未发现 4 组间 OS 有统计学差异,但是该研究数据来源于数据库,缺乏具体临床参数(包括病灶位置及数量、验血结果),存在一定偏倚。但该研究肯定了手术对肺 MALT 淋巴瘤的诊断价值[13]。

总之，由于目前缺乏大样本量随机对照研究数据支持，局限期原发肺 MALT 淋巴瘤治疗包括手术、放疗等，但最佳治疗方案尚未明确，需结合影像表现（单个、多个、累犯肺叶部位等）及患者其他情况综合决定。在患者体能耐受情况下可行肺叶或者肺部分切除术，手术 R0 切除率高。中央型肺 MALT 淋巴瘤在特定情况下可考虑肺叶切除术，周围型的 I_E 期肺 MALT 淋巴瘤可行胸腔镜下肺部分切除术。

（韩水云撰写，杨海燕审校）

······ 参考文献 ······

[1] Sanguedolce F, Zanelli M, Zizzo M et al. Primary pulmonary B-cell lymphoma: a review and update [J]. Cancers, 2021, 13(3):415.

[2] Zhou H, Yang Z, Wu S. Primary pulmonary mucosa-associated lymphoid tissue lymphoma with radiological presentation of middle lobe syndrome diagnosed by bronchoscopy: a case report [J]. Hong Kong Med J, 2022, 28(3):263 - 266.

[3] Shen H, Zhou YD. Clinical features and surgical treatment of primary pulmonary lymphoma: a retrospective study [J]. Front Oncol, 2022, 12:779395.

[4] Tanahashi H, Yamaguchi K, Koura T, et al.. Primary pulmonary mucosa-associated lymphoid tissue lymphoma with the high expression of IgG4 [J]. Intern Med, 2022, 61:1043 - 1048.

[5] National Comprehensive Cancer Network. NCCN Guidelines [EB/OL]. https://www.nccn.org/guidelines/guidelines-detail?category=1&id=1480.

[6] King LJ, Padley SP, Wotherspoon AC, et al. Pulmonary MALT lymphoma: imaging findings in 24 cases [J]. Eur Radiol, 2000, 10(12):1932 - 1938.

[7] Wang L, Xia ZJ, Zhang YJ et al. Radical surgery may be not an optimal treatment approach for pulmonary MALT lymphoma [J]. Tumour Biol, 2015, 36 (8): 6409 - 6416.

[8] Vanden Eynden F, Fadel E, de Perrot M et al. Role of surgery in the treatment of primary pulmonary B-cell lymphoma [J]. Ann Thorac Surg, 2007, 83(1):236 - 240.

[9] Lee H, Yang B, Nam B et al. Treatment outcomes in patients with extranodal marginal zone B-cell lymphoma of the lung [J]. J Thorac Cardiovasc Surg, 2017, 154 (1):342 - 349.

[10] Yang B, Lee H, Oh KJ et al. The treatment outcome of pulmonary wedge resection of extranodal marginal zone B-cell lymphoma of the lung (BALT lymphoma) [J]. Chest, 2016, 150(4):698A.

[11] Oh SY, Kim WS, Kim JS, et al. Pulmonary marginal zone B-cell lymphoma of MALT type—what is a prognostic factor and which is the optimal treatment,

operation, or chemotherapy: Consortium for Improving Survival of Lymphoma (CISL) study [J]. Ann Hematol, 2010,89(6):563 – 568.

[12] Wang L, Ye G, Liu Z, et al. Clinical characteristics, diagnosis, treatment, and prognostic factors of pulmonary mucosa-associated lymphoid tissue-derived lymphoma [J]. Cancer Med, 2019,8(18):7660 – 7668.

[13] Lin H, Zhou K, Peng Z, et al. Surgery and chemotherapy cannot improve the survival of patients with early-stage mucosa-associated lymphoid tissue derived primary pulmonary lymphoma [J]. Frontiers in Oncology, 2022,12:965727.

有治疗指征的 MZL 诱导化疗后获得缓解的患者是否需要维持治疗

　　有治疗指征的 MZL 接受利妥昔单抗单药诱导治疗后获得缓解的患者可以进行维持治疗,给予利妥昔单抗每 2 个月 1 次,维持 2 年。其他方案诱导化疗后也可尝试给予利妥昔单抗维持治疗,但仍需大规模的研究证实。

🔍 问题详解

　　目前指南推荐 MZL 患者接受治疗的指征包括:有淋巴瘤相关症状;广泛期病灶,高肿瘤负荷,或大肿块;器官功能受损;局部治疗或抗感染治疗失败或存在禁忌;肿瘤快速进展等。对于有治疗指标的患者,目前常采用利妥昔单抗联合化疗的治疗模式[1]。

　　Ⅲ 期随机研究 RESORT 在低肿瘤负荷、非滤泡淋巴瘤的惰性 NHL 患者中开展,入组患者先接受每周 1 次利妥昔单抗治疗,共 4 次,PR 及以上疗效的患者随机分入利妥昔单抗持续维持治疗组(每 3 个月 1 次,直至治疗失败)或再治疗组(每次 PD 时给予每周 1 次,连续 4 次,直至治疗失败)。经 7 年随访,利妥昔单抗维持治疗组中位维持治疗失败时间为 4.83 年,明显长于利妥昔单抗再治疗组的 1.39 年[2]。因此,指南推荐初始接受利妥昔单抗单药治疗的患者可以继续接受维持治疗。

　　其他研究尝试探索不同诱导化疗方案后进行维持治疗的意义。在一项 Ⅱ

期、多中心、单臂研究中,初诊的Ⅲ～Ⅳ期 CD20 阳性 MZL 患者 R-CVP 方案诱导化疗后接受 2 年利妥昔单抗维持治疗。共有 45 例患者被纳入分析,中位随访时间为 38.2 个月,3 年 PFS 率达 81%。在利妥昔单抗维持治疗期间,6 例 PR 患者和 1 例 SD 患者转为 CR[3]。单中心小样本报道显示,8 例晚期 MZL 患者诱导化疗后接受每月 1 次的利妥昔单抗维持治疗,有 3 例患者从 PR 转为 CR,另外 4 例患者的脾和骨髓受累情况也有所好转。从维持治疗停止开始的中位 EFS 为 13 个月[4]。一项Ⅱ期研究报道,惰性淋巴瘤患者接受氟达拉滨联合米托蒽醌诱导化疗并取得疗效后,接受利妥昔单抗维持治疗。研究共入组 45 例患者,CR 率为 53%,PR 率为 38%,中位随访时间为 39 个月,74% 的患者仍存活且没有 PD。但研究中有 1 例患者因败血症死亡,另有 1 例患者在利妥昔单抗末次治疗后 6 个月出现乙肝再激活[5]。

一项回顾性的国际研究报告了 237 例 EMZL 患者一线接受苯达莫司汀联合利妥昔单抗(BR)方案,5 年 PFS 率为 89.6%。其中有 48 例患者接受了利妥昔单抗维持治疗,PFS 得到改善(94.4% vs 81.1%),但 OS 无统计学差异[6]。Stil NHL 7-2008 研究探索了 SMZL 患者 BR 方案诱导治疗后使用 R 维持 2 年方案是否可以改善患者 PFS。结果显示,BR 诱导化疗后,2 年 R 维持治疗延长了患者 PFS($HR=0.33$),R 维持治疗但与观察组患者的 OS 无统计学差异。这些研究提示,对于 MZL 患者,BR 后 R 维持可能是一种可行的治疗方法[7]。

Ⅲ期随机试验 GALLIUM 研究显示,在 MZL 队列中基于奥妥珠单抗的联合治疗并不优于基于利妥昔单抗的免疫化疗和维持治疗,两组的 PFS 无明显差异[8]。但Ⅲ期随机对照试验 GADOLIN 对利妥昔单抗耐药的惰性 NHL 患者进行了苯达莫司汀与苯达莫司汀联合奥妥珠单抗(OB)的疗效比较。OB 组患者在 6 个周期联合化疗后若无 PD,则继续接受奥妥珠单抗维持治疗 2 年或至 PD。结果显示,OB 联合组的中位 PFS 为 25.8 个月,明显长于苯达莫司汀单药组的 14.1 个月($P<0.001$),且 OS 也有明显改善($HR=0.67$,$P=0.027$)[9]。

MAGNIFY 研究是一项Ⅲ期、多中心研究,对复发的 FL 和 MZL 患者采用 12 个周期的 R2 方案诱导化疗,获得 SD 及以上疗效的患者被 1:1 随机分入 R2 或利妥昔单抗维持治疗组。在入组的 370 例患者中有 20% 是 MZL。R2 诱导化疗 ORR 和 CR 率分别是 65% 和 38%,中位 DOR 为 35.8 个月,中位 PFS 达 38.4 个月。但利妥昔单抗维持治疗的最终获益有待后续研究报道[10]。

这些研究结果提示,对于 MZL 患者,一线诱导化疗后采用利妥昔单抗维持治疗可能具有潜在益处。但这一治疗策略仍需进一步评估,尤其在 BR 诱导治疗后,应慎重处理利妥昔单抗维持治疗引发的感染等毒性问题,需要谨慎处理。

(宋航撰写,赵东陆审校)

······ 参考文献 ······

[1] Zucca E, Arcaini L, Buske C, et al. Marginal zone lymphomas: ESMO Clinical Practice Guidelines for diagnosis, treatment and follow-up[J]. Ann Oncol, 2020, 31 (1):17 – 29.

[2] Williams ME, Hong F, Gascoyne RD, et al. Rituximab extended schedule or retreatment trial for low tumour burden non-follicular indolent B-cell non-Hodgkin lymphomas: Eastern Cooperative Oncology Group Protocol E4402[J]. Br J Haematol, 2016, 173(6):867 – 875.

[3] Oh SY, Kim WS, Kim JS, et al. Phase Ⅱ study of R-CVP followed by rituximab maintenance therapy for patients with advanced marginal zone lymphoma: consortium for improving survival of lymphoma (CISL) study [J]. Cancer Commun (Lond), 2019, 39(1):1 – 10.

[4] Graziani F, Caparrotti G, Esposito D, et al. Efficacy of a monthly maintenance with rituximab in patients with marginal zone lymphoma. Haematologica (2009) 94 SUPPL 4(239) [C]. Congress of the Italian Society of Hematology, 2009.

[5] Economopoulos T, Psyrri A, Fountzilas G, et al. Phase Ⅱ study of low-grade non-Hodgkin lymphomas with fludarabine and mitoxantrone followed by rituximab consolidation: promising results in marginal zone lymphoma [J]. Leuk Lymphoma, 2008, 49(1):68 – 74.

[6] Alderuccio JP, Arcaini L, Watkins MP, et al. An international analysis evaluating frontline bendamustine with rituximab in extranodal marginal zone lymphoma [J]. Blood advances, 2022, 6(7):2035 – 2044.

[7] Rummel MJ, Lerchenmüller C, Hensel M, et al. Two years rituximab maintenance vs. observation after first line treatment with bendamustine plus rituximab (BR) in patients with Waldenström's macroglobulinemia (MW): results of a prospective, randomized, multicenter phase 3 study (the StiL NHL7 – 2008 MAINTAIN trial) [J]. Blood, 2019, 134:343.

[8] Herold M, Hoster E, Janssens A, et al. Immunochemotherapy and maintenance with obinutuzumab or rituximab in patients with previously untreated marginal zone lymphoma in the randomized GALLIUM trial [J]. HemaSphere, 2022, 6(3):e699.

[9] Sehn LH, Chua N, Mayer J, et al. Obinutuzumab plus bendamustine versus

bendamustine monotherapy in patients with rituximab-refractory indolent non-Hodgkin lymphoma (GADOLIN)：a randomised, controlled, open-label, multicentre, phase 3 trial [J]. Lancet Oncol, 2016,17(8):1081 - 1093.

[10] Andorsky DJ, Yacoub A, Bitran JD, et al. MAGNIFY: phase Ⅲ b randomized study of lenalidomide plus rituximab (R2) followed by lenalidomide vs. rituximab maintenance in subjects with relapsed/refractory follicular, marginal zone, or mantle cell lymphoma [J]. Blood, 2016,128(22):1798.

是否所有的黏膜相关淋巴组织淋巴瘤都需要抗生素治疗

所有胃及 Hp 感染的 MZL 患者均需进行 Hp 清除治疗。但其他部位的 MZL 目前抗生素治疗的疗效尚不确切,可尝试针对性治疗。

🔖 问题详解

MZL 发病与慢性感染密切相关。慢性幽门螺杆菌胃炎是胃 MZL 的易感因素,其他特定部位 EMZL 也与微生物相关(基于强有力但不确定的证据),包括眼附属器 MZL(鹦鹉热衣原体)、皮肤 MZL(伯氏疏螺旋体)和小肠 MZL(空肠弯曲杆菌)。丙型肝炎病毒(hepatitis C virus,HCV)感染与 NMZL 和 SMZL,以及特定部位 EMZL 密切相关。肺部 MZL 可能与木糖氧化无色杆菌(*Achromobacter xylosoxidans*)感染有关,但致病机制尚未得到证实。

无论分期如何,所有胃 MZL 和 *Hp* 感染患者均应根除 *Hp*。大多数患者可成功根除幽门螺杆菌,但约 20% 的患者需使用二线方案进行第二个疗程的 *Hp* 清除治疗。对于局部、*Hp* 阳性的胃 MZL 患者,初始治疗的目标为根除 *Hp* 以诱导淋巴瘤消退,可使约 75% 的患者实现临床疾病的长期控制。与 *Hp* 清除相比,组织学缓解需要数周至 1 年以上。若抗生素清除 *Hp* 治疗后胃镜复查仍有肿瘤细胞残留,建议每 3 个月复查,持续随访约 1 年,以判定是否还有肿瘤细胞残留。

携(11;18)(q21;q21)*BIRC3/MALT1* 易位胃 MZL 的特征为疾病表现更

晚期,且多为 Hp 阴性,若 Hp 阳性则抗生素应答率低。因此,建议通过 FISH 检测 t(11;18)(q21;q21)$BIRC3/MALT1$,并对存在易位的 Hp 阳性患者进行抗生素治疗,随后对受累区域进行放疗。

局部、Hp 阴性胃 MZL 患者,抗生素治疗可能无效,但仍有一定价值。因有淋巴瘤缓解的个案报道,可能提示存在微生物学检测的假阴性结果或其他微生物感染。若此类患者接受了抗 Hp 治疗且 3～6 个月后 MZL 未消退,则应考虑新的抗淋巴瘤治疗方案。

抗生素治疗非胃部 EMZL 的疗效尚未得到证实,针对鹦鹉热衣原体所致眼附属器 MZL 的抗生素治疗目前也存在争议。此外,小肠 MZL 可能对抗空肠弯曲杆菌的抗生素有反应。与肺部 MZL 发病可能相关的木糖氧化无色杆菌是一种革兰氏阴性菌,毒力较低,但对抗生素治疗高度耐药。

（宋航撰写,赵东陆审校）

······ 参考文献 ······

[1] Cerhan JR, Habermann TM. Epidemiology of marginal zone lymphoma [J]. Ann Lymphoma, 2021,5:1.

[2] Zucca E, Bertoni F, Vannata B, Cavalli F. Emerging role of infectious etiologies in the pathogenesis of marginal zone B-cell lymphomas [J]. Clin Cancer Res, 2014, 20: 5207 - 5216.

[3] Zucca E, Bertoni F. The spectrum of MALT lymphoma at different sites: biological and therapeutic relevance [J]. Blood, 2016,127:2082 - 2092.

[4] Roggero E, Zucca E, Mainetti C, et al. Eradication of *Borrelia burgdorferi* infection in primary marginal zone B-cell lymphoma of the skin [J]. Hum Pathol, 2000, 31: 263 - 268.

[5] Borie R, Caro V, Nunes H, et al. No evidence for a pathogen associated with pulmonary MALT lymphoma: a metagenomics investigation [J]. Infect Agent Cancer, 2021,16:10

[6] Sammassimo S, Pruneri G, Andreola G, et al. A retrospective international study on primary extranodal marginal zone lymphoma of the lung (BALT lymphoma) on behalf of International Extranodal Lymphoma Study Group (IELSG) [J]. Hematol Oncol, 2016,34:177 - 183.

[7] Adam P, Czapiewski P, Colak S, et al. Prevalence of Achromobacter xylosoxidans in pulmonary mucosa-associated lymphoid tissue lymphoma in different regions of Europe [J]. Br J Haematol 2014,164:804 - 810

[8] Zucca E, Bertoni F, Vannata B, et al. Emerging role of infectious etiologies in the

pathogenesis of marginal zone B-cell lymphomas ［J］. Clin Cancer Res, 2014, 20: 5207 - 5216.

［9 ］ Zucca E, Arcaini L, Buske C, et al. Marginal zone lymphomas: ESMO clinical practice guidelines for diagnosis, treatment and follow-up ［j］. Ann Oncol, 2020, 31: 17 - 29.

［10］ Ruskoné-Fourmestraux A, Fischbach W, Aleman BMP, et al. EGILS consensus report. Gastric extranodal marginal zone B-cell lymphoma of MALT ［J］. Gut, 2011, 60:747 - 758.

［11］ Chey WD, Leontiadis GI, Howden CW, et al. ACG clinical guideline: treatment of *Helicobacter pylori* infection ［J］. Am J Gastroenterol, 2017, 112:212 - 239

［12］ Bertoni F, Conconi A, Capella C, et al. Molecular follow-up in gastric mucosaassociated lymphoid tissue lymphomas: early analysis of the LY03 cooperative trial ［J］. Blood, 2002, 99:2541 - 2544.

［13］ Stathis A, Chini C, Bertoni F, et al. Long-term outcome following *Helicobacter pylori* eradication in a retrospective study of 105 patients with localized gastric marginal zone B-cell lymphoma of MALT type ［J］. Ann Oncol, 2009, 20: 1086 - 1093.

复发低级别滤泡性淋巴瘤（FL）患者进行 ASCT 的指征是什么

R/R 低级别 FL 患者再次诱导缓解后行 ASCT 的指征尚无统一的标准。但多数研究显示，早期复发的 FL 患者（POD24），特别是 ASCT 前达到完全代谢缓解（CMR）的患者更能从 ASCT 中获益。

💬 问题详解

FL 通常被认为无法治愈，但整体预后较好，中位生存期接近 20 年。ASCT 在 FL 治疗中的地位存在争议，部分研究显示在复发患者中有一定的生存获益，尤其是在早期复发的患者（在诱导化疗免疫治疗后的前 2 年内复发，POD24）中选择 ASCT 的证据较为充分。

一项前瞻性随机对照临床试验对单纯常规化疗（C）与化疗后使用非清髓（U）或清髓（P）的 ASCT 治疗复发性 FL 患者（CUP 试验）进行了比较。C、U 和 P 组的 2 年 PFS 率分别为 26%、58% 和 55%；同时，移植组的 OS 也有获益（4 年 OS 分别为 46%、71% 和 77%）[1]。其他研究的长期随访结果也显示，复发的 FL 患者接受 ASCT 后 10 年 PFS 率为 30%~35%，表明 ASCT 不仅可能达到长期缓解，甚至一部分患者有潜在的治愈趋势[2-3]。

早期复发的 FL 患者接受 ASCT 的生存获益更为明显。一项来自西班牙淋巴瘤和骨髓移植（GELTAMO）研究组注册的 655 例复发性 FL 患者的 ASCT 回顾性分析显示，87 例 POD24 的患者无论二线治疗方案达到 CR 还是

PR,接受 ASCT 后 5 年 PFS 和 OS 率分别为 43％和 69％;进一步分析发现,移植前达到 CR 的 58 例患者 5 年 PFS 和 OS 率分别为 47％和 74％,并在随访 13.7 年后在 OS 曲线上发现了平台期,提示 ASCT 可能是早期复发的 FL 患者一种潜在的治愈手段[4]。同样,德国低级别淋巴瘤研究组证实,与未接受 ASCT 的患者相比,早期复发(POD24)FL 患者进行 ASCT 可显著提高 5 年 PFS 率(移植组 51％ *vs* 非移植组 19％,$P<0.0001$)及 5 年 OS 率(移植组 77％ *vs* 非移植组 59％,$P=0.031$)[5]。

以上研究均为利妥昔单抗前时代的数据。而在利妥昔单抗时代,一项联合国际血液和骨髓移植研究中心(CIBMTR)的回顾性研究纳入了接受过一线利妥昔单抗化疗免疫治疗的早期治疗失败(POD24)的患者,分为 ASCT 组(175 例)和非 ASCT 组(174 例),两组患者的 5 年 OS 率无差异(分别为 60％ *vs* 67％;$P=0.16$);然而,PD 后 1 年内接受 ASCT 与未接受 ASCT 的患者相比,5 年 OS 率更高(73％ *vs* 60％;$P=0.05$),提示 1 年内巩固 ASCT 对 POD24 的 FL 患者有生存获益[6]。

近期的一项多中心回顾性研究分析了英国血液骨髓移植和细胞治疗协会登记的 172 例接受 ASCT 治疗的 R/R FL 患者,根据移植前 PET 状态分为 CMR 和非 CMR,结果发现 115 例(67％)获得 CMR 患者的 PFS 优于 57 例(33％)非 CMR 患者(3 年 PFS 率为 50％ *vs* 22％,$P=0.011$)。通过多变量分析,PET 状态与 ASCT 后无进展状态($P=0.003$)、PS($P=0.010$)和复发风险($P=0.046$)独立相关。该研究表明,R/R FL 患者 ASCT 前 PET 状态具有明确的预后评估价值,可能有助于筛选更适合进行 ASCT 的患者[7]。

综上所述,多项证据表明早期复发(POD24)的低级别 FL 患者,尤其是在挽救治疗达到 CMR 后,接受 ASCT 有更多的生存获益。

(宋航撰写,赵东陆审校)

······ 参考文献 ······

[1] Schouten HC, Qian W, Kvaloy S, et al. High-dose therapy improves progression-free survival and survival in relapsed follicular non-Hodgkin's lymphoma: results from the randomized European CUP trial [J]. J Clin Oncol, 2003, 21(21):3918 – 3927.

[2] Kornacker M, Stumm J, Pott C, et al. Characteristics of relapse after autologous stem-cell transplantation for follicular lymphoma: a long-term follow-up [J]. Ann

Oncol, 2009,20(4):722 - 728.

[3] Rohatiner AZ, Nadler L, Davies AJ, et al. Myeloablative therapy with autologous bone marrow transplantation for follicular lymphoma at the time of second or subsequent remission: long-term follow-up [J]. J Clin Oncol, 2007, 25 (18): 2554 - 2559.

[4] Jimenez-Ubieto A, Grande C, Caballero D, et al. Autologous stem cell transplantation may be curative for patients with follicular lymphoma with early therapy failure without the need for immunotherapy [J]. Hematol Oncol Stem Cell Ther, 2019, 12 (4):194 - 203.

[5] Jurinovic V, Metzner B, Pfreundschuh M, et al. Autologous stem cell transplantation for patients with early progression of follicular lymphoma: a follow-up study of 2 randomized trials from the German Low Grade Lymphoma Study Group [J]. Biol Blood Marrow Transplant, 2018,24(6):1172 - 1179.

[6] Casulo C, Friedberg JW, Ahn KW, et al. Autologous transplantation in follicular lymphoma with early therapy failure: a national lympho care study and center for international blood and marrow transplant research analysis [J]. Biol Blood Marrow Transplant, 2018,24(6):1163 - 1171.

[7] Eyre TA, Barrington SF, Okosun J, et al. Impact of positron emission tomography-computed tomography status on progression-free survival for relapsed follicular lymphoma patients undergoing autologous stem cell transplantation [J]. Haematologica, 2023,108(3):785 - 796.

如何早期预测 FL 患者的 POD24 和侵袭性转化

FL 患者的 POD24 和侵袭性转化均提示预后较差,目前尚无公认的预测模型能够准确预测两者的发生,但已有若干预测模型可供参考。

🔅 问题详解

FL 是一种惰性淋巴瘤,多数患者预后较好。约 20% 的患者会经历早期疾病进展(PD),预后较差。不同文献将早期复发定义为 FL 在免疫化疗开始 2 年内或诊断后 2 年内复发,当前多数学者将早期复发定义为 FL 免疫化疗开始后 24 个月内 PD(POD24)。尽管尚无公认的临床、分子遗传学或肿瘤微环境预测模型能够准确预测 POD24 风险,但已有若干预测模型可供临床参考[1-6](表 3-2)。

表 3-2 FL 预后预测及 POD24 预测模型

预测模型	纳入因素	危险分组	预后预测	预测高危组 POD24 的敏感度	预测高危组 POD24 的特异度
FLIPI	年龄>60 岁 分期Ⅲ~Ⅳ 血红蛋白<120 g/L 乳酸脱氢酶升高 >4 个淋巴结区	低危组(0~1 分) 中危组(2 分) 高危组(≥3 分)	91% 5 年 OS 78% 5 年 OS 53% 5 年 OS	53%~78%	56%~62%

（续表）

预测模型	纳入因素	危险分组	预后预测	预测高危组 POD24 的敏感度	预测高危组 POD24 的特异度
FLIPI2	年龄＞60 岁 骨髓累及 血红蛋白＜120 g/L β_2 微球蛋白升高 肿块直径＞6 cm	低危组（0～1 分） 中危组（2 分） 高危组（≥3 分）	80％ 5 年 OS 51％ 5 年 OS 19％ 5 年 OS	53％	5％～76％
PRIMA-PI	β_2 微球蛋白＞3 g/L 骨髓累及	低危组（0 分） 中危组（1 分） 高危组（2 分）	69％ 5 年 PFS 55％ 5 年 PFS 37％ 5 年 PFS	69％	48％
FLEX	男性 SPD 位于最高四分位数 FL 3A 级 ＞2 个结外病灶 ECOG＞1 血红蛋白＜120 g/L β_2 微球蛋白升高 NK 细胞计数＞100/μL 乳酸脱氢酶升高	低危组（0～2 分） 高危组（3～9 分）	86％ 3 年 PFS 68％ 3 年 PFS	60％	68％
M7-FLIPI	ECOG＞1 FLIPI 高危组 *EP300*、*CREBBP*、*CARD11*、*MEF2B*、*EZH2*、*ARID1A*、*FOXO1* 基因突变	低危组 高危组	68％～77％ 5 年 FFS 22％～38％ 5 年 FFS	43％～61％	77％～86％
POD24-PI	ECOG＞1 FLIPI 高危组 *EP300*、*EZH2*、*FOXO1* 基因突变	低危组 高危组	72％～77％ 5 年 FFS 36％～50％ 5 年 FFS	54％～78％	67％～73％

　　除此之外，多项研究显示，PET/CT 基线病灶糖酵解水平、基线循环肿瘤 DNA、基线葡萄糖转运体 1（glacose transporter 1，GLUT1）表达、肿瘤组织中抑制性免疫细胞浸润程度、PD-L2 表达水平等均与 FL 患者发生 POD24 有

关[7-10]，但仍需更多数据验证。

FL 侵袭性转化是预后不良的临床标志之一。据报道，4%～22%的患者在初诊 5 年内转化为侵袭性淋巴瘤。组织病理学诊断是确认转化的"金标准"，但病理组织获取有时存在困难。目前，针对 FL 发生侵袭性转化的预测模型研究相对有限，转化评分系统（transformation scoring system，TSS）可为此类预测提供参考[11]。

Shichijo 等人通过对日本国立癌症中心两家医院 126 例活检证实的 FL 和组织学转化（histological transformation，HT）患者进行回顾性分析，推导并验证了 TSS。在试验组（76 例患者）中证实：乳酸脱氢酶（lactate dehydrogenase，LDH）升高、局灶性淋巴结肿大、血红蛋白<12 g/dL 和 PS 评分差（2～4 分）与 HT 相关。根据回归系数确定这些变量的权重，随后构建出 TSS：LDH>正常上限或<正常上限×2 为 1 分，LDH≥正常上限×2 为 2 分；局灶性淋巴结增大，或 3 cm≤淋巴结直径<7 cm 为 1 分，淋巴结直径≥7 cm 为 2 分；血红蛋白<12 g/dL 为 1 分；PS 评分较差（2～4 分）为 2 分。TSS≥2 分时，诊断 HT 的阳性预测值（PPV）为 96.4%，阴性预测值（NPV）为 85.4%，在验证集（50 例患者）中得出类似的结论。因此，TSS 可作为评估 FL 患者发生侵袭性转化风险的简易可行的预测工具。

（宋航撰写，赵东陆审校）

参考文献

[1] Solal-Celigny P, Roy P, Colombat P, et al. Follicular lymphoma international prognostic index [J]. Blood, 2004, 104(5):1258 - 1265.

[2] Federico M, Bellei M, Marcheselli L, et al. Follicular lymphoma international prognostic index 2: a new prognostic index for follicular lymphoma developed by the international follicular lymphoma prognostic factor project [J]. J Clin Oncol, 2009, 27 (27):4555 - 4562.

[3] Bachy E, Maurer MJ, Habermann TM, et al. A simplified scoring system in de novo follicular lymphoma treated initially with immunochemotherapy [J]. Blood, 2018, 132 (1):49 - 58.

[4] Mir F, Mattiello F, Grigg A, et al. Follicular lymphoma evaluation index (FLEX): A new clinical prognostic model that is superior to existing risk scores for predicting progression-free survival and early treatment failure after frontline immunochemotherapy [J]. Am J Hematol, 2020, 95(12):1503 - 1510.

［5］ Pastore A, Jurinovic V, Kridel R, et al. Integration of gene mutations in risk prognostication for patients receiving first-line immunochemotherapy for follicular lymphoma: a retrospective analysis of a prospective clinical trial and validation in a population-based registry ［J］. Lancet Oncol, 2015, 16(9):1111 - 1122.

［6］ Jurinovic V, Kridel R, Staiger AM, et al. Clinicogenetic risk models predict early progression of follicular lymphoma after first-line immunochemotherapy ［J］. Blood, 2016, 128(8):1112 - 1120.

［7］ Kuroki W, Kitadate A, Ishiyama K, et al. High baseline total lesion glycolysis predicts early progression of disease within 24 months in patients with high-tumor-burden follicular lymphoma ［J］. Int J Hematol, 2022, 116(5):712 - 722.

［8］ Fernandez-Miranda I, Pedrosa L, Llanos M, et al. Monitoring of circulating tumor DNA predicts response to treatment and early progression in follicular lymphoma: Results of a prospective pilot Study ［J］. Clin Cancer Res, 2023, 29(1):209 - 220.

［9］ Deng Y, Ma J, Zhao S, et al. Expression of glucose transporter-1 in follicular lymphoma affected tumor-infiltrating immunocytes and was related to progression of disease within 24 months ［J］. Transl Oncol, 2023, 28:101614.

［10］ Tobin J, Keane C, Gunawardana J, et al. Progression of disease within 24 months in follicular lymphoma is associated with reduced intratumoral immune infiltration ［J］. J Clin Oncol, 2019, 37(34):3300 - 3309.

［11］ Shichijo T, Maruyama D, Yamauchi N, et al. Transformation scoring system (TSS): a new assessment index for clinical transformation of follicular lymphoma ［J］. Cancer Med, 2020, 9(23):8864 - 8874.

FL 患者使用含苯达莫司汀或来那度胺方案对于后期采集造血干细胞是否会有影响

FL 患者采用含苯达莫司汀或来那度胺治疗方案可能影响后期造血干细胞的采集,对于后期可能需要接受 ASCT 的患者,应慎重选择。因病情需要而使用来那度胺、苯达莫司汀的患者,应在治疗早期(≤4 个周期)进行造血干细胞动员和采集,且末次给药后至少间隔 2~4 周再行此步骤,必要时将趋化因子受体 CXCR4 拮抗剂(普乐沙福)加入动员方案,以提高干细胞采集成功率。

问题详解

STIL NHL1 - 2003[1]、BRIGHT[2]、GALLIUM[3] 等多项研究显示,苯达莫司汀可以有效治疗包括 FL 在内的初治惰性非霍奇金淋巴瘤(NHL)。RELEVANCE 研究[4]结果显示,在初治 FL 患者中,R2(来那度胺联合利妥昔单抗)与 R-chemo 方案的 PFS 及 OS 无统计学差异。此外,来那度胺联合奥妥珠单抗在初治 FL 患者中也显示了优越的生存结局,3 年 PFS 率高达 82%,CR 率高达 80%,ORR 达到 94%,在安全性上也较传统化疗方案更具优势[5]。对于 R/R FL 患者,奥妥珠单抗联合来那度胺(GALEN)的 Ⅱ 期研究结果显示[6],ORR 达 84%,CR 率达 38%,2 年 PFS 率达 65%。AUGMENT 研究[7]亦表明,来那度胺联合利妥昔单抗的 chemo-free 方案的中位 PFS 可达 39.4 个月。综合上述研究,苯达莫司汀、来那度胺联合 CD20 单克隆抗体在 FL 患者的治疗中占据举足轻重的地位。

　　但是,苯达莫司汀及来那度胺对造血干细胞有损伤作用。既往研究表明[8-9],淋巴瘤患者造血干细胞动员不佳的常见高危因素包括既往治疗中曾使用来那度胺、苯达莫司汀。对于 R/R FL 患者,ASCT 是一种重要的治疗手段。对于后期有可能需要接受 ASCT 的患者,应慎重选择含苯达莫司汀及来那度胺的方案。对于因病情需要使用来那度胺、苯达莫司汀的患者,应尽量在使用≤4 个周期时进行造血干细胞动员和采集[10]。此外,研究表明,在末次给药后间隔 2~4 周再进行动员和采集可增加干细胞采集成功率[11]。若动员困难时,将趋化因子受体 CXCR4 拮抗剂(普乐沙福)加入动员方案,可以提高干细胞采集成功率[12]。

(曾若兰撰写,周辉审校)

······ 参考文献 ······

［1］ Rummel MJ, Niederle N, Maschmeyer G, et al. Bendamustine plus rituximab versus CHOP plus rituximab as first-line treatment for patients with indolent and mantle-cell lymphomas: an open-label, multicentre, randomised, phase 3 non-inferiority trial ［J］. Lancet, 2013,381(9873):1203 - 1210.

［2］ Flinn IW, van der Jagt R, Kahl B, et al. First-line treatment of patients with indolent non-Hodgkin lymphoma or mantle-cell lymphoma with bendamustine plus rituximab versus R-CHOP or R-CVP: results of the BRIGHT 5-year follow-up sudy ［J］. J Clin Oncol, 2019,37(12):984 - 991.

［3］ Hiddemann W, Barbui AM, Canales MA, et al. Immunochemotherapy with obinutuzumab or rituximab for previously untreated follicular lymphoma in the GALLIUM study: influence of chemotherapy on efficacy and safety ［J］. J Clin Oncol, 2018,36(23):2395 - 2404.

［4］ Morschhauser F, Fowler NH, Feugier P, et al. Rituximab plus lenalidomide in advanced untreated follicular lymphoma ［J］. N Engl J Med, 2018,379(10):934 - 947.

［5］ Bachy E, Houot R, Feugier P, et al. Obinutuzumab plus lenalidomide in advanced, previously untreated follicular lymphoma in need of systemic therapy: a LYSA study ［J］. Blood, 2022,139(15):2338 - 2346.

［6］ Morschhauser F, Le Gouill S, Feugier P, et al. Obinutuzumab combined with lenalidomide for relapsed or refractory follicular B-cell lymphoma (GALEN): a multicentre, single-arm, phase 2 study ［J］. Lancet Haematol, 2019, 6 (8): e429 - e437.

［7］ Leonard JP, Trneny M, Izutsu K, et al. AUGMENT Trial Investigators.

AUGMENT: a phase III study of lenalidomide plus rituximab versus placebo plus rituximab in relapsed or refractory indolent lymphoma [J]. J Clin Oncol, 2019, 37 (14):1188 - 1199.

[8] Giralt S, Costa L, Schriber J, et al. Optimizing autologous stem cell mobilization strategies to improve patient outcomes: consensus guidelines and recommendations [J]. Biol Blood Marrow Transplant, 2014, 20:295 - 308.

[9] 中华医学会血液学分会, 中国临床肿瘤学会(CSCO). 抗淋巴瘤联盟. 淋巴瘤自体造血干细胞动员和采集中国专家共识(2020 年版)[J]. 中华血液学杂志, 2020, 41(12): 979 - 983.

[10] Chhabra S, Callander N, Watts NL, et al. Stem cell mobilization yields with daratumumab- and lenalidomide-containing quadruplet induction therapy in newly diagnosed multiple myeloma: findings from the MASTER and GRIFFIN trials [J]. Transplant Cell Ther, 2023, 29(3):174. e1 - 174. e10.

[11] Gac AC, Azar N, Daguindau E, et al. Does bendamustine impact the mobilization of peripheral blood stem cells? A multicenter retrospective study of 23 cases [J]. Leuk Lymphoma, 2016, 57(5):1149 - 1153.

[12] Nakamura N, Jo T, Arai Y, et al. Benefits of plerixafor for mobilization of peripheral blood stem cells prior to autologous transplantation: a dual-center retrospective cohort study [J]. Cytotherapy, 2023, 25(7):773 - 781.

新药时代下,惰性淋巴瘤的观察等待策略是否会发生改变

一般来说,Ⅲ～Ⅳ期惰性淋巴瘤病变进展缓慢,属不可治愈性疾病。对于无治疗指征(无症状和低肿瘤负荷)的惰性淋巴瘤患者,立即治疗与观察等待相比,可改善 PFS,但两者 OS 无差异。新型小分子靶向药物正在进行相关探索,但仍缺乏高质量循证医学证据。因此,对于惰性淋巴瘤患者,若无治疗指征,首选观察等待,也可入组设计良好的临床试验,或结合患者意愿和临床病理相关的危险因素给予高危患者积极治疗。

问题详解

在利妥昔单抗前时代,多项前瞻性研究提示,对于进展期、低肿瘤负荷、无症状的 FL 患者,立即治疗与观察等待策略无明显生存差异。后续研究发现,尽管利妥昔单抗单药立即治疗能延长中位至启动新治疗时间,但并不能改善 OS。

在国际 FL 预后因子项目研究中,对比了 107 例选择观察等待策略的无症状、进展期、低肿瘤负荷 FL 患者与 242 例接受包含利妥昔单抗治疗患者的生存情况。结果显示:观察等待组 4 年无治疗失败率为 79%,而治疗组为 69%,经过校正后,两组差异无统计学意义。另外,两组 5 年 OS 率也无统计学差异(87% *vs* 88%)[1]。在另一项研究中,Ⅱ～Ⅳ期 FL 患者分别采用观察等待策略、利妥昔单抗单药和利妥昔单抗联合化疗,随访 8 年,三组患者生存率分别为

74％、67％和 72％,差异无统计学意义[2]。在国际随机Ⅲ期观察等待(W&W)试验中,无症状的低肿瘤负荷 FL 患者随机接受 W&W、利妥昔单抗诱导治疗(RI组)或利妥昔单抗诱导治疗后接受利妥昔单抗维持治疗(RM组)。最终分析结果显示,中位随访时间为 12.3 年,虽然 RI 组和 RM 组的 PFS 优于 W&W 组,但未观察到 OS 的差异[3]。

也有研究认为,积极给予利妥昔单抗治疗能够取得更优的生存。一项多中心、Ⅲ期研究纳入了无症状、低肿瘤负荷的初治 FL 患者,比较了观察等待组与利妥昔单抗单药诱导组、利妥昔单药诱导＋维持组的疗效。3 年无治疗率,利妥昔单抗维持组为 88％,利妥昔单抗诱导组为 78％,均明显优于观察等待组的 46％[4]。Ⅲ～Ⅳ期 FL 1～2 级患者,与观察等待组比较,立即治疗未带来 OS 的获益;但与立即治疗组相比,采用观察等待策略 3 级的 FL 患者 OS 更差(5 年 OS 率:65.3％ vs 73.5％),但该结论尚需进一步验证[5]。在复发的情况下,低肿瘤负荷的 FL 患者采取观察等待策略与立即治疗的 OS 差异不显著[6]。

是否可以通过一些临床病理特征来筛选不适合采取观察等待策略的患者呢?有研究对 201 例接受观察等待的低肿瘤负荷、FL 1-3a 患者进行了分析,结果发现,LDH 升高、超过 4 个淋巴结区域受累、超过 1 处结外受累,是较短的至淋巴瘤治疗时间(time to lymphoma treatment,TLT)的危险因素。在针对其中 75 例接受 PET/CT 检查的患者亚组分析中,发现总 MTV(total MTV,TMTV)≥14 cm³ 和标准化 Dmax>0.32/m 也与较短的 TLT 相关。这项研究提示,对于惰性淋巴瘤患者,可利用临床病理或影像学参数进行危险分层,对高危进展的患者考虑给予免疫化疗[7]。

目前尚缺乏各种新型靶向药物在无治疗指征惰性淋巴瘤的应用数据。在套细胞淋巴瘤(MCL)中,有研究正在尝试进行探索。这项在西班牙 12 家中心开展的单臂、开放标签、Ⅱ期研究纳入的均为惰性临床表现的初诊 MCL 患者(无肿瘤相关症状、非母细胞型、Ki67<30％,肿瘤最长径≤3 cm),患者接受伊布替尼 560 mg(每天 1 次)联合利妥昔单抗(375 mg/m²),共 8 次的联合治疗,取得 2 年 MRD 阴性的患者可以暂停伊布替尼治疗。主要研究终点是 12 个周期治疗后的 CR 率。研究共入组 50 例患者,中位年龄 65 岁。12 个周期治疗后,42 例患者取得疗效,其中 40 例获得 CR,外周血 MRD 阴性率达 87％。随访 2 年时,35 例可评估患者中,有 24 例患者 MRD 持续阴性,可以暂停伊布替尼治疗。4 例患者 PD,其中 3 例是非结节性 MCL,且入组时存在高基因组复

杂性和 *TP53* 突变。除一例患者出现严重再生障碍性贫血外,没有预期外的毒性出现。虽然这项单臂研究的样本量较小,缺乏随机对照结果,但结果提示对惰性临床表现的 MCL 患者也可以采取积极但相对温和的治疗,能够取得较高的 CR 率和 MRD 阴性率[8]。

综上所述,目前仍然缺乏靶向药或其他新型小分子药物在惰性淋巴瘤中提前应用的依据。因此,无治疗指征的惰性淋巴瘤患者仍建议以观察等待的策略为主。

（宋航撰写,赵东陆审校）

······ 参考文献 ······

[1] Solal-Céligny P, Bellei M, Marcheselli L, et al. Watchful waiting in low-tumor burden follicular lymphoma in the rituximab era: results of an F2-study database [J]. J Clin Oncol, 2012,30(31):3848 – 3853.

[2] Nastoupil LJ, Sinha R, Byrtek M, et al. Outcomes following watchful waiting for stage II-IV follicular lymphoma patients in the modern era [J]. Br J Haematol, 2016, 172(5):724 – 734.

[3] Bakkus M, Everaert T, Bouko Y, et al. Long-term follow-up of the randomised phase III study of the EBMT of tumour cell depletion by CD34 selection in multiple myeloma patients: does quantitative MRD analysis have a predictive value [J]. Bone Marrow Transplant, 2001,27:39 – 40.

[4] Ardeshna KM, Qian W, Smith P, et al. Rituximab versus a watch-and-wait approach in patients with advanced-stage, asymptomatic, non-bulky follicular lymphoma: an open-label randomised phase 3 trial [J]. Lancet Oncol, 2014,15(4):424 – 435.

[5] Dong N, Saeed H, Isenalumhe L, et al. Initial treatment vs watch and wait in advanced-stage follicular lymphoma in the rituximab era-an analysis of the National Cancer Database (NCDB) [J]. Blood, 2020,136:44.

[6] Fujino T, Maruyama D, Maeshima AM, et al. The outcome of watchful waiting in patients with previously treated follicular lymphoma [J]. Cancer Med, 2022,11(10): 2106 – 2116.

[7] Rodier C, Kanagaratnam L, Morland D, et al. Risk factors of progression in low-tumor burden follicular lymphoma initially managed by watch and wait in the era of PET and rituximab [J]. HemaSphere, 2023,7(5):e861.

[8] Giné E, de la Cruz F, Ubieto AJ, et al. Ibrutinib in combination with rituximab for indolent clinical forms of mantle cell lymphoma (IMCL-2015): a multicenter, open-label, single-arm, phase II trial [J]. J Clin Oncol, 2022,40(11):1196.

BTK 抑制剂在 FL 患者中的应用价值如何

FL 患者可以从 BTK 抑制剂的治疗中获益,对于既往接受过至少两线系统性治疗的 R/R FL 患者可以使用 BTK 抑制剂。

问题详解

2023 年 11 月 11 日,基于 ROSEWOOD 研究结果,欧盟委员会(EC)批准泽布替尼联合奥妥珠单抗用于治疗既往接受过至少二线系统性治疗的复发或难治性(R/R) FL 成人患者。

ROSEWOOD 研究是一项全球多中心、随机、开放性 Ⅱ 期研究,探索泽布替尼联合奥妥珠单抗对比奥妥珠单抗单药治疗的疗效。该研究共入组 217 例既往接受过至少二线系统性治疗的 R/R FL 患者。结果显示,泽布替尼联合奥妥珠单抗治疗组的 ORR 明显优于奥妥珠单抗单药治疗组(69.0% *vs* 45.8%,$P = 0.0012$)。中位随访时间为 20 个月,泽布替尼联合奥妥珠单抗治疗的 18 个月缓解持续时间(DOR)率达到 69.3%[1]。

DOWN 研究[2]是一项开放、多中心、Ⅱ 期临床研究,探索伊布替尼单药在 R/R FL 中的疗效,共入组 110 例接受二线或二线以上治疗方案的患者。结果显示,中位随访时间为 27.7 个月,ORR 为 20.9%(23/110),其中 12 例患者达到 CR,CR 率为 11%;中位 DOR 为 19.4 个月。另外,DOWN 研究还发现一些可能与伊布替尼耐药相关的突变。6 例 *CARD11* 基因突变的患者中,5 例患者对伊布替尼治疗无反应。9 例检测到 *TP53* 基因突变的患者中,8 例患者对伊布替尼无反应。在伊布替尼无反应患者中还发现了 *ATP6AP1*、*EP400*、*ARID1A*、*SOCS1* 和 *TBL1XR1* 基因突变[3]。

另一项开放、多中心、Ⅱ期研究探索了伊布替尼单药在 R/R FL 中疗效,总共入组 40 例患者。结果显示,ORR 为 37.5%,其中 5 例患者达到 CR(12.5%),10 例患者达到 PR(25%),中位 DOR 为 13.9 个月,2 年 PFS 率为 20.4%,2 年 OS 率为 79.0%。进一步亚组分析显示,对利妥昔单抗敏感的患者,ORR 为 52.6%,47.5% 的患者评价为 SD。对利妥昔单抗不敏感患者的 ORR 仅为 16.7%,表明对利妥昔单抗敏感患者能从伊布替尼治疗中明显获益[3]。另外,该研究也发现了一些与伊布替尼敏感性可能相关的基因异常,例如 5 例具有 *CARD11* 基因突变的患者均未缓解,8 例患者检测到 *IGLL5* 突变,11 例患者检测到 *KMT2D* 突变,5 例患者检查测到 *FOXO1* 突变;显示 *IGLL5* 突变患者的 PFS 更优,*KMT2D* 突变和 *FOXO1* 突变患者的 DOR 更长[4]。

Phillips 等[5]报道了泽布替尼单药在惰性淋巴瘤中的疗效,其中入组 R/R FL 患者 33 例。结果显示:ORR 为 36.4%,CR 率为 18.2%,中位 DOR 未达到,中位随访时间为 33.9 个月,中位 PFS 为 10.4 个月;2 年和 3 年 PFS 率分别为 30.1% 和 25.8%,2 年和 3 年 OS 率均为 76.1%。以上研究提示,部分 FL 患者可以从 BTK 抑制剂的治疗中获益,能够达到缓解的患者可以获得较长的 DOR。

(张群岭撰写,陶荣审校)

······ 参考文献 ······

[1] Zinzani P L, Mayer J, Flowers CR, et al. ROSEWOOD: a phase Ⅱ randomized study of zanubrutinib plus obinutuzumab versus obinutuzumab monotherapy in patients with relapsed or refractory follicular lymphoma [J]. J Clin Oncol, 2023, 41 (33): 5107 - 5117.

[2] Gopal AK, Schuster SJ, Fowler NH, et al. Ibrutinib as treatment for patients with relapsed/refractory follicular lymphoma: results from the open-label, multicenter, phase Ⅱ DAWN study [J]. J Clin Oncol, 2018, 36(23): 2405 - 2412.

[3] Balasubramanian S, Hodkinson B, Schuster SJ, et al. Identification of a genetic signature enriching for response to ibrutinib in relapsed/refractory follicular lymphoma

in the DAWN phase 2 trial [J]. Cancer Med, 2022,11(1):61 - 73.

[4] Bartlett NL, Costello BA, LaPlant BR, et al. Single-agent ibrutinib in relapsed or refractory follicular lymphoma: a phase 2 consortium trial [J]. Blood, 2018,131(2): 182 - 190.

[5] Phillips T, Chan H, Tam CS, et al. Zanubrutinib monotherapy in relapsed/refractory indolent non-Hodgkin lymphoma [J]. Blood Adv, 2022,6(11):3472 - 3479.

初诊时伴部分大 B 细胞转化的 FL 患者是否需要维持治疗

初诊时伴大 B 细胞转化的 FL 经诱导治疗达到缓解的患者进行利妥昔单抗/奥妥珠单抗维持治疗可以延长患者的 PFS 和 OS,并降低复发的风险。

问题详解

PRIMA 研究[1]显示,对于需要全身系统性治疗的 1～3a 级 FL 患者,在经免疫化疗诱导治疗后达到 CR 或 PR 后,进行 2 年利妥昔单抗维持治疗,可以明显改善 PFS(3 年 PFS 率 74.9% *vs* 57.6%)。长期随访显示,维持治疗还可以推迟复发,中位 PFS 达到 10.5 年[2]。NHL13 研究[3]显示,对于侵袭性的 DLBCL,利妥昔单抗维持治疗不能改善患者的 PFS 和 OS。对于初诊时伴有大 B 细胞转化的 FL 患者诱导治疗后是否需进行维持治疗,目前缺乏前瞻性随机对照研究证据。但一项回顾性研究[4]分析了维持治疗在初治时伴大细胞转化 FL 中的价值。结果显示:62 例患者中,24 例患者诱导治疗后给予利妥昔单抗维持治疗;接受维持治疗患者的 5 年 OS 率为 100%,明显高于未维持治疗患者的 87.9%($P=0.010$);接受维持治疗患者的 5 年 PFS 率为 94.4%,明显高于未维持治疗患者的 50.8%($P<0.001$);同时,维持治疗患者的复发率明显低于未维持患者。以上结果提示,维持治疗可以明显改善初治时伴大细胞转化 FL 患者的 PFS 和 OS。

(张群岭撰写,陶荣审校)

······ **参考文献** ······

［1］ Salles G, Seymour JF, Offner F, et al. Rituximab maintenance for 2 years in patients with high tumour burden follicular lymphoma responding to rituximab plus chemotherapy (PRIMA): a phase 3, randomised controlled trial ［J］. Lancet, 2011, 377(9759):42 – 51.

［2］ Bachy E, Seymour JF, Feugier P, et al. Sustained progression-free survival benefit of rituximab maintenance in patients with follicular lymphoma: long-term results of the PRIMA study ［J］. J Clin Oncol, 2019, 37(31):2815 – 2824.

［3］ Jaeger U, Trneny M, Melzer H, et al. Rituximab maintenance for patients with aggressive B-cell lymphoma in first remission: results of the randomized NHL13 trial ［J］. Haematologica, 2015, 100(7):955 – 963.

［4］ Uryu H, Mishima Y, Tsuyama N, et al. Rituximab maintenance improves outcomes of transformed diffuse large B-cell lymphoma: a retrospective study of 519 cases with de novo diffuse large B-cell lymphoma and 62 cases with concurrent diffuse large B-cell lymphoma and follicular lymphoma ［J］. Leuk Lymphoma, 2021, 62(9):2141 – 2150.

Ⅰ～Ⅱ期低级别 FL 患者接受放疗前使用利妥昔单抗的意义如何

Ⅰ～Ⅱ期低级别 FL 患者放疗前使用利妥昔单抗（375 mg/m², 每周 1 次，共 4～8 次）有利于疾病的长期控制，且不良反应轻微，是一种可行的初始治疗手段。

🌀 问题详解

放疗是局限期低级别 FL 的一种有效治疗手段，长期疾病控制率高达 90%，10 年 PFS 率和 OS 率分别为 40%～59% 和 58%～86%[1-3]。国际淋巴瘤放射肿瘤研究组（International Lymphoma Radiation Oncology Group）发起的一项多中心回顾性研究纳入了 512 例初治的 Ⅰ～Ⅱ期 FL 患者，所有患者接受单纯放疗（≥24 Gy），中位随访时间为 52 个月，整体研究人群的 5 年无进展（free from progression，FFP）率和 OS 率分别为 69% 和 96%，进而将单纯放疗（≥24 Gy）确立为初治的 Ⅰ～Ⅱ期 FL 患者的潜在根治性治疗方案[4]。

然而，仍有部分患者在放疗野外出现疾病复发，这可能是由于局部治疗无法清除放疗野外的隐匿性病灶。因此，研究者们探索了放疗联合化疗或免疫化疗在局限期低级别 FL 患者中的获益情况。

一项长期随访的回顾性研究分析了 130 例局限期 FL 患者，其中接受单纯放疗 46 例（放疗组），放化疗联合 30 例（联合组），单纯化疗 43 例（化疗组），观察组 11 例。结果显示，总有效率达 96%（放疗组 98%，联合组 100%，化疗组

91%,P＝0.179），放疗组、联合组和化疗组患者的 10 年 PFS 率和 OS 率未见统计学差异（PFS 分别为 41%、61%、39%，P＝0.167；OS 率分别为 77%、81%、72%，P＝0.821），而联合组患者的至进展时间（TTP）显著优于放疗组（HR＝0.3，P＝0.024）[5]。

在一项Ⅲ期多中心随机对照临床研究（TROG99.03）中，150 例Ⅰ～Ⅱ期低级别 FL 患者被随机分组接受单独 30 Gy 受累野放疗（involved-field radiotherapy，IFRT）或 IFRT 联合 6 个周期 R-CVP 方案。中位随访时间为 9.6 年，联合治疗组患者的 PFS 较单独放疗组明显延长，10 年 PFS 率分别为 59% 和 41%，但两组患者的 OS 无统计学差异（10 年 OS 率分别为 95% 和 87%，P＝0.40）。因此，研究认为 IFRT 后使用 R-CVP 治疗可减少照射野外复发，并显著改善 PFS[6]。

Friedberg 等[7]通过对 National LymphoCare 数据库中 471 例Ⅰ期 FL 患者的数据进行分析，患者分别接受利妥昔单抗（R）联合化疗（28%）、放疗（27%）、观察（17%）、系统治疗联合放疗（13%）、利妥昔单抗单药治疗（12%）及其他（3%），中位随访时间为 57 个月，21% 的患者发生 PD。与仅接受放疗的患者相比，接受 R 联合化疗或系统性治疗联合放疗均显著改善了 PFS。这一研究结论也对放疗作为此类患者的标准治疗提出了挑战。

Seymour 等[8]进行的一项前瞻性研究显示，102 例Ⅰ～Ⅱ期惰性非霍奇金淋巴瘤（NHL）患者均接受了 10 个周期 COP-Bleo（博来霉素）或 CHOP-Bleo 联合 30～40 Gy 受累野放疗，中位随访时间为 10 年，FL 患者中 10 年至治疗失败（time to treatment failure，TTF）率及 OS 率分别为 72% 和 80%。但随访中发现，骨髓增生异常综合征 2 例，继发恶性肿瘤 12 例。

以上多项研究证实了化疗或免疫化疗联合放疗可改善Ⅰ～Ⅱ期 FL 患者的无病生存，但治疗期间骨髓抑制、感染等不良反应相对较多，治疗后发生骨髓增生异常综合征、继发性恶性肿瘤等晚期不良反应亦不容忽视。利妥昔单抗作为一种有效且不良反应轻微的 FL 系统性治疗手段，体外研究发现其与放疗有协同增效作用[9]，更适合Ⅰ～Ⅱ期 FL 患者的联合治疗。

一项前瞻性、单臂、多中心Ⅱ期临床试验（MIR）研究了 IFRT 联合利妥昔单抗治疗早期 FL 的疗效和安全性。85 例Ⅰ～Ⅱ期 FL 患者接受了 8 个周期利妥昔单抗（375 mg/m²，每周 1 次）联合 IFRT 治疗（30～40 Gy）。中位随访时间为 78 个月，5 年 PFS 率和 OS 率分别为 78% 和 96%。初诊时 MRD 分析显示，36% 的患者克隆标志物为阳性，治疗结束时仅有 1 例仍为 MRD 阳性，其余患者均表现出分子学应答。研究认为,IFRT 联合利妥昔单抗治疗早期 FL 的耐受性好,1 年内复发率低,且不影响患者的生活质量[10]。

为进一步证实 R 联合 IFRT 治疗Ⅰ~Ⅱ期 FL 的有效性,Ruella 等[11]进行了一项多中心观察性研究,共收集了 1985—2011 年在 5 家意大利医疗机构接受治疗的 94 例Ⅰ~Ⅱ期 1~3a 级 FL 患者的数据。51 例患者接受单纯放疗,43 例患者接受利妥昔单抗治疗($375\,mg/m^2$,每周 1 次)4 个疗程后进行放疗(R-RT)。全组患者中位随访时间为 10.9 年(1.8~22.9 年),10 年 PFS 率和 OS 率分别为 57% 和 87.5%。R-RT 组的 10 年 PFS 率显著高于单纯放疗组(64.6% vs 50.7%,$P<0.05$),而 10 年 OS 无统计学差异。这项多中心观察性研究提示,在放疗的基础上加用利妥昔单抗对Ⅰ~Ⅱ期 FL 患者有一定的生存获益。

Cencini 等[12]回顾性分析了 41 例接受 R($375\,mg/m^2$,每周 1 次,共 4 个疗程)联合 IFRT(中位剂量 24Gy)作为一线治疗的早期 FL 患者。所有患者获得 CR,中位随访时间为 46 个月,仅 3 例患者分别在第 18、26 和 42 个月时复发;预计 5 年 PFS 率为 90%。因此,研究认为 R 联合 IFRT 是早期 FL 的一种有效可行的一线治疗选择,与既往文献报道单纯放疗的数据相比,可以在不增加不良反应的情况下提高疗效。

一项回顾性研究纳入 93 例Ⅰ~Ⅱ期 FL 患者,一线接受单纯放疗、R 联合放疗、单纯 R 治疗的患者分别有 65、14、14 例。三组的临床特征相似,CR 率分别为 92%、100% 和 86%,差异无统计学意义;放疗组、放疗+R 组和 R 组的中位随访时间分别为 5、2.8、2.5 年。与单纯放疗组相比,放疗+R 组和 R 组患者的中位 PFS 均有所改善(中位 PFS 分别为 3.3 年、未达到和 4.9 年,$P=0.035$);将含有 R 的两组合并与单独放疗组进行比较,PFS 亦有统计学差异($P=0.011$)。研究证实,R 联合放疗可以获得更长期的疾病控制[13]。

综上,对于Ⅰ~Ⅱ期低级别 FL 患者,放疗前使用利妥昔单抗($375\,mg/m^2$,每周 1 次,共 4~8 次)有利于疾病的长期控制,且不良反应轻微,是一种可行的初始治疗手段。

（陈曦撰写,杨海燕审校）

参考文献

[1] Kamath SS, Marcus RJ, Lynch JW, et al. The impact of radiotherapy dose and other

treatment-related and clinical factors on in-field control in stage Ⅰ and Ⅱ non-Hodgkin's lymphoma [J]. Int J Radiat Oncol Biol Phys, 1999,44(3):563 – 568.

[2] Wilder RB, Jones D, Tucker SL, et al. Long-term results with radiotherapy for stage Ⅰ ~ Ⅱ follicular lymphomas [J]. Int J Radiat Oncol Biol Phys, 2001, 51 (5): 1219 – 1227.

[3] Campbell BA, Voss N, Woods R, et al. Long-term outcomes for patients with limited stage follicular lymphoma: involved regional radiotherapy versus involved node radiotherapy [J]. Cancer, 2010,116(16):3797 – 3806.

[4] Brady JL, Binkley MS, Hajj C, et al. Definitive radiotherapy for localized follicular lymphoma staged by (18)F-FDG PET/CT: a collaborative study by ILROG [J]. Blood, 2019,133(3):237 – 245.

[5] Sancho JM, Garcia O, Mercadal S, et al. The long term follow-up of early stage follicular lymphoma treated with radiotherapy, chemotherapy or combined modality treatment [J]. Leuk Res, 2015,39(8):853 – 858.

[6] Macmanus M, Fisher R, Roos D, et al. Randomized trial of systemic therapy after involved-field radiotherapy in patients with early-stage follicular lymphoma: TROG 99.03[J]. J Clin Oncol, 2018,36(29):2918 – 2925.

[7] Friedberg JW, Byrtek M, Link BK, et al. Effectiveness of first-line management strategies for stage I follicular lymphoma: analysis of the National LymphoCare Study [J]. J Clin Oncol, 2012,30(27):3368 – 3375.

[8] Seymour JF, Pro B, Fuller LM, et al. Long-term follow-up of a prospective study of combined modality therapy for stage Ⅰ ~ Ⅱ indolent non-Hodgkin's lymphoma [J]. J Clin Oncol, 2003,21(11):2115 – 2122.

[9] Skvortsova I, Skvortsov S, Popper BA, et al. Rituximab enhances radiation-triggered apoptosis in non-Hodgkin's lymphoma cells via caspase-dependent and-independent mechanisms [J]. J Radiat Res, 2006,47(2):183 – 196.

[10] Herfarth K, Borchmann P, Schnaidt S, et al. Rituximab with involved field irradiation for early-stage nodal follicular lymphoma: results of the MIR study [J]. Hemasphere, 2018,2(6):e160.

[11] Ruella M, Filippi AR, Bruna R, et al. Addition of rituximab to involved-field radiation therapy prolongs progression-free survival in stage Ⅰ ~ Ⅱ follicular lymphoma: results of a multicenter study [J]. Int J Radiat Oncol Biol Phys, 2016, 94 (4): 783 – 791.

[12] Cencini E, Puccini B, Rigacci L, et al. Radiotherapy plus rituximab as first-line regimen for localized follicular lymphoma [J]. Leuk Lymphoma, 2018, 59 (6): 1420 – 1426.

[13] Janikova A, Bortlicek Z, Campr V, et al. Radiotherapy with rituximab may be better than radiotherapy alone in first-line treatment of early-stage follicular lymphoma: is it time to change the standard strategy [J]. Leuk Lymphoma, 2015,56(8):2350 – 2356.

3a 级滤泡性淋巴瘤的治疗原则是什么

相比等待观察,有限的数据提示 3a 级 FL 更适合接受积极治疗。在治疗选择上,一线治疗可考虑 CD20 单抗联合 CHOP 方案或 RB 方案,均优于 CD20 单抗联合 CVP 方案,但针对任何可疑转化的 FL3a,优先推荐 CD20 单抗联合 CHOP 治疗,同时 CD20 单抗的维持治疗可能给患者带来生存获益。

📾 问题详解

在 2022 年 WHO 的最新分类中,依据中心母细胞的数量可以将 FL 分为 3 个组织学级别:FL1、FL2、FL3a,而既往定义为 3b 级的 FL 已被归类为滤泡性大 B 细胞淋巴瘤,所有指南均推荐按照 DLBCL 进行治疗[1]。但不同指南对 FL3a 的治疗推荐存在一定差异:NCCN 指南认为 FL3a 的治疗应根据具体情况实施个体化治疗[2];而 2022 年《中国临床肿瘤学会(CSCO)淋巴瘤诊疗指南》则推荐 FL1~3a 按照 FL 进行治疗[3]。由此可见,对于 FL3a 的认识及治疗目前尚未达成一致意见。

在分子遗传学层面上,Horn 等[4]利用基因表达谱、免疫组化和 FISH 等技术,对 FL1/2、FL3a、FL3b、FL3b 伴 DLBCL 和 GCB 来源的 DLBCL 进行基因分析后发现,FL1/2 与 FL3a 在基因表达谱上有明显的差异,而 FL3b 与 FL3a 在生物学上更为接近。另一项来自台湾的研究也得出类似结论,研究者回顾性分析了 93 例 FL 的免疫组化及 FISH 资料,发现相比于低级别 FL(FL1/2),

FL3a 在免疫表型和遗传学异常等方面与 FL3b 更为接近[5]。

在利妥昔单抗前时代,Hans 等[6]对 107 例 FL3a 和 53 例 FL3b 患者的回顾性分析发现,两组患者的临床特征、5 年 OS 率、5 年 EFS 率均无统计学差异。Ganti 等[7]研究亦表明,FL3a 和 FL3b 患者的生存结局无统计学差异。但也有研究得出了不同结论:一项回顾性分析纳入了 1994—2004 年诊断为 FL 的 186 例患者,其中 FL1/2 129 例,FL3a 44 例,FL3b 13 例,结果提示 FL1/2 和 3a 均表现出惰性及不可治愈性,两组的总体生存曲线相似,发生转化的比例也相近,而 13 例 FL3b 的患者似乎在 4 年后达到平台期[8]。

在利妥昔单抗时代,一项针对 505 例 FL 患者的长期随访研究发现,FL1/2 和 FL3a 患者的中位 OS 相近,分别为 12.4 年和 12.2 年,而 FL3b 患者仅有 4.4 年。在 FL3b 中观察到了平台期,而在 FL1/2 和 FL3a 中均未观察到平台期。需指出的是,该研究中一线治疗方案中包含利妥昔单抗的仅有 13%,而后线治疗中包含利妥昔单抗的占 42%,这有可能对 OS 的观察有一定的影响[9]。

与此不同,在 Koch 等[10]的一项回顾性研究中有 59% 的 FL3a 和 36% 的 FL3b 患者一线接受了含利妥昔单抗的治疗。6.9 年的随访发现,FL3a 和 FL3b 的结局相似,5 年 PFS 率分别为 61% 和 71%($P=0.71$),5 年 OS 率分别为 84% 和 79%($P=0.98$)。此外,研究者在 FL3a 队列中观察到了平台期,FL3a 患者 6 年后未出现复发。

为进一步分析利妥昔时代 FL3 级患者的预后,Mustafa 等[11]回顾性分析了 FL3 级患者的结局,所有患者一线治疗方案均包含利妥昔单抗。该研究将 FL3 级患者分为两组,一组为 FL3a,另一组包含 FL3a 伴 DLBCL 转化以及 FL3b 伴或不伴 DLBCL。结果发现,两组患者的 5 年 OS 和 5 年 PFS 均无统计学差异,分别为 90% vs 79%($P=0.97$)和 44% vs 34%($P=0.75$)。与 Koch 等的结论类似,该研究在 FL3a 中也观察到平台期,尤其在一线接受 R-CHOP 方案的患者中,提示 FL3a 存在被治愈的可能。

尽管上述多项研究存在一定争议,但多数研究表明,对于 FL3a,观察等待并不是最优策略,积极治疗可能使患者显著获益。然而,关于最佳的一线治疗方案目前仍存在争议。

一项多中心临床研究旨在探寻 FL3a 一线治疗的最佳方案。该研究将患者分为三组,分别为基于蒽环类药物治疗组(ATC)、苯达莫司汀组(BD)和 CVP 组,所有患者的治疗方案中均包含利妥昔单抗。随访 24 个月时的 PFS 率,ATC 组为

72％,BD 组为 79％,CVP 组为 50％,ATC 组和 BD 组均明显优于 CVP($P=$ 0.01),ATC 组和 BD 组无统计学差异,但在 BD 组和 CVP 组中观察到更高的转化率。此外,在 5 年 OS 率方面,ATC 组和 BD 组均明显优于 CVP 组,分别为 82％、74％和 58％。该研究还发现,不管采用何种治疗方案,R 维持治疗均能带来明显的生存获益($HR=0.16,95\% CI$:0.04～0.62;$P=0.01$)[12]。

另一项多中心的回顾性研究分析了来自五家医院的 132 例 FL3a 患者,其中 62 例患者一线治疗方案为 RB,另外 70 例患者一线治疗方案为 R-CHOP,中位随访时间为 14.8 年。研究发现,相比于 R-CHOP 组,RB 组患者的耐受性更好,且复发率更低(16％ vs 41％,$P=0.001$);RB 组中位 PFS 也显著长于 R-CHOP 组,分别为 15 和 11.7 年($P=0.03$),而两组患者的中位 OS 无统计学差异。作者认为,虽然研究结论支持 RB 方案作为 FL3a 患者的首选治疗(耐受性更佳、复发率更低、PFS 更长),但针对任何可疑转化的 FL3a 患者均应优先推荐 R-CHOP 治疗[13]。

相比利妥昔单抗,奥托珠单抗在 FL 患者中显示出更好的疗效。GALLIUM 研究纳入了 FL1～3a 的患者,随机接受奥托珠单抗或利妥昔单抗＋化疗方案,中位随访时间为 41.1 个月,发现接受奥托珠单抗治疗的患者 PFS 明显优于接受利妥昔单抗的患者($P=0.0016$),但目前还缺乏 FL3a 亚组分析的相关结果[14]。

综合上述研究,FL3a 的治疗原则及方案目前仍存在争议。我们认为,积极治疗相比等待观察更适合此类患者。在治疗选择上,作为一线治疗,CD20 单抗联合 CHOP 方案或 RB 方案均优于 CD20 单抗联合 CVP 方案。针对任何可疑转化的 FL3a 病例,优先推荐 CD20 单抗联合 CHOP 治疗。此外,CD20 单抗的维持治疗可能为患者带来生存获益,但仍需前瞻性的大规模研究提供更高级别的证据支持。

(陈曦撰写,杨海燕审校)

······ **参考文献** ······

[1] Alaggio R, Amador C, Anagnostopoulos I, et al. The 5th edition of the World Health Organization classification of haematolymphoid tumours: lymphoid neoplasms [J]. Leukemia, 2022,36(7):1720-1748.

[2] Zelenetz AD, Gordon LI, Abramson JS, et al. B-cell lymphomas NCCN V5[R].

NCCN Clinical Practice Guidelines in Oncology, 2022.

［3］马军,朱军,沈志祥,等.中国临床肿瘤学会（CSCO）淋巴瘤诊疗指南 2022［M］.北京：人民卫生出版社,2022.

［4］Horn H, Kohler C, Witzig R, et al. Gene expression profiling reveals a close relationship between follicular lymphoma grade 3A and 3B, but distinct profiles of follicular lymphoma grade 1 and 2 ［J］. Haematologica （Roma）, 2018, 103（7）: 1182－1190.

［5］Chang S, Lu Y, Lu C, et al. Follicular lymphoma in Taiwan: a low frequency of t （14;18）, with grade 3A tumours more closely related to grade 3B than to low-grade tumours ［J］. Histopathology, 2013,63(1):1－12.

［6］Hans CP, Weisenburger DD, Vose JM, et al. A significant diffuse component predicts for inferior survival in grade 3 follicular lymphoma, but cytologic subtypes do not predict survival ［J］. Blood, 2003,101(6):2363－2367.

［7］Ganti AK, Weisenburger DD, Smith LM, et al. Patients with grade 3 follicular lymphoma have prolonged relapse-free survival following anthracycline-based chemotherapy: the Nebraska Lymphoma Study Group experience ［J］. Ann Oncol, 2006,17(6):920－927.

［8］Wahlin BE, Sander B, Christensson B, et al. Grading follicular lymphoma: no difference between 1, 2 and 3a, but 3b is something Else ［J］. Blood, 2007, 110 (11):2611.

［9］Wahlin BE, Yri OE, Kimby E, et al. Clinical significance of the WHO grades of follicular lymphoma in a population-based cohort of 505 patients with long follow-up times ［J］. Br J Haematol, 2012,156(2):225－233.

［10］Koch K, Hoster E, Ziepert M, et al. Clinical, pathological and genetic features of follicular lymphoma grade 3A: a joint analysis of the German low-grade and high-grade lymphoma study groups GLSG and DSHNHL ［J］. Ann Oncol, 2016, 27（7）: 1323－1329.

［11］Mustafa AM, Rybicki L, Nomani L, et al. Grade 3 follicular lymphoma: Outcomes in the rituximab era ［J］. Clin Lymphoma Myeloma Leuk, 2017,17(12):797－803.

［12］Shah NN, Szabo A, Saba R, et al. Multicenter analysis of advanced stage grade 3A follicular lymphoma outcomes by frontline treatment regimen ［J］. Clin Lymphoma Myeloma Leuk, 2019,19(2):95－102.

［13］Mondello P, Steiner N, Willenbacher W, et al. Bendamustine plus rituximab versus R-CHOP as first-line treatment for patients with follicular lymphoma grade 3A: evidence from a multicenter, retrospective study ［J］. Oncologist, 2018, 23（4）: 454－460.

［14］Hiddemann W, Barbui AM, Canales MA, et al. Immunochemotherapy with obinutuzumab or rituximab for previously untreated follicular lymphoma in the GALLIUM study: influence of chemotherapy on efficacy and safety ［J］. J Clin Oncol, 2018,36(23):2395－2404.

问题 *40*

十二指肠型 FL 的诊断及治疗策略是什么

十二指肠型 FL 具有经典 FL 的组织学表型，为惰性的临床进程，病变常常局限，整体预后良好。根据患者的具体情况，可采取单纯放疗、利妥昔单抗单药靶向治疗或者随访观察的策略。

🔖 问题详解

十二指肠型 FL 是指病理诊断为 FL，临床上病灶只累及十二指肠，无淋巴结累及或其他结外受累的亚型。此病常累及十二指肠的第二段，表现为颗粒状病变或者大小不等的息肉。病理上病变主要累及黏膜，特征性表现手套气球征（glove balloon sign），肿瘤细胞浸润至小肠绒毛。免疫表型与经典的 FL 无异，CD10、BCL6、BCL2 阳性，具有 t（14；18）易位，以及 *NFRSF14*、*EZH2*、*KMT2D* 和 *CREBBP* 基因突变，*KMT2D* 突变率比系统性 FL 低，CCL20 强阳性可以募集 Th17 等促炎症反应细胞[1]。

十二指肠型 FL 通常表现为惰性，局限于十二指肠数年，预后良好[2]。一项针对 63 例 I 期十二指肠型 FL 的治疗策略和疗效的回顾性分析结果显示，24 例患者采取随访观察的策略，19 例患者接受局部放疗，5 例患者接受单纯利妥昔单抗靶向治疗，8 例患者接受联合化疗的综合治疗，其余患者疗效无法评价。24 例随访观察的患者中，7 例肿瘤自然退缩，17 例评价为 SD。中位随访时间为 55 个月，2 例患者出现 PD，累及淋巴结。19 例接受单纯放疗的患者均达到 CR,中位随访时间为 37 个月,均未出现 PD。5 例接受单纯利妥昔单抗治疗的患者中,4 例达到 CR,1 例评价为 SD,中位随访时间为 36 个月,均未出现 PD。8 例接受化疗或联合放疗的患者,均达到 CR,中位随访时间为 44 个月,3 例出现十二指肠复发[3]。

Kamijo 等[4]回顾分析了 26 例十二指肠型 FL 的随访结果,其中 23 例患者接受了随访观察的策略,3 例患者接受单纯利妥昔单抗治疗。结果显示,23 例随访观察的患者中 6 例患者自行缓解,14 例评价为 SD,3 例评价为 PD,其中 1 例发生大细胞转化。3 例接受单纯利妥昔单抗治疗的患者中,2 例达到 CR,1 例 PR。随访过程中 1 例患者复发,由于肿瘤负荷低,采取随访观察策略。

韩国一中心回顾性分析 20 例十二指肠型 FL 放疗的疗效,其中 18 例为Ⅰ期。结果显示,CR 率为 95%,中位随访时间为 20 个月,所有达到 CR 的患者均未出现 PD。另一项日本单中心回顾性研究纳入 21 例接受单纯放疗的患者,结果显示,中位随访时间为 43.2 个月,其中 12 例患者达到 CR,4 例复发[5]。

因此,对于无症状患者,可以采取随访观察的策略。有症状的患者可以采取单纯放疗,可获得较好的缓解率和疾病控制。对于有放疗禁忌或不愿意接受放疗的患者,可选择单药利妥昔单抗治疗,不建议采取联合化疗的治疗策略。

(张群岭撰写,陶荣审校)

参考文献

[1] Kurz KS, Kalmbach S, Ott M, et al. Follicular lymphoma in the 5th edition of the WHO-classification of haematolymphoid neoplasms-updated classification and new biological data [J]. Cancers (Basel), 2023,15(3):785.

[2] Lee H, Oh D, Yang K, et al. Radiation therapy outcome and clinical features of duodenal-type follicular lymphoma [J]. Cancer Res Treat, 2019,51(2):547 – 555.

[3] Schmatz AI, Streubel B, Kretschmer-Chott E, et al. Primary follicular lymphoma of the duodenum is a distinct mucosal/submucosal variant of follicular lymphoma: a retrospective study of 63 cases [J]. J Clin Oncol, 2011,29(11):1445 – 1451.

[4] Kamijo K, Shimomura Y, Yoshioka S, et al. Clinical features and outcomes of duodenal-type follicular lymphoma: a single-center retrospective study [J]. E J Haem, 2022,3(2):379 – 384.

[5] Harada A, Oguchi M, Terui Y, et al. Radiation therapy for localized duodenal low-grade follicular lymphoma [J]. J Radiat Res, 2016,57(4):412 – 417.

慢性淋巴细胞白血病（CLL）患者 BTK 抑制剂的
耐药机制是什么，耐药后如何选择后续治疗

CLL 患者 BTK 抑制剂的耐药机制主要包括 BTK 中药物结合位点的突变以及 BTK 下游磷脂酶 *Cγ2* 基因突变。共价结合的不可逆性 BTK 抑制剂治疗失败患者可以改用非共价结合的可逆性 BTK 抑制剂治疗，或者选择其他靶向药物治疗，如 BCL2 抑制剂或者联合治疗等策略。

🔲 问题详解

BTK 抑制剂包括与 BTK 的激酶区的 C481 氨基酸不可逆性结合（共价结合）的伊布替尼、泽布替尼、奥布替尼和阿卡替尼以及与 BTK 可逆性结合（非共价结合）的奈他替尼（nemtabrutinib）和匹妥布替尼（pirtobrutinib）[1-2]。不可逆性 BTK 激酶抑制剂通过与 C481 氨基酸位点共价结合，阻断 ATP 的结合，从而影响 BTK 水解酶的活性，阻断 BTK 下游信号传递，发挥抗肿瘤作用。可逆性 BTK 抑制剂不需与 C481 位点结合，对于 *C481* 野生型或突变型的患者都能够抑制 BTK 的功能。

BTK 抑制剂耐药的主要机制之一就是 *BTK* 基因突变。对于不可逆性 BTK 抑制剂，大量研究证实 *C481* 位点突变与耐药有关，其中 50%～75% 的突变是 481 位的半胱氨酸被丝氨酸代替（C481S），少见其他代替（p. C481R/F/Y/G）[3-4]。可逆性 BTK 抑制剂由于不需要与 C481 位点结合，可以克服 *C481* 突变引起的耐药。但是对于可逆性 BTK 抑制剂，最新研究发现 *BTK* V416L、

$A428D$、$M437R$ 和 $L528W$ 突变也参与了耐药,这些突变可以影响 BTK 激酶的水解活性,对于可逆性或非可逆性 BTK 抑制剂均有耐药性[5-6]。

磷脂酶 $C\gamma2$($PLCG2$)是 BTK 的直接下游底物。研究显示 $PLCG2$ 的激活突变与伊布替尼的耐药相关。S707Y 突变导致抑制性 SH2 结构域功能缺失,促进 $PLCG2$ 持续活化。Woyach 等[7]通过全外显子突变检测,在伊布替尼耐药的患者中检测到 $R665W$ 和 $L845F$ 突变,并且通过体外转染实验证实其活化功能。

8p 缺失也参与伊布替尼在 CLL 中的耐药。8p 区域包含 $TRAIL$ 受体基因,它的缺失导致细胞对 $TRAIL$ 诱导的凋亡不敏感。Burger 等[8]在 5 例伊布替尼耐药的患者中检测到 8p 缺失。

对于不可逆性 BTK 抑制剂引起的耐药,因可逆性 BTK 抑制剂无须与 C481 位点结合,故可通过替换为可逆性 BTK 抑制剂来克服耐药。临床数据显示,在 121 例经不可逆性 BTK 抑制剂治疗进展的 CLL/SLL 患者中,Pirtobrutinib 的 ORR 达到 62%[1]。此外,耐药患者可选择维奈克拉联合 CD20 单抗或联合 BTK 抑制剂的治疗方式,以克服耐药性。例如,在 R/R CLL 治疗中,维奈克拉联合利妥昔单抗的中位 PFS 为 53.6 个月,明显优于 BR 组的 17 个月;5 年 OS 率为 82.1%,明显高于 BR 组的 62.2%[9]。在 CLL-14 研究中,维奈克拉联合奥托珠单抗与苯丁酸氮芥联合奥托珠单抗相比,不仅显著提高 3 年 PFS 率(81.9% vs 49.5%,$P<0.001$),而且具有更好的缓解深度,MRD 阴性率达到 75.5%。经过 4 年多的随访,63% 的患者仍然保持缓解[10]。在 GLOW 研究中,维纳克拉联合伊布替尼与苯丁酸氮芥联合奥托珠单抗相比,2 年 PFS 明显提高(84.4% vs 44.1%,$P<0.001$),治疗结束时 MRD 阴性率为 54.7%[11]。

(张群岭撰写,陶荣审校)

······ 参考文献 ······

[1] Mato AR, Shah NN, Jurczak W, et al. Pirtobrutinib in relapsed or refractory B-cell malignancies (BRUIN): a phase 1/2 study [J]. Lancet, 2021,397(10277):892 - 901.

[2] Woyach JA, Flinn IW, Awan FT, et al. Preliminary efficacy and safety of MK-1026, a non-covalent inhibitor of wild-type and C481S mutated bruton tyrosine kinase, in B-cell malignancies: a phase 2 dose expansion study [J]. Blood, 2021,138(Supplement

1):392-392.

[3] Woyach JA, Furman RR, Liu TM, et al. Resistance mechanisms for the Bruton's tyrosine kinase inhibitor ibrutinib [J]. N Engl J Med, 2014,370(24):2286-94.

[4] Burger JA, Landau DA, Taylor-Weiner A, et al. Clonal evolution in patients with chronic lymphocytic leukaemia developing resistance to BTK inhibition [J]. Nat Commun, 2016,7:11589.

[5] Wang E, Mi X, Thompson MC, et al. Mechanisms of resistance to noncovalent Bruton's tyrosine kinase inhibitors [J]. N Engl J Med, 2022,386(8):735-743.

[6] Nakhoda S, Vistarop A, Wang YL. Resistance to Bruton tyrosine kinase inhibition in chronic lymphocytic leukaemia and non-Hodgkin lymphoma [J]. Br J Haematol, 2023,200(2):137-149.

[7] Woyach JA, Furman RR, Liu TM, et al. Resistance mechanisms for the Bruton's tyrosine kinase inhibitor ibrutinib [J]. N Engl J Med, 2014,370(24):2286-94.

[8] Burger JA, Landau DA, Taylor-Weiner A, et al. Clonal evolution in patients with chronic lymphocytic leukaemia developing resistance to BTK inhibition [J]. Nat Commun, 2016,7:11589.

[9] Seymour JF, Kipps TJ, Eichhorst B, et al. Venetoclax-rituximab in relapsed or refractory chronic lymphocytic leukemia [J]. N Engl J Med, 2018,378(12):1107-1120.

[10] Al-Sawaf O, Zhang C, Tandon M, et al. Venetoclax plus obinutuzumab versus chlorambucil plus obinutuzumab for previously untreated chronic lymphocytic leukaemia (CLL14): follow-up results from a multicentre, open-label, randomised, phase 3 trial [J]. Lancet Oncol, 2020,21(9):1188-1200.

[11] Kater AP, Owen C, Moreno C, et al. Fixed-duration ibrutinib-venetoclax in patients with chronic lymphocytic leukemia and comorbidities [J]. NEJM Evid, 2022,1(7): EVID0a2Z00006.

第四章

T 细胞淋巴瘤问与答

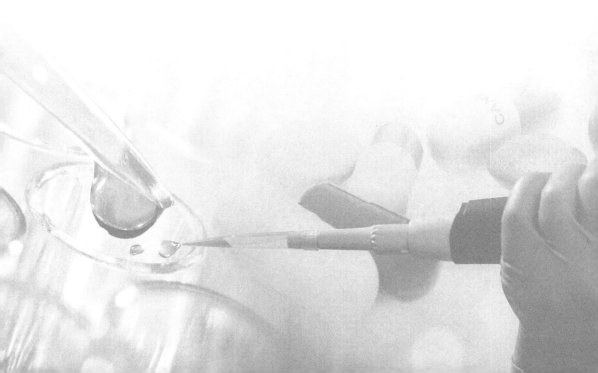

外周 T 细胞淋巴瘤（PTCL）患者首次复发时有无
优选的二线治疗方案

对于首次复发的外周 T 细胞淋巴瘤（peripheral T-cell lymphoma,
PTCL），目前缺少二线治疗优选的确证性研究。基于一些单臂研究和回顾
性研究资料，通常挽救化疗联合移植仍是适合移植患者的首选治疗策略。
不适合移植患者的二线治疗应积极考虑新药的治疗和临床试验，CD30 阳
性的 PTCL 患者对于维布妥昔单抗有较高的应答率。表观遗传调控药物在
具有滤泡辅助 T 细胞（TFH）表型的淋巴瘤中表现出更高的应答率和更长的
持续缓解时间，在现有证据下可以作为优选。

◑ 问题详解

R/R PTCL 的预后相对较差。对于首次复发的 PTCL，挽救化疗联合移植
仍是首选。一线治疗后行 ASCT 复发的患者首选异基因造血干细胞移植（allo-
HCT）；一线治疗后未行 ASCT 的患者，若挽救化疗达到 CR，可以考虑 ASCT；
对于挽救化疗达到 PR 的患者，建议行 allo-HCT。挽救化疗方案可以采取
GDP 方案、DHAP 和 ICE 方案，也可尝试靶向联合方案，如联合 HDAC 抑制剂
或者对于 CD30$^+$ 患者联合维布妥昔单抗治疗。

目前缺乏 Ⅲ 期随机对照研究比较 ASCT 与 allo-HCT 的疗效差异。
Kameda 等[1]回顾性分析了 760 例 R/R PTCL-NOS 和 nTFHL-AI 患者接受
挽救化疗后行 ASCT 或者 allo-HCT 的疗效。结果显示，在 318 例缓解后复发

的患者中,ASCT 和 allo-HCT 的 4 年 OS 率均为 50%。尽管两者的 4 年 OS 无差别,但 allo-HCT 组多线治疗后比例偏高。多因素分析显示,allo-HCT 与 ASCT 相比,有 PFS 获益的倾向。

国内 Huang 等[2]回顾性分析了 67 例患者接受 ASCT 和 allo-HCT 的疗效差异,结果显示,ASCT 的 5 年 PFS 率和 OS 率分别为 49% 和 57%。allo-HCT 的 5 年 PFS 率和 OS 率分别为 54% 和 55%。两者的 5 年 PFS 率和 OS 率无统计学差异。亚组分析显示,对于难治性 PTCL,allo-HCT 的 3 年 OS 率优于 ASCT(53% *vs* 20%)。

对于不适合移植治疗的患者,可以参照 R/R 患者的治疗策略。各种新药尽管应答率较低,但在生存时间上较传统化疗有优势,尤其是 CD30 阳性的 PTCL 患者接受维布妥昔单抗获益较大[3]。CD30 阳性患者接受 BV 联合 ICE 方案的 ORR 达到 66.7%,且均为 CR[4]。对于具有 TFH 起源的 PTCL,表观遗传药物罗米地辛和阿扎胞苷单药或者联合显示出更好的疗效[5]。单药阿扎胞苷的 CR 率达到 75%[6],中位 PFS 达到 15 个月[7]。若不具备这些生物学特征,则根据患者的体能状态、器官功能、个人意愿来选择二线药物。例如 PI3K 抑制剂林普利塞,一项国内多中心临床研究显示其在 R/R PTCL 治疗中的 ORR 为 48%,其中 CR 率达到 30%[8]。另外,JAK1 抑制剂戈利昔替尼(golidocitinib)在 R/R PTCL 治疗中的 ORR 为 44.3%,其中 CR 率为 24%[9]。JAK1 抑制剂鲁索利替尼(ruxolitinib)在具有 *JAK* 或 *STAT* 激活突变和具有 JAK/STAT 证据的 R/R PTCL 治疗中的 ORR 分别为 33% 和 29%[10]。

(张群岭撰写,陶荣审校)

······ **参考文献** ······

[1] Kameda K, Kako S, Kim SW, et al. Autologous or allogeneic hematopoietic cell transplantation for relapsed or refractory PTCL-NOS or AITL [J]. Leukemia, 2022, 36(5):1361-1370.

[2] Huang H, Jiang Y, Wang Q, et al. Outcome of allogeneic and autologous hematopoietic cell transplantation for high-risk peripheral T cell lymphomas: a retrospective analysis from a Chinese center [J]. Biol Blood Marrow Transplant, 2017,23(8):1393-1397.

[3] Stuver RN, Khan N, Schwartz M, et al. Single agents vs combination chemotherapy in relapsed and refractory peripheral T-cell lymphoma: results from the comprehensive

oncology measures for peripheral T-cell lymphoma treatment (COMPLETE) registry [J]. Am J Hematol, 2019,94(6):641-649.

[4] Ghione P, Faruque P, Mehta-Shah N, et al. T follicular helper phenotype predicts response to histone deacetylase inhibitors in relapsed/refractory peripheral T-cell lymphoma [J]. Blood Adv, 2020,4(19):4640-4647.

[5] Falchi L, Ma H, Klein S, et al. Combined oral 5-azacytidine and romidepsin are highly effective in patients with PTCL: a multicenter phase 2 study [J]. Blood, 2021, 137(16):2161-2170.

[6] Lemonnier F, Dupuis J, Sujobert P, et al. Treatment with 5-azacytidine induces a sustained response in patients with angioimmunoblastic T-cell lymphoma [J]. Blood, 2018,132(21):2305-2309.

[7] Yoon SE, Cho J, Kim YJ, et al. Real-world efficacy of 5-azacytidine as salvage chemotherapy for angioimmunoblastic T-cell lymphoma [J]. Clin Lymphoma Myeloma Leuk, 2022,22(11):e972-e980.

[8] Song YQ, Li ZJ, Wu HJ, et al. A multicenter phase2 trial of linperlisib in relapsed or refractory peripheral T/NK cell lymphomas [R]. 2023, ASH Abstract.

[9] Song Y, Malpica L, Cai Q, et al. Golidocitinib, a selective JAK1 tyrosine-kinase inhibitor, in patients with refractory or relapsed peripheral T-cell lymphoma (JACKPOT8 Part B): a single-arm, multinational, phase 2 study [J]. Lancet Oncol, 2024,25(1):117-125.

[10] Moskowitz AJ, Ghione P, Jacobsen E, et al. A phase 2 biomarker-driven study of ruxolitinib demonstrates effectiveness of JAK/STAT targeting in T-cell lymphomas [J]. Blood, 2021,138(26):2828-2837.

PTCL 患者 CNS 侵犯的高危因素有哪些，如何进行中枢预防

PTCL 患者 CNS 侵犯的高危因素包括：病理亚型[成人 T 细胞白血病/淋巴瘤(ATLL)、ALK 阳性间变性大细胞淋巴瘤(ALK⁺ ALCL)]，1 个以上的结外累及，IPI 评分＞3 等。但由于 PTCL 患者 CNS 侵犯常发生于疾病后期阶段，CNS 受累并未显著影响这些患者复发后的生存，而且目前无 CNS 预防有效的证据，对有高危因素的 PTCL 患者可采用鞘内化疗进行预防，高危年轻患者可采用大剂量甲氨蝶呤(HD-MTX)中枢预防策略，但考虑到其毒性，老年患者需谨慎使用。

🔍 问题详解

按照 NCCN 指南，仅 ATLL 因 CNS 侵犯风险高达 10％，因此推荐对所有急性或淋巴瘤亚型 ATLL，或起病时伴神经系统症状的患者，进行 CNS 相关检查，包括头颅 MR 或 CT，和(或)腰穿脑脊液检查，同时对淋巴瘤亚型的 ATLL 进行鞘内化疗作为 CNS 预防。

NHL 的 CNS 复发预示着更差的预后，关于 PTCL 患者 CNS 侵犯的高危因素也有相关研究，但这些评估模型不够成熟，对于哪些 PTCL(除外 ATLL)患者需要 CNS 预防尚无共识。目前最大规模的一项研究来自捷克淋巴瘤研究组回顾性分析(NiHiL)。结果显示，在 1 040 例 PTCL 患者中，仅 29 例患者(2.79％)累及 CNS；2 例原发性中枢神经系统 T 细胞淋巴瘤患者，11 例继发

CNS 的 T 细胞淋巴瘤患者,16 例(1.54%)复发累及 CNS 患者。CNS 复发的危险因素包括:1 个以上的结外累及($P=0.008$)、软组织累及($P=0.003$)、睾丸累及($P=0.046$)和 B 症状($P=0.035$)[1]。这与美国 MD 安德森癌症中心的回顾性分析结果一致,该研究报道了 1999—2014 年诊断的 600 例 PTCL 患者,包括 PTCL 非特指型(PTCL-NOS)174 例、nTFHL-AI 144 例、ALK$^+$ ALCL 74 例、ALK$^-$ ALCL 103 例、结外 NK/T 细胞淋巴瘤(ENKTL)54 例或其他(51 例)。中位随访时间为 57 个月,13 例患者(4 例 PTCL-NOS,1 例 nTFHL-AI,4 例 ALK$^+$ ALCL,2 例 ALK$^-$ ALCL,2 例 ENKTL)出现 CNS 复发,CNS 1 年和 5 年累计复发率分别为 1.5%(95% CI:0.7%±2.8%)和 2.1%(95% CI:1.1%±3.5%)。5 年累计 CNS 复发率 PTCL-NOS 为 1.8%,nTFHL-AI 为 0.7%,ALK$^+$ ALCL 为 5.4%,ALK$^-$ ALCL 为 2.1%,ENKTL 为 3.7%。1 个以上的结外累及是与 CNS 复发率较高相关的唯一显著因素($HR=4.9$,95% CI:1.6±15.0,$P=0.005$)。结外累及>1 个($n=19$)的 ALK$^+$ ALCL 患者 CNS 复发的风险非常高,1 年内累计发生率为 17%(95% CI:4%~37%),均发生在诊断后 6 个月内[2]。

然而,瑞典登记中心一项研究报道的 CNS 复发率较高:625 例外周 T 细胞淋巴瘤患者后续发生 CNS 侵犯 28 例(4.5%)。在多变量分析中,中枢受累的风险因素包括:1 个以上的结外部位受累($HR=2.60$;95% CI:1.07~6.29;$P=0.035$),累及皮肤($HR=3.51$;95% CI:1.26~9.74;$P=0.016$)、胃肠道($HR=3.06$;95% CI:1.30~7.18;$P=0.010$)。R/R PTCL 患者的预后非常差,在多变量分析中,是否 CNS 累及与较差的预后无显著相关性($HR=1.6$;95% CI:0.96~2.6;$P=0.074$)[3]。一项来自美国斯隆-凯特琳癌症中心 PTCL 数据库的回顾性分析纳入了 1994—2011 年 231 例 PTCL 的患者,包括 PTCL-NOS 31.6%、nTFHL-AI 16.9%、ALK$^-$ ALCL 12.1%、ALK$^+$ ALCL 6.1%、ENKTL 7.4%、ATLL 7.4% 和蕈样肉芽肿病(MF)8.7%。17 例患者出现 CNS 侵犯(7%),中位 CNS 受累时间为 3.44 个月。24 例患者给予 CNS 预防(主要是鞘内注射 MTX),接受预防治疗的患者 CNS 受累率无差异。单因素分析发现,Ⅲ~Ⅳ期、骨髓受累、1 个以上的结外累及和 ATLL 为 CNS 受累的危险因素。在多因素分析中,1 个以上的结外累及和 IPI 评分>3 可预测 CNS 受累[4]。

这些研究报道的中枢复发率差异较大,可能与分析纳入的病理组织学分型、中枢复发诊断方法的敏感性和准确度、全身治疗方案,以及是否进行中枢预防等因素有关。但这些研究都提示,与其他亚型相比,ALK$^+$ALCL 的 CNS 复发风险更高(约 5%～14%)[5]。

一项韩国的回顾性研究显示,中位随访时间为 13.9 个月,228 例 PTCL 患者中有 20 例(8.77%)发生中枢受累。多因素分析显示,升高的 LDH 水平和鼻旁窦受累是中枢复发的危险因素,中枢受累患者的中位生存时间明显更短(7.6 个月 vs 27.43 个月,$P=0.009$)[6]。

CNS 预防治疗的作用和形式一直存有争议,现有研究多为回顾性,目前没有明确证据支持特定预防策略的有效性。一些回顾性分析显示鞘内化疗进行预防没有益处[7-9]。与 DLBCL 中枢预防策略类似,对有高危因素的 PTCL 患者可采用鞘内化疗进行预防,高危年轻患者可采用 HD-MTX 中枢预防策略,但考虑到其毒性,老年患者需谨慎使用[10]。综上所述,PTCL 是一组异质性疾病,通常 CNS 复发的风险较低,可以根据病理亚型和危险因素对患者分层,高危患者可采用鞘内化疗或 HD-MTX 进行 CNS 预防[11]。

(刘传绪撰写,陶荣审校)

······ 参考文献 ······

[1] Mocikova H, Pytlik R, Benesova K, et al. Peripheral T-cell lymphomas involving the central nervous system: A report from the Czech Lymphoma Study Group Registry [J]. Front Oncol, 2022,12:874462.

[2] Gurion R, Mehta N, Migliacci JC, et al. Central nervous system involvement in T-cell lymphoma: A single center experience [J]. Acta Oncol, 2016,55(5):561-6.

[3] Ellin F, Landström J, Jerkeman M, et al. Central nervous system relapse in peripheral T-cell lymphomas: a Swedish Lymphoma Registry study [J]. Blood, 2015, 126(1):36-41.

[4] Chihara D, Fanale MA, Miranda RN, et al. The risk of central nervous system relapses in patients with peripheral T-cell lymphoma [J]. PLoS One, 2018, 13 (3):e0191461.

[5] Mak V, Hamm J, Chhanabhai M J, et al. Survival of patients with peripheral T-cell lymphoma after first relapse or progression: Spectrum of disease and rare long-Term survivors [J]. J Clin Oncol, 2013,31:1970-1976.

[6] Yi JH, Kim JH, Baek KK, et al. Elevated LDH and paranasal sinus involvement are risk factors for central nervous system involvement in patients with peripheral T-cell lymphoma [J]. Ann Oncol, 2011,22(7):1636-1643.

［7］Schmitz N, Zeynalova S, Glass B, et al. CNS disease in younger patients with aggressive B-cell lymphoma: an analysis of patients treated on the Mabthera International Trial and trials of the German High-Grade Non-Hodgkin Lymphoma Study Group ［J］. Ann Oncol, 2012,23(5):1267-73.

［8］Guirguis HR, Cheung MC, Mahrous M, et al. Impact of central nervous system (CNS) prophylaxis on the incidence and risk factors for CNS relapse in patients with diffuse large B-cell lymphoma treated in the rituximab era: A single centre experience and review of the literature ［J］. Br J Haematol, 2012,159(1):39-49.

［9］Bernstein SH, Unger JM, Leblanc M, et al. Natural history of CNS relapse in patients with aggressive non-Hodgkin's lymphoma: A 20-year follow-up analysis of SWOG 8516-the Southwest Oncology Group ［J］. J Clin Oncol, 2009,27(1):114-9.

［10］Cheah CY, Herbert KE, O'Rourke K, et al. A multicentre retrospective comparison of central nervous system prophylaxis strategies among patients with highrisk diffuse large B-cell lymphoma ［J］. Br J Cancer, 2014,111(6):1072-9.

［11］Chihara D, Oki Y. Central nervous system involvement in peripheral T cell lymphoma ［J］. Curr Hematol Malig Rep, 2018,13(1):1-6.

PD-1 抑制剂治疗 NK/T 细胞淋巴瘤时，如何识别超进展和假性进展

在 PD-1 抑制剂治疗 NK/T 细胞淋巴瘤的过程中，若初始数周内肿瘤病灶较基线增大或出现新的病灶，需鉴别假性进展与疾病进展（PD）和超进展，必要时可行病理活检。同时，评估临床症状的改善情况及 EBV-DNA 拷贝数、可溶性白介素 2 受体(sIL-2R)和铁蛋白等指标的变化，能有效辅助鉴别超进展与假性进展。

🔘 问题详解

假性进展系免疫相关反应激活所致，表现为炎症细胞局部浸润或者坏死水肿，造成原病灶增大或新病灶出现，活检证实为坏死或炎症细胞浸润。继续 PD-1 抑制剂治疗后，病灶可缩小或消失。超进展也是肿瘤进展，是指肿瘤在 PD-1 抑制剂治疗期间生长显著加速，在 2 个月治疗失败，或 1 个月肿瘤体积增加 50％，抑或 2 个月内肿瘤生长速度增加 3 倍[1-3]。

NK/T 细胞淋巴瘤接受 PD-1 单药治疗时，若采用 PET/CT 进行评估，假性进展极为常见，甚至反复出现，表现为患者临床症状改善。PET/CT 检查可能显示新的高代谢病灶，这些病灶多位于皮下和软组织，或原有病灶代谢增强或体积增大。接受 PD-1 联合治疗时，假性进展较为少见。目前临床上对 NK/T 淋巴瘤接受免疫治疗时的假性进展，尚无法明确地区分标准，但临床症状改善，血浆 EBV-DNA 拷贝数降低，sIL-2R 和铁蛋白等炎症因子水平下降，均支

持假性进展[4]。McGehee 等[5]报道了 1 例复发性 NK/T 细胞淋巴瘤,复发时病灶累及皮肤及肌肉组织,给予局部放疗序贯帕博利珠单抗治疗。治疗 4 个周期后,PET/CT 显示左侧近段胫骨新发病灶,活检显示淋巴细胞 CD56 阴性,EBER 阴性,提示假性进展,继续治疗 4 个周期后,PET/CT 评价 CMR,血清 EBV-DNA 拷贝数低于检测值下限,最后连续治疗 40 个周期[5]。

NK/T 细胞淋巴瘤患者接受 PD-1 单药治疗时超进展极少见,发生率明显低于 PTCL 患者。若治疗过程中出现临床症状的持续和恶化,肿瘤病灶的增大,血浆 EBV-DNA 拷贝数不降或者升高,炎症因子水平的进行性升高,需考虑存在超进展,应迅速给予化疗来控制 PD。

（张群岭撰写,陶荣审校）

······ 参考文献 ······

［1］ Berz AM, Dromain C, Vietti-Violi N, et al. Tumor response assessment on imaging following immunotherapy [J]. Front Oncol, 2022,12:982983.

［2］ Kato S, Goodman A, Walavalkar V, et al. Hyperprogressors after Immunotherapy: Analysis of Genomic Alterations Associated with Accelerated Growth Rate [J]. Clin. Cancer Res, 2017,23:4242 - 4250.

［3］ Saâda-Bouzid E, Defaucheux C, Karabajakian A, et al. Hyperprogression during anti-PD-1/PD-L1 therapy in patients with recurrent and/or metastatic head and neck squamous cell carcinoma [J]. Ann Oncol, 2017,28:1605 - 1611.

［4］ Tao R, Fan L, Song Y, et al. Sintilimab for relapsed/refractory extranodal NK/T cell lymphoma: a multicenter, single-arm, phase 2 trial（ORIENT-4）[J]. Signal Transduct Target Ther, 2021,6(1):365.

［5］ McGehee E, Patel H, Pearson C, et al. Combined immune checkpoint blockade and radiotherapy induces durable remission in relapsed natural killer/T-cell lymphoma: a case report and review of the literature [J]. J Med Case Rep, 2021,15(1):221.

对于原发于鼻腔的局限期结外 NK/T 细胞淋巴瘤（ENKTL），一线治疗中应该如何选择化放疗的顺序

原发于鼻腔的局限期 ENKTL 患者的治疗需依据风险分层：Ⅰ期无危险因素者，单纯放疗即可；对于Ⅰ期伴危险因素及Ⅱ期患者，化放疗综合治疗是标准治疗。顺序模式包括化疗序贯放疗、夹心放化疗、放疗序贯化疗，以及同期放化疗。其中，化疗序贯放疗是临床最多选择的模式。

🔘 问题详解

原发于鼻腔的局限期 ENKTL 需依据风险分层进行治疗。Ⅰ期无危险因素（年龄＜60 岁，ECOG 评分 0～1 分，LDH 正常，且无原发肿瘤局部广泛侵犯，即未超出原发部位侵及邻近结构）的患者，单纯放疗效果显著，与综合治疗相当[1-2]；单纯放疗、放疗后化疗和化疗后放疗的 5 年生存率分别为 88.8%、86.9% 和 86.3%（$P=0.972$)[3-4]。对于Ⅰ期伴有危险因素（包括原发肿瘤局部广泛侵犯、B 症状、EBV-DNA 升高、皮肤和骨等受侵犯）及Ⅱ期患者，放疗和化疗综合治疗是标准治疗。关于化疗和放疗顺序的选择，目前并无头对头的前瞻性临床研究明确最优方案。但多个回顾性分析表明，化疗后序贯放疗与其他顺序模式有相似的疗效，而患者耐受性和临床可操作性更好，尤其适合急需治疗且临床症状较重的患者，因其化疗实施更为便捷。此外，诱导化疗能有效提升患者体能状态，为后续放疗提供了更好的耐受基础。

为了比较同步放化疗与非含蒽环类化疗序贯放疗在初治早期 ENKTL 患

者中的疗效,Kwong 等[5]回顾性分析比较了来自国际多中心的 194 例接受同步化放疗±化疗与 54 例接受序贯化疗＋放疗的早期 ENKTL 患者治疗结局,结果显示,同步化放疗±化疗组与序贯化疗＋放疗组有相似的 CR 率、PFS 率、OS 率(5 年后的 OS 率为 72％～75％)。

另有研究比较了含左旋门冬酶/培门冬酶的化疗和放疗序贯(化疗序贯放疗或放疗序贯化疗)与夹心放化疗(化疗→放疗→化疗)在早期 ENKTL 患者中的疗效。结果显示,序贯组(111 例)和夹心组(104 例)的 CR 率(85.6％ *vs* 89.4％,$P=0.396$)、3 年 PFS 率(74.8％ *vs* 76.9％,$P=0.806$)、3 年 OS 率(77.5％ *vs* 80.8％,$P=0.636$)的差异均无统计学意义,而夹心组的 3/4 级血液学毒性发生率更高(27.9％ *vs* 15.3％,$P=0.025$)[6-7]。

Zhang 等对 6 个中心 202 例早期 ENKTL 患者进行了回顾性分析,采用 P-GEMOX 化疗序贯放疗治疗后,ORR 达 96％,CR 率 83.2％,3 年 PFS 和 OS 率分别为 74.6％和 85.2％,有效率和长期生存结果与其他序贯治疗、同期放化疗和夹心化放疗相似,且毒性反应可接受、可控[8-9]。

综合上述研究,对于局限期 ENKTL,一线治疗中化疗序贯放疗是临床最多选择的顺序模式,其他可选择的模式包括夹心化放疗、放疗序贯化疗、同期放化疗。

(李亚军撰写,周辉审校)

······ **参考文献** ······

[1] 中国抗癌协会淋巴瘤专业委员会,中国医师协会肿瘤医师分会,中国医疗保健国际交流促进会肿瘤内科分会.中国淋巴瘤治疗指南(2021 年版)[J].中华肿瘤杂志,2021,43(7):707 - 735.

[2] 中国临床肿瘤学会指南工作委员会.中国临床肿瘤学会(CSCO)淋巴瘤诊疗指南 2022 [M].北京:人民卫生出版社,2022.

[3] Yan G, Huang H-Q, Wang X, et al. P-gemox regimen (Pegaspargase, gemcitabine, oxaliplatin) for extranodal natural killer cell lymphoma: 10 years' real-world clinical experience from China [J]. Blood, 2018,132.

[4] Huang H-Q, Yan G, Su H, et al. Clinical outcome of an multicentre, randomized, phase II clinical trial for patients with extranodal NK/Tcell lymphoma treated by P-gemox or aspametdex [J]. Blood, 2019,134.

[5] Kwong YL, Kim SJ, Tse E, et al. Sequential chemotherapy/radiotherapy was comparable with concurrent chemoradiotherapy for stage Ⅰ/Ⅱ NK/T-cell lymphoma

[J]. Ann Oncol, 2018, 29(1):256 – 263.

［6］Li J, Li Y, Zhong M, et al. A multicenter retrospective comparison of sequential versus sandwich chemoradiotherapy for stage Ⅰ E-Ⅱ E extranodal natural killer/T-cell lymphoma, nasal type [J]. J Cancer, 2018, 9(9):1598 – 1606.

［7］Kim SJ, Yoon SE, Kim WS. Treatment of localized extranodal NK/T cell lymphoma, nasal type: a systematic review [J]. J Hematol Oncol, 2018, 11(1):140.

［8］Zhang Y, Ma S, Cai J, et al. Sequential P-GEMOX and radiotherapy for early-stage extranodal natural killer/T-cell lymphoma: A multicenter study [J]. Am J Hematol, 2021, 96(11):1481 – 1490.

［9］Tse E, Zhao WL, Xiong J, et al. How we treat NK/T-cell lymphomas [J]. J Hematol Oncol, 2022, 15(1):74.

PTCL 患者是否需要进行维持治疗

目前缺乏大型随机对照研究证实 PTCL 患者接受维持治疗能够获益。表观调控药物,如西达本胺、罗米地辛等维持治疗可能使其获益,但其疗效需前瞻性随机对照Ⅲ期研究进一步确认。

问题详解

PTCL 是一组起源于成熟 T 淋巴细胞的恶性增殖性疾病,病理亚型复杂,生物学行为和临床表现呈现高度异质性和侵袭性[1]。PTCL 患者通常缓解期短、复发率高。对于一线化疗至少达到 PR 的患者,推荐 ASCT 作为巩固治疗。但 ASCT 后仍有较多患者出现疾病复发,ASCT 后 PFS 率为 36%～45%。并且,PTCL 老年患者居多,体能状态较差,合并症多,很多患者无法耐受 ASCT 巩固,最终出现疾病复发。复发或耐药的患者预后极差,复发后中位 OS、PFS 仅为 5.5 个月和 3.1 个月[2]。因此,如何提高 PTCL 的治疗有效率、延缓疾病进展(PD)及降低复发率是目前迫切需要解决的问题。

诱导化疗后维持治疗可能是一种延长 PTCL 患者 PFS 进而改善 OS 的方法,但目前相关研究比较少。一些个案报道或小样本研究尝试探索维持治疗在 PTCL 中的意义。其中探索最多的药物是表观遗传调控药物,如西达本胺、罗米地辛等。一项来自吉林大学第一附属医院的回顾性分析显示,48 例不符合移植条件的 PTCL 患者在一线治疗后继续接受西达本胺维持治疗,68.8%的患者为男性(33/48),中位年龄为 59.5 岁(22～80 岁)。病理亚型为 nTFHL-AI(43.8%)、ALCL(16.6%)、PTCL-NOS(25%)、NKTCL(14.6%)。35.4%(7/48)的患者为中高危(IPI=3～5)。20 例患者(41.7%)在达到 CR 后接受西达本胺维持治疗。其余 28 例患者中,57.1%(16/28)在西达本胺维持治疗后表现出更好的反应,9 例从 PR 至 CR,7 例从 SD 至 PR。CR 率和 ORR 分别为 60.4% 和 93.8%。此外,21/21 nTFHL-AI、10/12 PTCL-NOS、8/8 ALCL、6/7 NKTCL 的最佳反应达 CR 或 PR。同时,CR 和 ORR 无年龄差异。中位随访时间为 12.8 个月(3.0～66.6 个月),14 例患者出现 PD(29.2%),其中 10 例患者死于淋巴瘤(20.8%)。总体而言,一线方案达到 CR 或 PR 患者(40 例)的 PFS 和 OS 均优于其余患者(8 例)(1 年 PFS 率:80.8% *vs* 46.9%;2 年 PFS 率:71.9% *vs* 46.9%,$P=0.012$;1 年 OS 率:89.9% *vs* 72.6%,2 年 OS 率:85.9% *vs* 48.6%,$P=0.032$)。没有患者因不良事件而停止治疗。最常见的毒性是中性粒细胞减少、贫血、血小板减少、厌食和疲劳[3]。

2021 年 ASH 发表了一项前瞻性、单中心、单臂研究结果,共入组 43 例不适合 ASCT 的 PTCL 患者,包括 nTFHL-AI(44.2%)、ALK⁻ ALCL(11.6%)、PTCL-NOS(14%)、NKTCL(16.3%)以及其他 PTCL 类型(14%)。患者中位年龄 59 岁,共 36 例患者(83.7%)在诱导化疗后接受了西达本胺单药维持治疗,其中 7 例患者(16.3%)在挽救性化疗后开始西达本胺维持治疗。中位随访时间为 10.1 个月(2～64.5 个月),中位 PFS 率达 24.3 个月,1 年 PFS 率为 68.1%,中位 OS 尚未达到,1 年 OS 率为 84.3%。3～4 级不良反应主要是血液学毒性,如中性粒细胞减少、白细胞减少、血小板减少、贫血。研究认为,西达本胺单药可以进一步维持或改善诱导化疗的 CR 或 PR 状态,进而改善患者生存[4]。

刘红云等[5]回顾性分析了 49 例接受 ASCT 的 PTCL(除外 ALK⁺ ALCL)患者资料,根据移植后是否采用西达本胺维持治疗分为试验组(23 例,移植后 30～45 d 予西达本胺 30 mg,每周 2 次维持治疗至 PD,最多 2 年)和对照组(26 例)。结果显示,试验组移植后 2 年复发率为 39.1%,显著低于对照组的 69.2%($P=0.047$);移植后 1 年,试验组复发 5 例(21.7%),对照组复发 14 例(53.8%),两组复发率有显著差异($P=0.039$);试验组 1 年 PFS 率为 78.3%,明显高于对照组的 43.7%($P=0.018$);试验组 2 年 PFS 率为 60.9%,PFS 为 19 个月,对照组 2 年 PFS 率为 26.2%,PFS 为 13.5 个月,两组差异有统计学意义($P=0.014$)。西达本胺长期服用安全性良好,常见不良反应为血液学毒性,均发生在治疗的前3个月内,停药后恢复正常。

Khan等[6]报道了一项PTCL患者ASCT后行罗米地辛(另一种HDAC抑制剂)维持治疗的Ⅱ期、多中心研究结果,队列1为25例首次CR或PR后移植的患者,队列2为首次CR或PR且具有高危组织学特征的患者以及二次缓解后移植的患者,共8例。队列1的中位随访时间为13.8个月,预计2年PFS率为49%,中位PFS为20个月。队列2的中位随访时间为23.2个月,中位PFS为13.9个月,预计2年PFS率为47%。结果表明,维持治疗耐受性良好,无明显3~4级不良反应,但PFS无明显改善。一项针对CR1/PR1 PTCL患者的多中心Ⅱ期研究(NCT01908777)正在评估罗米地辛维持治疗的有效性和安全性。这些患者在基于CHOP的诱导化疗后行BEAM方案预处理ASCT治疗,主要研究终点是2年PFS,相关结果尚未披露。在R/R PTCL患者中,中位DOR为28个月,19例达到CR/CRu的患者未达到中位DOR,中位PFS为29个月。其中,10例具有长期(≥12个月)缓解,其PFS较CR/CRu<12个月或未达到CR/CRu患者显著延长。总体而言,罗米地辛治疗DOR长达48个月,延长治疗和随访时间并不影响罗米地辛的安全性[7]。

也有研究对其他靶向药物或免疫治疗在PTCL维持治疗中的意义进行了探索。一项针对CHOEP联合来那度胺治疗Ⅱ~Ⅳ期PTCL患者的Ⅰ/Ⅱ期研究(NCT02561273)显示,68%(30例)的患者对治疗有反应,且23%(10例)继续来那度胺维持,1年的估计PFS率和OS率分别为68%和89%[8]。一项探讨CD30阳性的PTCL患者BV-CHEP后序贯BV巩固治疗的研究显示,90%的患者完成BV-CHEP方案,74%的患者接受BV巩固治疗,总体ORR为91%,18个月PFS率和OS率为61%和89%。对于大多数CD30表达阳性的PTCL患者,BV-CHEP联合或不联合ASCT后BV巩固治疗促进持久缓解[9]。ASCT通常用PTCL首次缓解后的巩固治疗。然而,许多患者在ASCT后复发,且预后很差。有一项研究针对首次缓解后行ASCT后使用抗PD-1单抗(派姆单抗、帕博利珠单抗)的PTCL患者展开,亚型包括PTCL-NOS(52%)、nTFHL-AI(19%)、ENKTL(14%)、ALK⁻ALCL(10%)和单形性亲上皮性肠道T细胞淋巴瘤(MEITL)(5%)。ASCT患者出院后21 d内以及干细胞输注后60 d内每3周静脉注射200 mg帕博利珠单抗,最多8个周期。主要终点是ASCT后18个月的PFS。共有21例患者接受了帕博利珠单抗维持治疗,其中 67%(14 例)完成了 8 个周期的治疗。在所有可评估的患者中,21 例患者中有 13 例存活并在 ASCT 后 18 个月时实现了 PFS,达到了该研究的主要终点。估计的 18 个月 PFS 率为 83.6%,OS 率为 94.4%。毒性特征与帕博利珠单抗的已知毒性特征一致,没有发生 5 级不良事件[10]。总之,ASCT 后使用帕博利珠单抗是可行的,且具有良好的安全性。Bennani 等[11]观察到 12 例接受纳武单抗治疗的 R/R PTCL 患者中有 4 例出现超进展,其中 3 例 nTFHL-AI。ASCT 后缓解的 nTFHL-AI 患者使用帕博利珠单抗维持治疗未发现超进展,推测与 ASCT 后 nTFHL-AI 患者的疾病 CR 状态有关,但仍需更多的病例和严谨的设计来证明。

基于目前的临床研究,PTCL 患者维持治疗的价值尚有争议。表观调控药物,如西达本胺、罗米地辛等维持治疗可能使其获益,但其疗效需前瞻性随机对照Ⅲ期研究进一步确认。

(刘传绪撰写,陶荣审校)

······ 参考文献 ······

[1] Vose JM, Neumann M, Harris ME. International peripheral T-cell and natural killer/T-cell lymphoma study: Pathology findings and clinical outcomes international T-cell lymphoma project [J]. J Clin Oncol, 2008,26(25):4124 - 4130.

[2] Mak V, Hamm J, Chhanabhai M, et al. Survival of patients with peripheral T-cell lymphoma after first relapse or progression: spectrum of disease and rare long-term survivors [J]. J Clin Oncol, 2013,31(16):1970 - 6.

[3] Guo W, Wang X, Li J, et al. Chidamide maintenance therapy following induction therapy in patients with peripheral T-cell lymphoma who are ineligible for autologous stem cell transplantation: Case series from China [J]. Front Oncol, 2022,12:875469.

[4] Guo W, Zhao Y, Wang X, et al. Chidamide maintenance therapy after induction or salvage treatment in patients with peripheral T-cell lymphoma ineligible for autologous stem cell transplantation [J]. Blood, 2021,138:2442.

[5] 刘红云,董松,曾韫璟,等. 西达本胺维持治疗预防外周 T 细胞淋巴瘤自体造血干细胞移植术后复发的临床观察[J].第三军医大学学报,2020,42(17):6.

[6] Khan N, Shustov AR, Khimani F, et al. A phase Ⅱ, multicenter study of high dose chemotherapy with autologous stem cell transplant followed by maintenance therapy with romidepsin for T-cell lymphoma [J]. Blood, 2019,134(Supplement_1):4033.

[7] Coiffier B, Pro B, Prince HM, et al. Romidepsin for the treatment of relapsed/refractory peripheral T-cell lymphoma: pivotal study update demonstrates durable

responses [J]. J Hematol Oncol, 2014,7:11.

[8] Lunning MA, Horwitz SM, Advani R, et al. Phase Ⅰ/Ⅱ study of CHOEP plus lenalidomide as initial therapy for patients with stage Ⅱ ～ Ⅳ peripheral T-cell lymphoma: phase Ⅱ results [J]. Blood, 2018,132:2899 - 9.

[9] Alex F, Herrera, Jasmine Z, et al. Brentuximab vedotin plus cyclophosphamide, doxorubicin, etoposide, and prednisone (CHEP-BV) followed by BV consolidation in patients with CD30-expressing peripheral T-cell lymphomas [J]. Blood, 2021.

[10] Merrill MH, Dahi PB, Redd RA, et al. A phase 2 study of pembrolizumab after autologous stem cell transplantation in patients with T-cell non-Hodgkin lymphoma [J]. Blood, 2023,142(7):621 - 628.

[11] Bennani NN, Kim HJ, Pederson LD, et al. Nivolumab in patients with relapsed or refractory peripheral T-cell lymphoma: modest activity and cases of hyperprogression [J]. J Immunother Cancer, 2022,10(6):e004984.

晚期 ENKTL 进行 ASCT 的最佳预处理方案是什么

ENKTL 进行 ASCT 目前尚无最优预处理方案。最常用的方案包括：①以卡莫司汀或白消安为基础的单纯化疗方案，如 BEAM、BEAC、CBV、BuCyE 等；②以全身照射(total body irradiation, TBI)为基础的放化疗联合预处理方案；③含新药的方案，如西达本胺+ BEAC、西达本胺+ CGB、苯达莫司汀替代卡莫司汀的方案，这些新药方案初步显示出良好的疗效和安全性。

🔷 问题详解

早期 ENKTL 患者接受含门冬酰胺酶方案的化疗联合放疗后，预后普遍良好，因此不推荐进行 ASCT 巩固治疗。对于晚期 ENKTL 患者，采用含门冬酰胺酶方案化疗后的 5 年 OS 率为 30%～50%，疗效不尽如人意。多个回顾性和前瞻性研究显示，ASCT 有望改善对化疗敏感的晚期 ENKTL 患者的生存预后。ASCT 预处理的目的是最大限度地清除或降低肿瘤负荷。传统的清髓性预处理方案由超致死剂量的 TBI 和（或）无毒性叠加的联合化疗组成。ENKTL 的 ASCT 最优预处理方案尚不明确，鉴于 ASCT 缺乏移植物抗淋巴瘤效应，故应采用清髓性预处理方案[1-3]。常用的预处理方案包括以卡莫司汀为基础的方案，如 BEAM(卡莫司汀＋依托泊苷＋阿糖胞苷＋美法仑)、BEAC(卡莫司汀＋依托泊苷＋阿糖胞苷＋环磷酰胺)、CBV(环磷酰胺＋依托泊苷＋卡莫司汀)，以及以白消安为基础的方案，如 BuCy(白消安、环磷酰胺)和

BuCyE(白消安、环磷酰胺、依托泊苷)[2]。

一、以 TBI 为基础的放化疗联合预处理方案

Kim 等[4]采用 SMILE 方案治疗 27 例初治Ⅳ期 ENKTL,诱导治疗后 11 例缓解的患者接受了 ASCT。其中 8 例患者预处理采用 TBI 联合环磷酰胺和依托泊苷化疗,另外 3 例患者接受了白消安为基础的化疗方案预处理。所有 11 例患者均植入成功,有 6 例患者出现 4 度粒细胞缺乏伴发热,但无移植相关的死亡发生。中位随访时间为 28.4 个月,11 例接受移植的患者中 4 例死亡,7 例存活。

二、以卡莫司汀为基础的预处理方案

Fox 等[5]采用 ASCT 治疗 28 例晚期或复发性 ENKTL,大部分患者使用了非 TBI 的预处理方案($n=25$,89.3%),主要是 BEAM 或 BEAM 样方案,其中Ⅲ/Ⅳ期患者的 2 年 PFS 和 OS 率分别为 33%和 40%。在另一项回顾性、单中心、对照研究中,Wang 等[6]采用 ASCT 治疗 20 例初治 ENKTL 患者(7 例为Ⅲ/Ⅳ期,13 例为Ⅰ/Ⅱ期),预处理方案为 CBV($n=18$)和 BEAM 方案($n=2$)。全组患者 5 年 OS 率为 79.3%,7 例晚期患者有 5 例预后良好[6]。在另外一项回顾性研究中,袁芳芳等[7]采用 ASCT 治疗 16 例进展/复发 ENKTL 患者,预处理方案为 BEAM($n=13$)和 BEAC($n=3$)。3 例患者于移植后出现疾病进展(PD)而死亡,7 例患者 PFS 和 OS 均超过 2 年[7]。而另外一项来自法国的研究显示,ASCT(46 例)或 allo-HSCT(19 例)治疗 ENKTL 患者,两组的 4 年 PFS 和 OS 率相似。在自体移植组,有 38 例(82.6%)患者采用 BEAM 预处理方案,另有 8 例采用了其他方案,但该研究并未比较不同预处理方案之间是否有生存和毒性差异[8]。另一项来自中国的多中心研究显示,25 例初治晚期 ENKTL 患者接受 MEDA(MTX、依托泊苷、地塞米松、门冬酰胺酶)方案诱导治疗后行 ASCT,预处理方案为 BEAM 方案,4 年 PFS 和 OS 率分别为 80%和 92%[9]。

三、以白消安为基础的预处理方案

Jo 等[10]采用白消安替代卡莫司汀的 BuEAM(白消安、依托泊苷、阿糖胞苷、美法仑)作为预处理方案行 ASCT 治疗 81 例 PTCL(22 例为 ENKTL,

27.5%）。3 年 PFS 和 OS 率分别为 55.2%和 68.2%。常见的Ⅲ级毒性为食欲不振（8.6%）、腹泻（7.4%）和口炎（4.9%），未见静脉阻塞性疾病[10]。在另外一项前瞻性多中心研究中，Song 等[11]采用 VIDL 诱导治疗初治晚期 ENKTL，有 17 例患者接受了 ASCT，预处理方案为 BuCyE 或 BuMelE（白消安、美法仑、依托泊苷）；9 例患者 ASCT 后出现复发，中位疾病缓解时间为 15.2 个月（6.3～24.1 个月）。

四、新方案探索

近年来，有学者尝试采用联合新的药物或新方案替代经典的 BEAM 预处理方案，并初步显示出良好的疗效和安全性，但多为单中心、非对照研究。国内学者采用西达本胺联合 BEAC 作为预处理方案进行 ASCT 治疗 R/R NHL，其中 T/NK 细胞淋巴瘤 2 年 PFS 和 OS 率分别为 93.3%和 93.3%，优于历史数据，且安全性可接受[12]。国内另有学者采用 ChiCGB 方案（西达本胺联合克拉屈滨、吉西他滨、白消安）作为预处理方案进行 ASCT 治疗 20 例 T/NK-NHL（晚期 ENKTL13 例），中位随访时间为 10.3 个月，EFS 率和 OS 率为 73.7%和 78.8%，毒性反应可控，无治疗相关的死亡发生[13]。

综上所述，晚期 ENKTL 进行 ASCT 的最优预处理方案尚未明确，以卡莫司汀或白消安为基础的联合方案最为常用，但并无前瞻性研究比较彼此的优劣。含新药的方案（西达本胺＋BEAC、西达本胺＋CGB、苯达莫司汀替代卡莫司汀的方案）初步显示出良好的疗效和安全性，值得进一步探索。

（李亚军撰写，周辉审校）

······ **参考文献** ······

[1] 金正明.淋巴瘤自体造血干细胞移植的临床实践优化探索与未来展望[J].中国癌症杂志,2022,32(2):161-171.

[2] 中国抗癌协会血液肿瘤专业委员会,中华医学会血液学分会白血病淋巴瘤学组,中国临床肿瘤学会抗淋巴瘤联盟.造血干细胞移植治疗淋巴瘤中国专家共识(2018版)[J].中华肿瘤杂志,2018,40(12):927-934.

[3] Boo YL, Koh LP. Hematopoietic stem cell transplantation in T cell and natural killer cell lymphomas: Update on recent advances [J]. Transplant Cell Ther, 2021,27(7):571-588.

[4] Kim SJ, Park S, Kang ES, et al. Induction treatment with SMILE and consolidation

with Autologous stem cell transplantation for newly diagnosed stage Ⅳ extranodal natural killer/T-cell lymphoma patients [J]. Ann Hematol, 2015,94(1):71 - 8.

[5] Fox CP, Boumendil A, Schmitz N, et al. High-dose therapy and Autologous stem cell transplantation for extra-nodal NK/T lymphoma in patients from the Western hemisphere: a study from the European Society for Blood and Marrow Transplantation [J]. Leuk Lymphoma, 2015,56(12):3295 - 300.

[6] Wang J, Wei L, Ye J, et al. Autologous hematopoietic stem cell transplantation may improve long-term outcomes in patients with newly diagnosed extranodal natural killer/T-cell lymphoma, nasal type: a retrospective controlled study in a single center [J]. Int J Hematol, 2018,107(1):98 - 104.

[7] 袁芳芳,尹青松,符粤文,等.自体造血干细胞移植治疗进展/复发鼻型结外 NK/T 细胞淋巴瘤 16 例临床分析[J].中华血液学杂志,2018,39(7):569 - 572.

[8] Philippe Walter L, Couronné L, Jais JP, et al. Outcome after hematopoietic stem cell transplantation in patients with extranodal natural killer/T-Cell lymphoma, nasal type: A French study from the Société Francophone de Greffe de Moelle et de Thérapie Cellulaire (SFGM-TC) [J]. Am J Hematol, 2021,96(7):834 - 845.

[9] Liu C, Ding H, Zhu Q, et al. Induction with MEDA regimen and consolidation with Auto-HSCT for stage IV NKTCL patients: A prospective multicenter study [J]. Int J Cancer, 2022,151(5):752 - 763.

[10] Jo JC, Kim JS, Lee JH, et al. Busulfan, etoposide, cytarabine, and melphalan as a high-dose regimen for Autologous stem cell transplantation in peripheral T-cell lymphomas [J]. Ann Hematol, 2021,100(1):189 - 196.

[11] Song GY, Yoon DH, Suh C, et al. Open-label, single arm, multicenter phase Ⅱ study of VIDL induction chemotherapy followed by upfront autologous stem cell transplantation in patients with advanced stage extranodal NK/T-cell lymphoma [J]. Bone Marrow Transplant, 2021,56(5):1205 - 1208.

[12] Xu W, Xia Y, Wang L, et al. Autologous stem cell transplantation after conditioning with chidamide plus carmustine, etoposide, cytarabine, and cyclophosphamide (Chi-BEAC) for treatment of high-risk and relapsed/refractory aggressive lymphoma: Multi-Center, Single-Arm, Open-Label Phase Ⅱ Clinical Trial [J]. Blood, 2021,138 (Supplement 1):660.

[13] Ji J, Liu T, Kuang P, et al. Chidamide, a HDAC inhibitor, combined with cladribine, high dose gemcitabine and busulfan with autologous stem cell transplantation in patients with relapsed/refractory and poor-risk lymphoma [J]. Blood, 2017, 130 (Supplement 1):3288.

肠病相关 T 细胞淋巴瘤和单形性亲上皮性肠道 T 细胞淋巴瘤的病理及临床表现有何特点

肠病相关 T 细胞淋巴瘤（enteropathy-associated T-cell lymphoma, EATL）是一种罕见的 PTCL,源于肠道黏膜上皮细胞间 T 细胞,肿瘤细胞的转化程度存在差异,通常由中等至大淋巴细胞所组成,侵袭性强,主要累及小肠黏膜,导致肠道占位、肠穿孔或炎症性肠病相关症状。单形性亲上皮性肠道 T 细胞淋巴瘤（monomorphic epitheliotropic intestinal T-cell lymphoma, MEITL）是罕见的高侵袭性淋巴瘤,原发部位以空肠回肠为主,肿瘤组织呈弥漫浸润性生长,细胞形态较单一,小至中等大小。患者常以腹痛、腹泻、体重减轻为初发症状,并可能因出血穿孔等急腹症接受急诊手术明确病理诊断,因无特异性症状,早期诊断较为困难。

🔷 问题详解

一、EATL

EATL 是一种侵袭性肠道成熟 T 细胞淋巴瘤,与乳糜泻有关,常见于乳糜泻高发的地区（如北欧）[1],亚洲罕见。其临床诊断需慎重。病理特征为大量高度异型的多形性肿瘤细胞广泛浸润肠壁和上皮,伴坏死与炎症改变,邻近肠黏膜有绒毛萎缩及隐窝增生。免疫组化表现为 CD3、CD7、CD103、TIA-1、GranB 阳性,但 CD56 阴性,CD4、CD5、CD8 通常阴性,CD30 可阳性,EBER 阴性。分子遗传学特征为 TCR β 和 γ 链基因的克隆性重排,80％以上的病例有 9q31.3 区域染色体部分扩增或 16q12.1 缺失,可有 JAK-STAT 通路基因激活突变。

二、MEITL

MEITL 病理大体特点:为多发性的肠黏膜糜烂或者溃疡性肿块,可有穿孔,也可表现为占位性病变,致肠腔狭窄和梗阻。病理组织学特点:肿瘤细胞形态单一,中等大小,细胞核圆形或多角形、深染,核仁不明显;背景无炎症细胞浸润,无血管破坏,无坏死,肿瘤细胞浸润肠壁全层;肿瘤周围肠黏膜有绒毛萎缩,不伴有隐窝增生,肿瘤细胞具有明显的亲上皮性特点[2-3]。免疫组化特点:肿瘤细胞通常 CD2、CD3、CD7、CD8、CD56、CD43、TIA-1、GranB 阳性,偶见 CD5 阳性,CD4 常阴性;极少数病例弱表达 CD20,但 PAX5 和 EBER 均阴性,Ki67 增殖指数通常较高。基因遗传学特征:TCR 基因克隆性重排阳性,可出现多基因突变,超过 90％的病例出现抑癌基因 SETD2 的突变,大多数病例有 MYC 基因扩增和 STAT5B 基因激活突变,其他突变的基因有 JAK3、GNAI2 等[4-5]。MEITL 需与以下疾病鉴别,包括 ENKTL、肠道 T 细胞淋巴瘤、EATL、MALT 结外 MZL、DLBCL 等。

（孙鹏、臧盛兵撰写,李志铭审校）

······ **参考文献** ······

［1］ Deleeuw RJ, Zettl A, Klinker E, et al. Whole-genome analysis and HLA genotyping of enteropathy-type T-cell lymphoma reveals 2 distinct lymphoma subtypes ［J］. Gastroenterology, 2007,132(5):1902-1911.

［2］ Chen C, Gong Y, Yang Y, Xia Q, et al. Clinicopathological and molecular genomic features of monomorphic epitheliotropic intestinal T-cell lymphoma in the Chinese population: a study of 20 cases ［J］. Diagn Pathol, 2021,16(1):114.

［3］ Tomita S, Kikuti YY, Carreras J, Sakai R, et al. Monomorphic Epitheliotropic Intestinal T-Cell Lymphoma in Asia Frequently Shows SETD2 Alterations ［J］. Cancers (Basel), 2020,12(12):3539.

［4］ Huang D, Lim JQ, Cheah DMZ, et al. Whole-genome sequencing reveals potent therapeutic strategy for monomorphic epitheliotropic intestinal T-cell lymphoma ［J］. Blood Adv, 2020,4(19):4769-4774.

［5］ Mutzbauer G, Maurus K, Buszello C, et al. SYK expression in monomorphic epitheliotropic intestinal T-cell lymphoma ［J］. Mod Pathol, 2018,31(3):505-516.

第五章

移植/CART 相关问与答

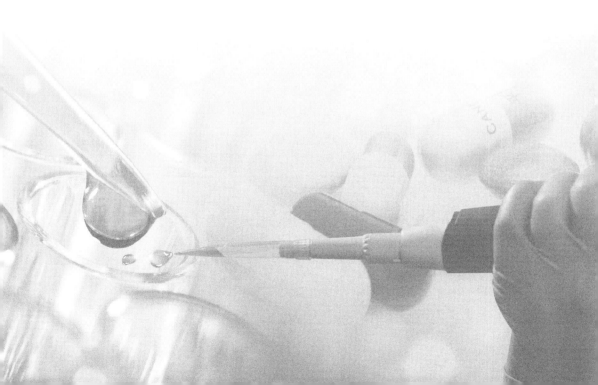

哪些淋巴瘤患者 ASCT 后需维持治疗

淋巴瘤患者 ASCT 后维持治疗尚无统一标准。对于高危复发风险的淋巴瘤患者,建议 ASCT 后进行维持治疗。使用 BV 单抗治疗的高危霍奇金淋巴瘤(HL)患者,ASCT 后可采用 BV 单抗维持;MCL 患者 ASCT 后可使用利妥昔单抗维持治疗。对于 DLBCL,特别是 HGBL 及 PTCL 患者,ASCT 后维持治疗尚无高级别循证医学证据,可考虑采用来那度胺、BTK 抑制剂、西达本胺等药物进行维持治疗。

问题详解

ASCT 是淋巴瘤治疗的重要手段,对化疗敏感患者尤为有效,可提高缓解的深度并延长 PFS。然而,部分患者 ASCT 后仍可能出现疾病复发或进展。为进一步降低 ASCT 后疾病的复发率,需针对不同的淋巴瘤亚型采取适宜的维持治疗策略。

ASBMT、CIBMTR 和 EBMT 联合制定了《淋巴瘤患者 ASCT 后维持/巩固治疗的共识性建议》[1]。其中,A 级建议包括:应用 BV 单抗治疗的初治高危 HL 患者,ASCT 后使用 BV 维持治疗和(或)巩固治疗[2];一线治疗后接受 ASCT 的 MCL 患者,推荐使用利妥昔单抗进行维持治疗[3]。

AETHERA 研究探讨了一线化疗后疾病进展(PD)或者未缓解、结外侵犯及一线治疗后 12 个月内疾病复发进展的高危 HL 患者 ASCT 后进行 BV 单抗维持治疗的必要性和意义。结果显示,相较于安慰剂组的中位 PFS 24.1 个月,BV 单抗组的中位 PFS 达到 42.9 个月,表明 BV 单抗维持治疗能够显著改善患者生存[2]。

一项Ⅲ期的多中心临床研究(Lyma 研究)探讨了初治 MCL 患者 ASCT 后维持治疗的效果,该研究将 ASCT 后患者分为随访观察组与 2 年利妥昔单抗维持治疗组。结果显示,4 年 PFS 率和 EFS 率,随访观察组为 64% 和 61%,利妥昔单抗维持治疗组为 83% 和 79%,组间差异有统计学意义[3]。

对于 R/R DLBCL 患者,ASCT 后复发率较高,随着新药的出现,对于双打击或 HGBL,可考虑应用 BTK 抑制剂、来那度胺等药物维持治疗以降低疾病复发风险,但循证医学证据有限[4-5]。

2017 年《临床肿瘤学杂志》(*Journal of Clinical Oncology*)发表的一篇临床研究结果显示,来那度胺维持治疗可延长老年 DLBCL 患者的 PFS,该Ⅲ期临床研究的中位随访时间为 39 个月,来那度胺维持治疗组中位 PFS 未达到,而安慰剂组中位 PFS 为 58.9 个月[4]。

T 细胞淋巴瘤在我国的发病率较高,相比 B 细胞淋巴瘤其预后更差、复发率更高。ASCT 是一线诱导治疗后推荐的巩固治疗手段。移植后可考虑采用西达本胺、来那度胺等表观遗传学或免疫调节药物进行维持治疗,以降低疾病复发率,但仍缺乏大样本的临床研究数据。白鸥教授团队探讨了西达本胺在外周 T 细胞淋巴瘤维持治疗中的效果。该研究纳入了 48 例不适合 ASCT 的 PTCL 患者,一线诱导化疗缓解后序贯西达本胺巩固和维持治疗,ORR 为 93.8%,CR 率为 60.4%;中位随访时间为 12.8 个月,1 年和 2 年 PFS 率分别为 74.9% 和 67.2%[6]。一项Ⅱ期临床研究探讨了来那度胺单药在 R/R PTCL 患者中的疗效,总体 ORR 为 22%,CR 率为 11%,中位 PFS 为 2.5 个月,亚组分析结果提示来那度胺对于 nTFHL-AI 的疗效可能更佳[7]。

在一项探讨 ASCT 后硼替佐米(bortezomib)联合伏立诺他(vorinostat)方案维持治疗的研究中,共纳入了 19 例包括 DLBCL、MCL 及转化的大 B 细胞淋巴瘤等 NHL 患者,ASCT 后给予硼替佐米和伏立诺他联合方案维持治疗 12 个周期,中位随访时间为 10.3 年,11 例(58%)患者未发生 PD,12 例(63%)患者仍然存活。该研究结果提示,ASCT 后硼替佐米和伏立诺他联合方案维持治疗可进一步降低疾病复发率[8]。

综上所述,对于淋巴瘤患者 ASCT 的维持治疗目前尚无统一标准。部分具有高危复发风险的淋巴瘤患者,建议 ASCT 后进行维持治疗。使用 BV 单抗治疗的高危 HL 患者，ASCT 后可采用 BV 单抗维持；MCL 患者 ASCT 后可使用利妥昔单抗维持治疗。对于 DLBCL 患者，尤其是 HGBL 及 PTCL 患者的 ASCT 后维持治疗，尚无高级别循证医学证据，可考虑采用来那度胺、BTK 抑制剂、西达本胺等药物维持治疗。

（周志远撰写，张蕾审校）

······ 参考文献 ······

［1］ Kanate AS, Kumar A, Dreger P, et al. Maintenance therapies for Hodgkin and non-Hodgkin lymphomas after autologous transplantation: A consensus project of ASBMT, CIBMTR, and the lymphoma working party of EBMT ［J］. JAMA Oncol, 2019,5(5):715 - 22.

［2］ Moskowitz CH, Nademanee A, Masszi T, et al. Brentuximab vedotin as consolidation therapy after autologous stem-cell transplantation in patients with Hodgkin's lymphoma at risk of relapse or progression (AETHERA): a randomised, double-blind, placebo-controlled, phase 3 trial ［J］. Lancet (London, England), 2015, 385 (9980):1853 - 62.

［3］ Le Gouill S, Thieblemont C, Oberic L, et al. Rituximab after autologous stem-cell transplantation in mantle-cell lymphoma ［J］. N Engl J Med, 2017, 377 (13): 1250 - 60.

［4］ Thieblemont C, Tilly H, Gomes da Silva M, et al. Lenalidomide maintenance compared with placebo in responding elderly patients with diffuse large B-cell lymphoma treated with first-line rituximab plus cyclophosphamide, doxorubicin, vincristine, and prednisone ［J］. J Clin Oncol, 2017,35(22):2473 - 81.

［5］ Winter AM, Landsburg DJ, Mato AR, et al. A multi-institutional outcomes analysis of patients with relapsed or refractory DLBCL treated with ibrutinib ［J］. Blood, 2017, 130(14):1676 - 9.

［6］ Guo W, Wang X, Li J, et al. Chidamide maintenance therapy following induction therapy in patients with peripheral T-cell lymphoma who are ineligible for autologous stem cell transplantation: Case series from China ［J］. Front Oncol, 2022,12:875469.

［7］ Morschhauser F, Fitoussi O, Haioun C, et al. A phase 2, multicentre, single-arm, open-label study to evaluate the safety and efficacy of single-agent lenalidomide (Revlimid) in subjects with relapsed or refractory peripheral T-cell non-Hodgkin lymphoma: the EXPECT trial ［J］. Eur J Cancer, 2013,49(13):2869 - 2876.

［8］ Holmberg LA, Maloney DG, Connelly-Smith L. Bortezomib and vorinostat therapy as maintenance therapy post autologous transplant for non-Hodgkin's lymphoma using R-BEAM or BEAM transplant conditioning regimen［J］. Acta Haematol, 2024, 147 (3):300309.

哪些淋巴瘤患者推荐接受 CAR-T 联合 ASCT 治疗

对于预计通过单纯 ASCT 获得长期生存率较小或根据风险因素评估移植效果不佳的淋巴瘤患者,可以选择 ASCT 联合 CAR-T 疗法。根据现有研究结果,建议以下患者接受 CAR-T 联合 ASCT 治疗:①≥2 个周期的挽救化疗后未达 PR 或移植前 ^{18}F-FDG-PET 结果阳性(Deauville 评分为 4 分);②免疫豁免器官侵犯的淋巴瘤(如中枢神经系统淋巴瘤);③存在不良遗传学或分子学突变(如 *TP53* 突变、双打击淋巴瘤);④早期复发患者(缓解后 12 个月内复发)。

问题详解

DLBCL 是非霍奇金淋巴瘤(NHL)中最常见的亚型,相对可治愈,但也有 30% 的患者为 R/R DLBCL[1]。R/R DLBCL 患者的标准治疗传统上是强化大剂量化疗和 ASCT,但部分患者仍疗效欠佳。而随着 CAR-T 疗法的发展,R/R DLBCL 的 ORR 可达到 53%～83%,CR 率可达 40%～58%。对于预计通过单纯 ASCT 获得长期生存率较小或根据一些危险因素判断出移植效果不良的患者,可以选择 ASCT 联合 CAR-T。

具备何种危险因素的患者适合接受 ASCT 联合 CAR-T? 同济大学开展的两项研究评估了 CD19/22 CAR-T(CAR19/22 T)细胞疗法单独或联合 ASCT 治疗在 B 细胞恶性肿瘤中的应用,在一定程度上为我们回答了这个问题。研究主要纳入患者包括：移植前[18]F-FDG-PET 结果阳性（Deauville 评分为 4）；在≥2 个周期的挽救化疗后未达 PR；ECOG 评分显示体能状态良好；器官功能基本正常；预期寿命≥12 周。排除标准：既往接受过 ASCT 或 allo-HSCT；不可控的感染；临床表现为 CNS 受累。有研究表明，ASCT 联合 CAR-T 治疗组与 ASCT 治疗组的 ORR 分别为 90%和 89%，CR 率分别为 71%和 33%，3 年 PFS 率分别为 80%和 44%，中位 PFS 分别为未达到和 26 个月，3 年 OS 率分别为 80%和 69%，中位 OS 均为未达到，3 年肿瘤复发或进展率分别为 15%和 56%。提示 ASCT 联合 CD19/CD22 CAR-T 细胞输注治疗为这部分 R/R 侵袭性 B-NHL 患者带来了较高且持久 CR 率和良好的安全性。因此，推荐 ASCT 联合 CAR-T 治疗方案作为具有上述高危因素的 R/R DLBCL 患者的可靠挽救疗法[2]。

累及 CNS 的 R/R DLBCL 患者的治疗一直是淋巴瘤专业医师的难点和痛点。有研究发现，ASCT 和 CAR-T 两项技术强强联合在对部分患者的疗效显著：17 例患者中，8 例完成了 ASCT 联合 CAR-T 细胞治疗。3 个月时 ORR 为 71%（12/17），CR 率为 65%（11/17）。联合 ASCT 组和未联合 ASCT 组的 CR 率分别为 100%和 44.4%（$P<0.01$）。中位 PFS 为 16.3（2.6~24.5）个月，中位 OS 为 19.3（6~24.5）个月。接受 ASCT 联合 CAR-T 治疗患者的 PFS（$P<0.01$）和 OS（$P<0.01$）显著延长[3]。

研究表明，与接受单独 CD19/22 CAR-T 细胞免疫治疗的 R/R DHL 患者相比，接受 ASCT 序贯 CD19/22 CAR-T 细胞免疫治疗患者的应答率更高，生存时间较长，发生复发和不良反应的风险更小。ASCT 序贯 CD19/22 CAR-T 细胞免疫治疗为 R/R DHL 患者提供了治疗新选择[4]。

CD19/22 CAR-T 细胞治疗对伴有 *TP53* 突变的 R/R 侵袭性 B-NHL 有效，将其与 ASCT 相结合，可进一步提高缓解率。单独接受 CAR-T 细胞治疗患者的 ORR 为 87.1%，CR 率为 45.2%；联合治疗组 ORR 为 92.9%，CR 率为 82.1%，且联合治疗组 PFS 和 OS 较单独 CAR-T 细胞治疗组更优[5]。

有一项研究纳入实现 CR 或 PR 后 12 个月内出现肿瘤复发的 DLBCL 成人患者，根据患者意愿及自身情况，分别接受 ASCT 或 ASCT 联合 CAR-T 治疗。结果显示，ASCT 联合 CAR-T 治疗组与 ASCT 治疗组的 ORR 分别为 90%和 89%。但与 ASCT 组比较，联合治疗组的 CR 率更高（71% *vs* 33%），

3 年 PFS 率更优(80% *vs* 44%)[6]。

(陈婷婷撰写,李志铭审校)

······ **参考文献** ······

[1] Zhu J. Thoughts on autologous hematopoietic stem cell transplantation and mobilization in Chinese patients with non Hodgkin's lymphoma [J]. Zhonghua Xue Ye Xue Za Zhi, 2020,41(1):1-4.

[2] Cao Y, Xiao Y, Wang N, et al. CD19/CD22 chimeric antigen receptor T-cell cocktail therapy following autologous transplantation in patients with relapsed/refractory aggressive B-cell lymphomas [J]. Transplant Cell Ther, 2021, 27(11): 910. e1-910. e11.

[3] Xue F, Zheng P, Liu R, et al. The Autologous hematopoietic stem cells transplantation combination-based chimeric antigen receptor T-cell therapy improves outcomes of relapsed/refractory central nervous system B-cell lymphoma [J]. J Oncol, 2022(2022):2900310.

[4] Wei J, Mao Z, Wang N, et al. Long-term outcomes of relapsed/refractory double-hit lymphoma (r/r DHL) treated with CD19/22 CAR T-cell cocktail therapy [J]. Clin Transl Med, 2020,10(5):e176.

[5] Wei J, Xiao M, Mao Z, et al. Outcome of aggressive B-cell lymphoma with TP53 alterations administered with CAR T-cell cocktail alone or in combination with ASCT [J]. Signal Transduct Target Ther, 2022,7(1):101.

[6] Wang T, Xu L, Gao L, et al. Chimeric antigen receptor T-cell therapy combined with autologous stem cell transplantation improved progression-free survival of relapsed or refractory diffuse large B-cell lymphoma patients: A single-center, retrospective, cohort study [J]. Hematol Oncol, 2022,40(4):637-644.

R/R B 细胞淋巴瘤 CAR-T 治疗后获得 PR 的患者,如何选择后续治疗

对 R/R B 细胞淋巴瘤 CAR-T 细胞治疗后获得 PR 的患者,目前尚无统一的治疗共识,首选参加临床试验。若无合适的临床试验,可考虑以下治疗策略:①若患者 CAR-T 细胞治疗前肿瘤负荷较大,通过 CAR-T 细胞治疗取得 PR 化疗耐药,可以选择 PD-1 单抗和(或)BTK 抑制剂维持治疗,或者序贯造血干细胞移植;②部分患者也可尝试使用不同靶点的 CAR-T 细胞治疗;③对于病灶局限的患者,局部放疗可作为治疗选择;④在特定情况下,密切观察亦为一种可选方案。

问题详解

对于 R/R B 细胞淋巴瘤患者,CAR-T 细胞治疗是一种潜在的治愈手段,但仍有部分患者治疗后未能取得 CR。对于 CAR-T 治疗后获得 PR 的患者,后续治疗并无统一方案。根据一项个案报道,1 例难治性 DLBCL 患者在使用 CD19 CAR-T 细胞治疗后疾病进展(PD),给予 PD-1 抗体后取得显著疗效且患者体内 CAR-T 细胞扩增。其他研究也表明,CAR-T 细胞治疗联合 PD-1 抗体可改善肿瘤免疫微环境,恢复 CAR-T 细胞功能[1];CAR-T 联合 BTK 抑制剂可显著抑制肿瘤生长并延长荷瘤小鼠的存活时间,BTK 抑制剂可增加 CAR-T 细胞数量和作用的持久性[2]。因此,部分患者可尝试使用 PD-1 抗体或 BTK 抑制剂。

研究表明,患者抗 CD19CAR-T 细胞治疗后复发,肿瘤细胞上 CD19 表达

缺失或突变,这是第二次抗 CD19CAR-T 细胞治疗失败的原因之一。因此,CAR-T 细胞疗法的其他靶点可作为此类患者的挽救疗法。最近的一项研究表明,抗 CD22CAR-T 细胞疗法在抗 CD19CAR-T 细胞耐药或无效的 R/R B-ALL 患者中的 CR 率达到 73%[3]。研究发现,抗 CD19CAR-T 细胞治疗 R/R DLBCL 失败后,患者接受抗 CD22CAR-T 细胞疗法仍然有效,且毒性可控[4]。

最近一项研究纳入了 120 例 CAR-T 细胞治疗失败的患者,这些患者可分为 3 组,单纯放疗、单纯全身治疗和包含放疗的综合治疗,综合放疗患者的中位 OS 显著优于局部放疗的患者(19.1 个月 vs 3.0 个月;$P=0.001$),单纯放疗与放疗后加用其他治疗患者的中位 OS 差异无统计学意义[5]。

一项回顾性研究发现,在 CAR-T 细胞治疗 1 个月后 PET/CT 疗效评价为 PR 或 SD 的 50 例患者,1 个月后 13 例患者在未经治疗的情况下转为 CR,这些患者的最佳巩固策略仍然未知[6]。

综上所述,R/R B 细胞淋巴瘤 CAR-T 细胞治疗后获得 PR 的患者并无统一的后续治疗选择,可结合残留病灶情况、是否化疗耐药、患者身体状况及药物可及性等因素综合判断。

(陈婷婷撰写,李志铭审校)

······ 参考文献 ······

[1] Cherkassky L, Morello A, Villena-vargas J, et al. Human CAR T cells with cell-intrinsic PD-1 checkpoint blockade resist tumor-mediated inhibition [J]. J Clin Invest, 2016,126(8):3130 - 3144.

[2] Qin JS, Johnstone TG, Baturevych A, et al. Antitumor potency of an anti-CD19 chimeric antigen receptor T-cell therapy, Lisocabtagene maraleucel in combination with Ibrutinib or Acalabrutinib [J]. J Immunother, 2020,43(4):107 - 120.

[3] Fry TJ, Shah NN, Orentas RJ, et al. CD22-targeted CAR T cells induce remission in B-ALL that is naive or resistant to CD19-targeted CAR immunotherapy [J]. Nat Med, 2018,24(1):20 - 28.

[4] Zhu H, Deng H, Mu J, et al. Anti-CD22 CAR-T cell therapy as a salvage treatment in B cell malignancies refractory or relapsed after anti-CD19 CAR-T therapy [J]. Onco Targets Ther, 2021,14:4023 - 4037.

[5] Ababneh HS, Ng AK, Frigault MJ, et al. Salvage radiotherapy in relapsed/refractory large B-cell lymphoma after failure of CAR T-cell therapy [J]. Haematologica, 2023, 108(11):2972 - 2981.

［6］Al Zaki A, Feng L, Watson G, et al. Day 30 SUVmax predicts progression in patients with lymphoma achieving PR/SD after CAR T-cell therapy ［J］. Blood Adv, 2022, 6 （9）:2867 – 2871.

淋巴瘤患者拟行 ASCT,如何提高干细胞采集成功率

影响干细胞采集成功率的因素复杂多样,包括减少采集前治疗周期数,避免苯达莫司汀、来那度胺等药物使用,选择合适的动员方案,选择恰当的时机以及足量使用粒细胞集落刺激因子(granulocyte colony-stimulating factor, G-CSF)、定期监测 CD34$^+$ 细胞数,恰当的干细胞采集时机,以及合理使用趋化因子受体 CXCR4 拮抗剂普乐沙福等措施,均能有效提升干细胞采集的成功率。

问题详解

ASCT 是降低淋巴瘤复发的重要措施。要确保 ASCT 的成功率和患者获益,需保证回输的 CD34$^+$ 干细胞数量达标($\geqslant 2 \times 10^6$ CD34$^+$ 细胞/kg)甚至优质($\geqslant 5 \times 10^6$ CD34$^+$ 细胞/kg)。理想的动员不仅需收集到目标干细胞数量,还应尽量减少采集次数、降低费用并避免动员相关并发症。干细胞采集成功率的影响因素主要包括以下几方面。

一、既往治疗情况

干细胞采集前接受的化疗周期数越多,骨髓造血功能越差,会影响后期采用 G-CSF 动员时的成功率。因此,对于拟行 ASCT 的患者,在疗效评估达到 CR 后,建议尽早行自体造血干细胞采集、备用。另外,拟行 ASCT 的患者应尽

量避免使用对造血干细胞有损伤的药物,如苯达莫司汀、来那度胺等。因病情需要需应用该类药物的患者,应尽早进行干细胞动员(建议应用≤4 个周期),并建议至少停药 2～4 周后再进行动员和采集。此外,干细胞动员前疾病缓解状态,也会影响动员和采集效果,未达 CR 患者的动员达标率较达 CR 者显著降低。

二、干细胞动员方案的选择

造血干细胞动员方案包括稳态动员和化疗动员。稳态动员仅应用 G-CSF 进行动员,其优势为安全性高、费用相对低、采集时间相对固定,但是化疗间隔时间长,存在肿瘤复发进展的风险。化疗动员分为疾病特异性化疗和动员化疗,采用化疗药物联合 G-CSF,费用相对高、存在感染/出血风险、动员和采集时机不易把握,但是具有可以充分动员干细胞、化疗间隔短(肿瘤不易波动)等优势[1-2]。华盛顿大学的一项相关研究表明,稳态动员与化疗动员两者的动员效果类似[3]。稳态动员更适合疾病达到 CR 或者体质稍差不适合化疗动员的患者。对于淋巴瘤动员方案的选择,EBMT 推荐疾病特异性化疗动员,避免增加额外的化疗周期[4]。《淋巴瘤自体造血干细胞动员和采集中国专家共识(2020 年版)》推荐首次造血干细胞动员应用化疗联合 G-CSF,化疗方案可以是疾病特异性化疗动员方案,也可为独立化疗动员方案(通常为大剂量环磷酰胺)[5]。

三、G-CSF 的应用时机及剂量

采用化疗动员者,化疗后何时开始应用 G-CSF 尚无定论,一般在白细胞降至谷点时开始用药,直至采集结束。常用剂量为 5～10 $\mu g/(kg \cdot d)$,单次或分两次给药。相关研究表明,使用 G-CSF 5 $\mu g/(kg \cdot d)$ 的采集成功率更低,到达采集目标的时间更长,建议采用足量 10 $\mu g/(kg \cdot d)$ 的 G-CSF。

四、干细胞采集时机

正确判断采集时机是获得最大采集数量的重要因素。外周血 $CD34^+$ 细胞绝对值与单采量成正比,单采前外周血 $CD34^+$ 细胞计数是干细胞动员状况良好的预测指标,可以提前预测采集量和采集天数,也可以提前发现动员不佳的患者,以便尽早干预。一般建议,化疗动员在白细胞计数恢复至 $10^9/L$ 以上后每天检测外周血 CD34$^+$ 细胞数,稳态动员从使用 G-CSF 后第 4 天开始监测。单采前外周血 CD34$^+$ 细胞计数≥20 个/μL 时,94%的患者可达到最低干细胞采集量;外周血 CD34$^+$ 细胞计数为 11~19 个/μL 为临界动员不佳;6~10 个/μL 为动员效果非常不佳,采集失败风险超过 30%;CD34$^+$ 细胞计数<5 个/μL 预示达到采集目标值可能性极低,动员失败的比例高达 64%,可在 24~72 h 后重复检测再做决定,或直接放弃本次采集[6]。

五、趋化因子受体 CXCR4 拮抗剂

趋化因子受体 CXCR4 拮抗剂普乐沙福可促使造血干细胞从骨髓释放进入外周血,产生快速动员效果。普乐沙福联合 G-CSF 无论是达标动员还是优质动员,比例都高于传统稳态动员安慰剂+G-CSF,且优质动员患者比例大幅提升。对于上述动员不佳的患者,可在化疗或 G-CSF 动员基础上抢先加用普乐沙福,可有效提高动员成功率及采集效率。推荐以下几种情况进行抢先干预:①采集前外周血 CD34$^+$ 细胞计数<10 个/μL,推荐联合普乐沙福;采集前外周血 CD34$^+$ 细胞计数为 10~20 个/μL 时,应结合患者疾病特征及治疗史决定是否给予抢先干预,如两次移植的患者可能需要至少采集 4×10^6/kg CD34+细胞,此时推荐启动抢先干预。②若外周血 CD34$^+$ 细胞实时计数不可获得,也可根据当日 CD34$^+$ 细胞采集量评估联合普乐沙福的时机,采集当日或随后采集的 CD34$^+$ 细胞量低(如第 1 天采集量<1.5×10^6/kg 或随后采集量<0.5×10^6/kg),则推荐联合普乐沙福。在进行抢先干预时,为确保更好的采集效果,建议普乐沙福适用于采集前外周血 CD34$^+$ 细胞计数>5 个/μL 的患者[7]。此外,患者体质差、分期晚、年龄大、红骨髓部位放疗等也是影响干细胞采集成功的重要因素[5]。

(周志远撰写,张蕾审校)

······ **参考文献** ······

[1] Tanhehco YC, Vogl DT, Stadtmauer EA, et al. The evolving role of plerixafor in hematopoietic progenitor cell mobilization [J]. Transfusion, 2013, 53 (10): 2314 - 2326.

[2] Mohty M, Hübel K, Kröger N, et al. Autologous haematopoietic stem cell mobilisation in multiple myeloma and lymphoma patients: a position statement from

the European Group for Blood and Marrow Transplantation [J]. Bone Marrow Transplant, 2014,49(7):865 - 872.

［3］Pusic I, Jiang SY, Landua S, et al. Impact of mobilization and remobilization strategies on achieving sufficient stem cell yields for autologous transplantation [J]. Biol Blood Marrow Transplant, 2008,14(9):1045 - 1056.

［4］Wuchter P, Ran D, Bruckner T, et al. Poor mobilization of hematopoietic stem cells-definitions, incidence, risk factors, and impact on outcome of autologous transplantation [J]. Biol Blood Marrow Transplant, 2010,16(4):490 - 499.

［5］中华医学会血液学分会,中国临床肿瘤学会(CSCO)抗淋巴瘤联盟.淋巴瘤自体造血干细胞动员和采集中国专家共识(2020 年版)[J].中华血液学杂志,2020,12:979 - 983.

［6］Romeo A, Chierichini A, Spagnoli A, et al. Standard-versus high-dose lenograstim in adults with hematologic malignancies for peripheral blood progenitor cell mobilization [J]. Transfusion, 2010,50(11):2432 - 2446.

［7］中国抗癌协会血液肿瘤专业委员会.普乐沙福用于动员自体外周血造血干细胞的中国专家共识(2021 版)[J].中国肿瘤临床,2021,48(9):433.

如何选择 CAR-T 细胞治疗前的桥接方案及治疗后的维持方案

目前,CAR-T 细胞治疗前的桥接治疗尚无标准的方案,需依据患者既往治疗史、病理类型、身体状况及肿瘤负荷,合理选择化疗、放疗、靶向药物治疗或 ASCT。同样,CAR-T 细胞治疗后的维持治疗亦无标准方案,但已有研究表明,BTK 抑制剂、西达本胺、免疫检查点抑制剂等药物能增强 CAR-T 细胞治疗的疗效。

问题详解

在 CAR-T 细胞治疗过程中,单采与清淋治疗之间设有一定的时间间隔,用于 CAR-T 细胞的制备。临床数据显示,约 7% 患者在等待 CAR-T 细胞制备完成期间未能存活,提示桥接疗法的潜在重要性。桥接治疗旨在防止显著疾病进展(PD)损害器官功能或发生影响患者进行清淋预处理和接受 CAR-T 细胞治疗的并发症;建立平衡的体内靶效应比,以实现有效的 CAR-T 细胞过继性免疫治疗。CAR-T 细胞输注前的桥接治疗可用于高危患者,如 IPI 评分高、LDH 升高、巨块型疾病等,以控制 PD。对于病情稳定、肿瘤负荷低的患者,若 CAR-T 制备时间较短,可不采用桥接治疗。桥接治疗方案包括化疗或免疫化疗、放疗、靶向治疗、激素治疗等,其方案选择应个体化。淋巴瘤患者选择桥接治疗时,考虑的因素包括既往化疗及免疫化疗的缓解情况、总肿瘤负荷和肿瘤侵犯的分布和部位、患者的身体状况、单采的时机、患者的病理特征等;桥接方案不宜过强,否则不良反应可能会影响后续清淋化疗及细胞回输。

在梁爱斌教授主编的《CAR-T 细胞治疗 MDT 全程管理专家共识》中,对于桥接治疗的流程做出以下推荐(图 5 - 1)。

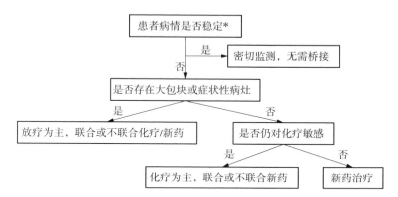

图 5 - 1　桥接治疗流程图

注: * 指是否存在高肿瘤负荷肿瘤快速进展或肿瘤压迫特殊部位。

NCCN 指南对部分桥接治疗的方案推荐如图 5 - 2 所示。

CAR-T 细胞治疗的桥接选择
通常需 1 个或更多周期,直至 CAR-T 细胞产品可用

- DHA(地塞米松、阿糖胞苷)+铂类(卡铂、顺铂或奥沙利铂)±利妥昔单抗
- GDP(吉西他滨、地塞米松、顺铂)±利妥昔单抗或(吉西他滨、地塞米松、卡铂)±利妥昔单抗
- GemOx(吉西他滨、奥沙利铂)±利妥昔单抗
- ICE(异环磷酰胺、卡铂、依托泊苷)±利妥昔单抗
- 维泊妥珠单抗(Polatuzumab vedotin-piiq, Polivy)±利妥昔单抗±苯达莫司汀(苯达莫司汀应仅在白细胞单采后考虑/添加)
- ISRT(可单用或序贯系统治疗)

图 5 - 2　NCCN 指南推荐的部分桥接治疗方案

在一项回顾性研究中,收集了 26 个中心 105 例 CAR-T 治疗的 B 细胞淋巴瘤患者,41 例患者在 CAR-T 细胞治疗之前接受了维泊妥珠单抗的桥接治疗,12 个月的 OS 率为 58.5%,提示维泊妥珠单抗单药或联合治疗是一种有价值的桥接治疗方案[1]。

对于非生发中心的 DLBCL 患者,BTK 抑制剂也是一种较好的治疗选择。前期的体外、体内试验均证实,BTK 抑制剂能够提高 CD19 CAR-T 细胞的抗

肿瘤免疫效应。

　　CAR-T 细胞治疗之后的维持治疗同样尚无标准的方案。现有研究表明，CAR-T 细胞治疗后患者虽可获得较高的缓解率，但远期疗效并不乐观，而桥接造血干细胞移植可改善患者疗效。CAR-T 疗法和造血干细胞移植可以进行互补，从而发挥更佳的疗效。如 R/R 急性淋巴细胞白血病（ALL）患者在 CAR-T 细胞治疗后桥接移植可使患者获得更多生存获益[2]。

　　2016 年《血液》(Blood)杂志发表了来自宾夕法尼亚大学的个案报道，1 例难治性 DLBCL 患者在使用 CD19 CAR-T 细胞治疗后疾病进展（PD），给予 PD-1 后，患者具有显著的临床抗肿瘤反应，体内 CAR-T 细胞扩增。后期的研究也显示 PD-1 治疗可改善肿瘤免疫微环境，恢复 CAR-T 细胞功能[3-4]。此外，CAR-T 联合 BTK 抑制剂可显著延迟肿瘤生长并提高存活率，BTK 抑制剂可增加 CAR-T 细胞数量和治疗持久性[5-6]。

（周志远撰写，张蕾审校）

······ 参考文献 ······

[1] Liebers N, Duell J, Fitzgerald D, et al. Polatuzumab vedotin as a salvage and bridging treatment in relapsed or refractory large B-cell lymphomas [J]. Blood Adv, 2021, 5 (13):2707 - 16.

[2] Liu J, Zhang X, Zhong JF, et al. CAR-T cells and allogeneic hematopoietic stem cell transplantation for relapsed/refractory B-cell acute lymphoblastic leukemia [J]. Immunotherapy, 2017, 9(13):1115 - 25.

[3] Bendell JC, Bedard P, Bang Y-J, et al. Abstract CT302: Phase Ⅰa/Ⅰb dose-escalation study of the anti-TIGIT antibody tiragolumab as a single agent and in combination with atezolizumab in patients with advanced solid tumors [J]. Cancer Research, 2020, 80(16_Supplement): CT302-CT.

[4] Cherkassky L, Morello A, Villena-vargas J, et al. Human CAR T cells with cell-intrinsic PD-1 checkpoint blockade resist tumor-mediated inhibition [J]. J Clin Invest, 2016, 126(8):3130 - 44.

[5] Qin JS, Johnstone TG, Baturevych A, et al. Antitumor potency of an anti-CD19 chimeric antigen receptor T-cell therapy, lisocabtagene maraleucel in combination with ibrutinib or acalabrutinib [J]. J Immunother, 2020, 43(4):107 - 120.

[6] Claire Roddie, Lorna Neill, Wendy Osborne, et al. Effective bridging therapy can improve CD19 CAR-T outcomes while maintaining safety in patients with large B-cell lymphoma[J]. Blood Adv, 2023, 7(12):2872 - 83.

第六章

霍奇金淋巴瘤(HL)及其他淋巴瘤相关问与答

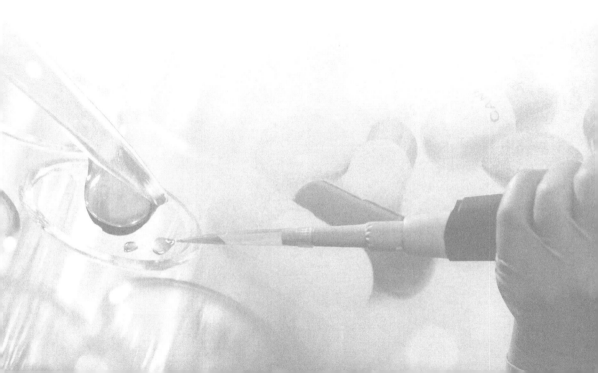

复发的 HL 患者 ASCT 后疾病进展，如何选择后续治疗

复发的 HL 患者经 ASCT 后疾病进展(PD)的治疗方案，首选 allo-HSCT，次选方案需依据前线治疗药物而定：若前线治疗未使用过维布妥昔单抗或 PD-1 单抗类药物，可选择含这两类药物的挽救治疗方案；若前线治疗已使用过维布妥昔单抗及 PD-1 单抗类药物，则可考虑入组新药临床试验，或使用 CD30 CAR-T 细胞治疗、CD25 抗体偶联药物、放疗等。

问题详解

对于复发/难治霍奇金淋巴瘤(R/R HL)患者给予标准化疗方案后进行 ASCT 通常能显著改善患者预后，但部分高危 R/R HL 患者在经过 ASCT 后最终仍会复发。ASCT 后进展的治疗方案，首选 allo-HSCT，次选方案需依据前线使用的治疗药物而定。

2016 年发表的一项纳入了 1 850 例 R/R HL 患者的荟萃分析结果显示，6 个月、1 年、2 年和 3 年 RFS 率分别为 77%(59%~91%)、50%(42%~57%)、37%(31%~43%) 和 31%(25%~37%)；OS 分别为 83%(75%~91%)、68%(62%~74%)、58%(52%~64%)和 50%(41%~58%)。荟萃分析回归结果显示，在 2000 年或之后纳入的患者，具有较高的 6 个月($P=0.012$)和 1 年 OS($P=0.046$)[1]。近年的数据也显示，allo-HSCT 是接受 ASCT 后进展 R/R HL 患者的有效治疗手段，且安全性也得到了提升。2022

年一项回顾性研究数据显示,allo-HSCT 治疗 R/R HL 的 3 年 OS 和 EFS 率分别为 81%(95% CI:65%~91%)和 55%(95% CI:38%~72%)。3 年累计复发率(CIR)为 33%(95% CI:13%~51%)。Ⅱ~Ⅳ级 aGVHD 和Ⅲ~Ⅳ级严重 aGVHD 的累计发病率分别为 36%(95% CI:22%~48%)和 22%(95% CI:9%~33%)。cGVHD 的累计发病率为 32%(95% CI:17%~45%),其中中度或重度 cGVHD 为 17%(95% CI:4%~28%)。该研究中 allo-HSCT 后发生 aGVHD 患者的 CIR 显著降低(24% vs 49%,$P=0.004$)[2]。

对于复发的 HL 患者,常采用含铂或吉西他滨类药物的化疗方案,但是这些方案的 CR 率相对较低。目前,含维布妥昔单抗(BV)的联合方案是较好的挽救治疗选择,如 BV 联合苯达莫司汀方案[3]的 ORR 可达 91.7%,CR 率可达75%;BV 联合 DHAP 方案[4]的 3 年 PFS 率达到 77%,3 年 OS 率达到 95%。此外,ASCT 后 BV 维持治疗可给 R/R HL 患者带来生存获益。AETHERA 研究[5]显示,ASCT 后 BV 维持治疗患者的 2 年 PFS 率更高(63% vs 51%)。

PD-1 单抗也是 R/R HL 的治疗选择。Keynote-204 研究[6]对比了帕博利珠单抗(PD-1 单抗)和 BV 二线治疗 R/R HL 患者的疗效。研究结果显示,相比于 BV,帕博利珠单抗治疗 R/R HL 患者的 PFS 更优(中位 PFS:13.2 个月 vs 8.3 个月;12 个月 PFS 率:53.9% vs 35.6%),帕博利珠单抗治疗 R/R HL 的 ORR 也更高(65.6% vs 54.2%)。一项Ⅱ期临床研究结果[7]显示,帕博利珠单抗联合 GVD 作为复发/难治经典型霍奇金淋巴瘤(R/R cHL)二线治疗方案,CR 率可达 95%,ORR 可达 100%。此外,国内学者研究了西达本胺联合地西他滨和卡瑞利珠单抗(PD-1 单抗)治疗 R/R cHL 的疗效和安全性。研究结果显示,三药联合方案在 R/R cHL 患者中的 ORR 高达 93%,CR 率达到43%。此外,地西他滨联合卡瑞利珠单抗的两药联合方案也在 R/R cHL 患者中显示出了显著的疗效[8]。

因此,对于前线治疗未使用过维布妥昔单抗或者是 PD-1 单抗类药物的患者,可选择上述含这两类药物的联合治疗方案。

对于维布妥昔单抗和 PD-1 单抗治疗失败的 R/R cHL 患者,CD25 抗体偶联药物 camidanlumab tesirine(Cami)提供了新的治疗选择。一项Ⅱ期临床研究结果显示[9],Cami 治疗 R/R cHL 的 ORR 达到 70.1%,CR 率达到 33.3%,中位 PFS 达到 13.7 个月。

CAR-T 在 R/R HL 中的使用前景同样值得关注。一项Ⅰ/Ⅱ期研究结果显示[10],在 32 例可评估疗效的 R/R HL 患者中,CD30 CAR-T 治疗 R/R HL 的 ORR 达到 72%,CR 率达到 59%,1 年的 PFS 率为 36%(95% CI:21%～51%),1 年的 OS 率为 94%(95% CI:79%～99%),且药物的安全性良好。

此外,对于单一部位复发和 2 个部位复发的 HL 患者,可考虑局部放疗[11]。

(曾若兰撰写,周辉审校)

······ **参考文献** ······

[1] Rashidi A, Ebadi M, Cashen AF. Allogeneic hematopoietic stem cell transplantation in Hodgkin lymphoma: a systematic review and meta-analysis [J]. Bone Marrow Transplant, 2016,51(4):521－528.

[2] Beynarovich A, Lepik K, Mikhailova N, et al. Favorable outcomes of allogeneic hematopoietic stem cell transplantation with fludarabine-bendamustine conditioning and posttransplantation cyclophosphamide in classical Hodgkin lymphoma [J]. Int J Hematol, 2022,116(3):401－410.

[3] LaCasce AS, Bociek RG, Sawas A, et al. Brentuximab vedotin plus bendamustine: A highly active first salvage regimen for relapsed or refractory Hodgkin lymphoma [J]. Blood, 2018,132(1):40－48.

[4] Kersten MJ, Driessen J, Zijlstra JM, et al. Combining brentuximab vedotin with dexamethasone, high-dose cytarabine and cisplatin as salvage treatment in relapsed or refractory Hodgkin lymphoma: the phase Ⅱ HOVON/LLPC transplant BRaVE study [J]. Haematologica, 2021,106(4):1129－1137.

[5] Moskowitz CH, Nademanee A, Masszi T, et al. Brentuximab vedotin as consolidation therapy after Autologous stem-cell transplantation in patients with Hodgkin's lymphoma at risk of relapse or progression (AETHERA): A randomised, double-blind, placebo-controlled, phase 3 trial [J]. Lancet, 2015,385(9980):1853－1862.

[6] Kuruvilla J, Ramchandren R, Santoro A, et al. Pembrolizumab versus brentuximab vedotin in relapsed or refractory classical Hodgkin lymphoma (KEYNOTE-204): An interim analysis of a multicentre, randomised, open-label, phase 3 study [J]. Lancet Oncol, 2021,22(4):512－524.

[7] Moskowitz AJ, Shah G, Schöder H, et al. Phase Ⅱ trial of pembrolizumab plus gemcitabine, vinorelbine, and liposomal doxorubicin as second-line therapy for relapsed or refractory classical Hodgkin lymphoma [J]. J Clin Oncol, 2021,39(28):3109－3117.

[8] Wang CM, Liu Y, Dong L, et al. Efficacy of decitabine plus anti-PD-1 camrelizumab in patients with Hodgkin lymphoma who progressed or relapsed after PD-1 blockade

monotherapy［J］. Clin Cancer Res, 2021,27(10):2782 – 2791.

［9］ Xu B, Li S, Kang B, et al. CD25-targeted antibody-drug conjugate camidanlumab tesirine for relapsed or refractory classical Hodgkin lymphoma［J］. Invest New Drugs, 2022,40(6):1333 – 1341.

［10］ Ramos CA, Grover NS, Beaven AW, et al. Anti-CD30 CAR-T cell therapy in relapsed and refractory Hodgkin lymphoma［J］. J Clin Oncol, 2020,38(32):3794 – 3804.

［11］ Milgrom SA, Jauhari S, Plastaras JP, et al. A multi-institutional analysis of peritransplantation radiotherapy in patients with relapsed/refractory Hodgkin lymphoma undergoing Autologous stem cell transplantation［J］. Cancer, 2017, 123 (8):1363 – 1371.

R/R HL 患者挽救治疗有效并行 ASCT 巩固治疗后，能否选择抗 PD-1 抗体进行维持治疗

对于 R/R HL 患者，若挽救治疗有效并进行了 ASCT 巩固治疗后，尤其是存在 ASCT 后复发高危因素的患者，若不适合或不愿接受维布妥昔单抗维持治疗，可考虑行抗 PD-1 抗体维持治疗。

🔷 问题详解

对于存在 ASCT 后复发高危因素的患者，例如原发耐药、一线治疗后 1 年以内复发、复发时有结外受累、移植前 PET/CT 阳性或未获得 CR、经历≥2 线挽救治疗等，可考虑 ASCT 后给予维持治疗。目前，维持治疗可选方案包括 CD30-ADC 类药物维布妥昔单抗和抗 PD-1 抗体。

一项Ⅲ期临床研究（AETHERA）评价了维布妥昔单抗在具有不良预后因素的 R/R cHL ASCT 后维持治疗的价值[1]。该研究对比了 ASCT 后维布妥昔单抗和安慰剂维持治疗，结果显示维布妥昔单抗显著改善了患者的 PFS（42.9 个月 *vs* 24.1 个月）。但该研究入组的患者在 ASCT 前均未接受过维布妥昔单抗治疗，因此对于 ASCT 前已经使用过维布妥昔单抗的患者，移植后维持治疗是否仍能获益并不明确。

针对抗 PD-1 抗体的维持治疗目前尚无随机对照研究的结果，但几项前瞻性单臂研究报道了抗 PD-1 抗体作为维持治疗的初步数据。一项Ⅱ期临床研究中，30 例 R/R HL 患者在 ASCT 后接受了帕博利珠单抗维持治疗（最多 8 个

周期),患者 18 个月的 PFS 率为 82%,18 个月的 OS 率为 100%[2]。另一项Ⅱ期临床研究中,37 例 R/R HL 患者在 ASCT 后接受了纳武利尤单抗维持治疗(最长 6 个月),初步结果显示,患者 6 个月的 PFS 率为 92.1%,12 个月的 OS 率为 100%[3]。此外,一项Ⅱ期临床研究评价了纳武利尤单抗联合维布妥昔单抗作为 HL 患者 ASCT 后维持治疗的疗效。该研究共纳入 59 例患者,患者 18 个月的 PFS 率和 OS 率分别为 95% 和 98%[4]。

　　虽然抗 PD-1 抗体的维持治疗在Ⅱ期研究中的早期疗效数据令人鼓舞,但仍需更多随访数据验证其远期疗效,且目前尚无随机对照研究对比抗 PD-1 抗体与维布妥昔单抗作为维持治疗的优劣。鉴于抗 PD-1 抗体在 R/R HL 后续治疗中已显示出优于维布妥昔单抗的效果(KEYNOTE-204 研究)[5],对于不适合或不愿意接受维布妥昔单抗维持的患者,临床上可考虑使用抗 PD-1 抗体进行维持治疗。

(胡少轩撰写,邓丽娟审校)

······ 参考文献 ······

[1] Moskowitz CH, Nademanee A, Masszi T, et al. Brentuximab vedotin as consolidation therapy after autologous stem-cell transplantation in patients with Hodgkin's lymphoma at risk of relapse or progression (AETHERA): A randomised, double-blind, placebo-controlled, phase 3 trial [J]. Lancet, 2015,385(9980):1853-1862.

[2] Armand P, Chen YB, Redd RA, et al. PD-1 blockade with pembrolizumab for classical Hodgkin lymphoma after autologous stem cell transplantation [J]. Blood, 2019,134(1):22-29.

[3] Bachier C, Schade H, Zoghi B, et al. A phase Ⅱ single arm study of nivolumab as maintenance therapy after autologous stem cell transplantation in patients with Hodgkin lymphoma at risk of relapse or progression [J]. Blood, 2021, 138 (Supplement 1):2455.

[4] Herrera FA, Chen L, Nieto Y, et al. Consolidation with nivolumab and brentuximab vedotin after autologous hematopoietic cell transplantation in patients with high-risk Hodgkin lymphoma [J]. Blood, 2020,136 (Supplement 1):19-20.

[5] Kuruvilla J, Ramchandren R, Santoro A, et al. Pembrolizumab versus brentuximab vedotin in relapsed or refractory classical Hodgkin lymphoma (KEYNOTE-204): an interim analysis of a multicentre, randomised, open-label, phase 3 study [J]. Lancet Oncol, 2021,22(4):512-524.

浆母细胞淋巴瘤的诊断和治疗策略是什么

活检组织病理学是浆母细胞淋巴瘤（PBL）诊断的"金标准"。PBL 属于大 B 细胞淋巴瘤，其诊断需满足：伴浆母细胞/免疫母细胞形态；表达浆细胞相关抗原（如 MUM1、CD138、BLIMP1）；CD20、PAX5、ALK 和 KSHV/HHV8 阴性。PBL 中 EBV 阳性（EBER 阳性）约占 70%，若检测到 MYC 重排及单克隆 IG 重排，则更支持 PBL 的诊断。PBL 的治疗缺乏统一标准，目前多项研究推荐加入硼替佐米的 V-EPOCH 方案作为一线治疗，疗效优于传统的 CHOP 或 CHOP 样方案。对于在一线治疗后达 CR 或 PR 的患者，建议进一步行 ASCT。难以耐受化疗的老年患者，可考虑一线以来那度胺为基础的方案。对于 R/R PBL 患者，可尝试采用硼替佐米和来那度胺为基础的方案、免疫检查点抑制剂以及针对不同靶点的新型靶向药物进行挽救性治疗。

问题详解

PBL 是以免疫母细胞及浆母细胞分化为主的高度侵袭性的淋巴瘤，患者常伴 HIV 感染或其他原发或继发的免疫缺陷疾病。90% 为结外原发，以口腔最为常见，其次是胃肠道。因中国地区患者多为 HIV 阴性，以下仅论述 HIV 阴性患者相关诊治策略。

一、病理特征

肿瘤细胞形态学可呈谱系性，从呈黏附性弥漫增生的免疫母细胞到弥漫的浆母细胞样分化。细胞大,胞质丰富,核大、圆形、居中或略偏位,可有中位大的双嗜性核仁(免疫母细胞)或深染的核,染色质粗糙及明显大小不等的核仁(浆母细胞),核分裂象及凋亡小体均易见到。发生在口腔、鼻腔及鼻旁窦的 PBL,肿瘤细胞常呈现一致的浆母细胞形态;淋巴结内及其他结外器官病变肿瘤细胞则以浆细胞分化为主。绝大多数肿瘤细胞表达浆细胞标志物 CD38、CD138、Vs38c、MUM1、PRDM1 和 XBP1;常表达 EMA 及 CD30,部分病例表达 CD79a,少数情况下可异常表达 CD43、CD45RO 等 T 细胞标志物。Ki-67 检测常显示肿瘤高增殖活性,肿瘤不表达或仅少量弱表达 CD45、PAX5 及 CD20。约 1/5 的病例可表达 CD10,但 BCL2 和 BCL6 通常阴性,CD56 表达率约 20%。原位杂交 EBER 阳性率约 70%,在 HIV 感染或移植后患者中阳性率高,而在 HIV 阴性患者中阳性率低。约 50% 的 PBL 中可检测到 *MYC* 基因重排。

二、鉴别诊断

PBL 需与浆细胞骨髓瘤(PCM)的髓外侵犯、孤立性 PCM 的浆母细胞亚型相鉴别。

PCM 的髓外侵犯多表现为骨损害明显、外周血及尿中 M 蛋白升高,缺乏 EBV 感染相关证据。而 PBL 通常 Ki-67>90%[1],CD117 及 CyclinD1 阴性,无高钙血症、肾功能不全、贫血和溶骨性病变症状。

孤立性浆细胞瘤常见于头颈部,组织学以成熟浆细胞为主,无免疫缺陷相关病史。Ki-67 检测显示肿瘤增殖活性较低。

三、治疗

PBL 的治疗尚存争议,既往多采用 CHOP 或 CHOP 样方案作为一线治疗,CR 率为 69%,中位 PFS 和 OS 分别为 6 个月和 11 个月[2]。美国国立综合癌症网(NCCN)指南指出,CHOP 方案疗效不佳,但是高强度的化疗似乎也并未明显改善患者生存状况[3]。然而,硼替佐米的加入可能改善患者的预后。相关研究表明,V-EPOCH 方案可作为 PBL 患者的一线治疗,其安全有效,CR 率>90%[4](n=16)。在 Dittus 等[5]对 8 例 PBL 患者的研究中,V-EPOCH 方案的 CR 率达到 100%,2 年 OS 率为 50%。此外,Castillo 等[6]的研究结果也提示,V-EPOCH 方案可作为 PBL 患者的一线治疗,其安全有效,CR 率>90%,5 年 OS 率为 65%。综上所述,硼替佐米联合化疗,可能克服典型的化疗耐药性,有效提高生存,改善预后。

来那度胺是一种免疫调节剂。相关研究表明,一线治疗中包含来那度胺/沙利度胺的方案,CR 率可达 100%[7]。Schmit 等[8]报道了 1 例 82 岁的男性患者一线行 CRD(环磷酰胺、来那度胺、地塞米松)方案治疗,2 个周期后达 CR 并持续 1 年以上。尽管一线治疗数据有限,来那度胺对老年及不能耐受强化疗方案的患者而言,是个不错的选择。

Cattaneo 等[9]报道了 24 例一线治疗后进行 ASCT 巩固治疗的 PBL 患者,2 年 OS 率为 53%。此外,还有研究报道了 1 例 PBL 患者在接受 GEMOX 方案化疗获得 PR,随后行 ASCT 巩固治疗,生存超过 26 个月[10]。因此,一线治疗后 CR 或 PR,推荐 ASCT 巩固治疗,尤其是伴有高危因素的患者,如 aaIPI 评分＞2 分,HIV 呈阴性状态,*MYC* 基因重排,*TP53* 基因缺失等[11]。

对于 R/R PBL 患者,硼替佐米和来那度胺为基础的方案以及免疫检查点抑制剂等,都是不错的治疗选择。有相关研究报道,在 R/R PBL 中使用硼替佐米联合来那度胺可使患者缓解时间超过 2 年。Cheng 等[12]报道了 1 例老年女性患者在一线行 miniCHOP 方案联合硼替佐米无效后,使用替雷利珠单抗(tislelizumab)联合来那度胺治疗达 CR 超过 18 个月。除了上述的治疗方式,新型的靶向药物也在不断涌现,如靶向 CD30 的维布妥昔单抗(BV)及针对信号淋巴细胞激活分子家族成员 7（SLAMF7/CD319）的埃洛妥珠单抗(elotuzumab)等。另外,通过抑制 *MYC* 转录的溴结构域与超末端结构域(BET)抑制剂(JQ1)以及 BTK 的抑制剂也可能成为潜在的有效治疗药物[13]。

综上所述,对于初治 PBL 患者,一线治疗可采用 V-EPOCH 方案,疗效优于传统的 CHOP 或 CHOP 样方案。对于一线治疗后达 CR 或 PR 的患者,建议进一步行 ASCT 巩固治疗。难以耐受化疗的老年患者可考虑一线以来那度胺为基础的方案。对于 R/R PBL 患者,可以尝试硼替佐米和来那度胺为基础的方案,也可以单药或者联合免疫检查点抑制剂或者选择针对不同靶点的新型靶向药物进行挽救性治疗。

（尹文娟、彭慧琳撰写,杨海燕审校）

······ 参考文献 ······

［1］Fonseca FP, Robinson L, van Heerden MB, et al. Oral plasmablastic lymphoma: A clinicopathological study of 113 cases [J]. J Oral Pathol Med, 2021,50(6):594 - 602.

[2] Ando K, Imaizumi Y, Kobayashi Y, et al. Bortezomib- and lenalidomide-based treatment of refractory plasmablastic lymphoma [J]. Oncol Res Treat, 2020,43(3): 112 - 116.

[3] Jayachandran PK, Rajan AK, Karunakaran P, et al. Plasmablastic lymphoma-single centre experience with infusional EPOCH chemotherapy [J]. Leuk Res, 2020, 95:106391.

[4] Chee ARY, Ng TF, Lam SJP, et al. An unusual case of plasmablastic lymphoma presenting as dermatomyositis [J]. Clin Case Rep, 2020,8(5):843 - 847.

[5] Dittus C, Grover N, Ellsworth S, et al. Bortezomib in combination with dose-adjusted EPOCH (etoposide, prednisone, vincristine, cyclophosphamide, and doxorubicin) induces long-term survival in patients with plasmablastic lymphoma: a retrospective analysis [J]. Leuk Lymphoma, 2018,59(9):2121 - 2127.

[6] Castillo JJ, Guerrero-Garcia T, Baldini F, et al. Bortezomib plus EPOCH is effective as frontline treatment in patients with plasmablastic lymphoma [J]. Br J Haematol, 2019,184(4):679 - 682.

[7] Makady NF, Ramzy D, Ghaly R, et al. The emerging treatment options of plasmablastic lymphoma: analysis of 173 individual patient outcomes [J]. Clin Lymphoma Myeloma Leuk, 2021,21(3):e255 - e263.

[8] Schmit JM, DeLaune J, Norkin M, et al. A Case of plasmablastic lymphoma achieving complete response and durable remission after lenalidomide-based therapy [J]. Oncol Res Treat, 2017,40(1 - 2):46 - 48.

[9] Cattaneo C, Finel H, McQuaker G, et al. Autologous hematopoietic stem cell transplantation for plasmablastic lymphoma: the European Society for Blood and Marrow Transplantation experience [J]. Biol Blood Marrow Transplant, 2015,21(6): 1146 - 1147.

[10] Li YJ, Li JW, Chen KL, et al. HIV-negative plasmablastic lymphoma: report of 8 cases and a comprehensive review of 394 published cases [J]. Blood Res, 2020,55(1):49 - 56.

[11] Al-Malki MM, Castillo JJ, Sloan JM, et al. Hematopoietic cell transplantation for plasmablastic lymphoma: a review [J]. Biol Blood Marrow Transplant, 2014,20(12): 1877 - 1884.

[12] Cheng L, Song Q, Liu M, et al. Case report: Successful management of a refractory plasmablastic lymphoma patient with tislelizumab and lenalidomide [J]. Front Immunol, 2021,12:702593.

[13] Lopez A, Abrisqueta P. Plasmablastic lymphoma: current perspectives [J]. Blood Lymphat Cancer, 2018,8:63 - 70.

PMBCL 一线治疗后达 CMR 的患者是否需要进行纵隔局部放疗

对于原发纵隔大 B 细胞淋巴瘤(PMBCL)一线治疗后达 CMR 的患者是否需进行纵隔局部放疗,目前尚存有争议。一线治疗若应用 DA-EPOCH-R 方案,可观察等待;一线治疗若应用 R-CHOP 方案,优先推荐累及部位放疗。

问题详解

PMBCL 一线免疫化疗后达到 CMR 的患者是否行累及部位放疗目前尚无统一标准,需综合考虑一线治疗方案的选择、PET/CT 疗效评价结果以及治疗前是否存在大包块等多种因素。

NCCN(2023.V6)指南推荐,对于初治 PMBCL 经 DA-EPOCH-R 治疗后达 CMR 的患者,可观察等待;R-CHOP 治疗后达 CMR 的患者,优先选择累及部位放疗,也可观察等待。而 2023 年 CSCO 指南推荐,对于初治 PMBCL 患者,经 R-CHOP 治疗后达 CMR 的患者,建议进行累及部位放疗,而 DA-EPOCH-R 治疗后达 CMR 的患者,则建议进行累及部位放疗或观察等待。

2019 年发表的一项基于真实世界数据的回顾性、多中心临床研究对比了 DA-EPOCH-R、R-CHOP 及 R-CHOP 联合放疗方案在初治 PMBCL 患者中的疗效,结果显示,DA-EPOCH-R 组和 R-CHOP 联合放疗组的 PFS 率和 OS 率接近,均显著优于 R-CHOP 治疗组;进一步亚组分析结果显示,对于合并大包块的 PMBCL 患者,DA-EPOCH-R 组和 R-CHOP 联合放疗组的 5 年 PFS 率相当(92.6％和 91.3％),均显著优于 R-CHOP 治疗组(56.6％),提示初治 PMBCL 患者无论是否合并大包块均能从 DA-EPOCH-R 或 R-CHOP 联合放疗方案中获益[1]。

另一项初治 PMBCL 的 Ⅱ 期临床研究中,一线治疗方案采用剂量增强的 DA-EPOCH-R,PET/CT 疗效评价为 CMR 的比例明显增高。结果提示:对于应用 DA-EPOCH-R 方案治疗后达 CMR 的患者,无须联合累及部位放疗,但该结果有待 Ⅲ 期随机对照临床试验的进一步验证[2]。

一线治疗方案采用 R-CHOP 的患者,是否联合累及部位放疗目前同样存有争议。多项前瞻性、随机对照临床研究探讨了 R-CHOP 联合放疗对比 R-CHOP 在初治 PMBCL 患者中的疗效。结果显示,R-CHOP 联合放疗可显著改善患者的 PFS 和 OS[3-5]。但也有部分研究结果显示,放疗的加入并不能使初治 PMBCL 患者获益[6-7]。

综上所述,对于 PMBCL 一线治疗后达 CMR 患者是否需进行纵隔局部放疗,目前尚存有争议。一线治疗若应用 DA-EPOCH-R 方案,可观察等待;一线治疗若应用 R-CHOP 方案,优先推荐累及部位放疗[8]。

(周志远撰写,张蕾审校)

······ 参考文献 ······

［1］ Chan EHL, Koh LP, Lee J, et al. Real world experience of R-CHOP with or without consolidative radiotherapy vs DA-EPOCH-R in the first-line treatment of primary mediastinal B-cell lymphoma [J]. Cancer medicine, 2019,8(10):4626 - 4632.

［2］ Melani C, Advani R, Roschewski M, et al. End-of-treatment and serial PET imaging in primary mediastinal B-cell lymphoma following dose-adjusted EPOCH-R: a paradigm shift in clinical decision making [J]. Haematologica, 2018, 103 (8): 1337 - 1344.

［3］ Held G, Thurner L, Poeschel V, et al. Role of radiotherapy and dose-densification of R-CHOP in primary mediastinal B-cell lymphoma: a subgroup analysis of the unfolder trial of the German Lymphoma Alliance (GLA) [J]. J Clin Oncol, 2020, 38 (15_ suppl):8041.

［4］ Jackson MW, Rusthoven CG, Jones BL, et al. Improved survival with combined modality therapy in the modern era for primary mediastinal B-cell lymphoma [J]. Am J Hematol, 2016,91(5):476 - 480.

［5］ Avilés A, Calva A, Neri N, et al. Radiotherapy after immunochemotherapy improves outcomes in patients with primary mediastinal large B-cell lymphoma [J]. Prec Radia Oncol, 2019,3(4):145 – 148.

[6] Savage KJ, Al-Rajhi N, Voss N, et al. Favorable outcome of primary mediastinal large B-cell lymphoma in a single institution: the British Columbia experience [J]. Ann Oncol, 2006,17(1):123 – 30.

[7] Steidl C, Gascoyne RD. The molecular pathogenesis of primary mediastinal large B-cell lymphoma [J]. Blood, 2011,118(10):2659 – 2669.

[8] Soueidy C, Kourie HR. Updates in the management of primary mediastinal B cell lymphoma [J]. Clin Lymphoma Myeloma Leuk, 2023,23(12):866 – 873.

成人淋巴母细胞淋巴瘤(LBL)诱导化疗后的巩固治疗应选择 ASCT 还是 allo-HSCT

对于诱导治疗达到首次缓解的 LBL,行 ASCT 或 allo-HSCT 巩固治疗均可改善患者的 PFS,两者 OS 无统计学差异。考虑到 allo-HSCT 的高治疗相关病死率、经济成本及对生活质量的负面影响,若患者初始骨髓侵犯比例低,经诱导治疗能够快速达到全身缓解且骨髓微小残留病灶(MRD)阴性,推荐选择 ASCT 作为巩固治疗方案。

🔷 问题详解

LBL 源自前体淋巴细胞阶段,具有部分白血病特征,但其生物学行为、临床特点和治疗策略又与急性淋巴细胞白血病存在差异性。

根据多项单中心的研究数据,LBL 患者在首次 CR(CR1)状态接受 ASCT 后的无病生存(DFS)率为 31%~77%,接受 allo-HSCT 后的 DFS 为 39%~91%[1]。有多项研究评价了自体或异基因移植对比巩固化疗的疗效,显示两种方法较巩固化疗均可改善患者的 PFS。一项单中心回顾性分析纳入 145 例 T 细胞 LBL 患者,其中Ⅲ/Ⅳ期占 84.1%,均行剂量调整的 BFM-90 方案诱导化疗。与未行巩固治疗的患者相比,54 例诱导化疗后行 ASCT 巩固治疗患者的 3 年 PFS 和 OS 率均更优,分别为 69.9% vs 29.2%,79.1% vs 33.4%[2]。在一项多中心前瞻性随机对照研究中,119 例 LBL 患者经诱导治疗达到缓解后随机分为巩固化疗组和 ASCT 组,中位随访时间为 37 个月,巩固化疗组和 ASCT 组的 3 年无复发生存率分别为24%和55%(P＝0.065)，OS率分别为45%和56%(P＝0.71)[3]。一项回顾性研究(n＝57)比较了LBL患者在诱导缓解后分别接受allo-HSCT和巩固化疗的疗效。allo-HSCT组和巩固化疗组患者的2年PFS率分别为51%和31%(P＝0.034)，2年复发率分别为14%和47%(P＜0.001)，2年非复发死亡率分别为28%和5%(P＝0.061)，2年OS率分别为58% vs 48%(P＝0.198)[4]。一项基于国际骨髓移植登记库数据的研究对比了LBL患者接受ASCT(n＝128)和allo-HSCT(n＝76)的生存数据。结果显示，allo-HSCT的5年复发率低于ASCT(34% vs 56%，P＝0.004)，但allo-HSCT的治疗相关病死率高于ASCT(18% vs 3%，P＝0.002)，两者的5年DFS率无显著差异(36% vs 39%)[5]。

　　综上所述，基于现有的研究结果，ASCT和allo-HSCT均可作为成人LBL患者诱导化疗后的巩固治疗选择，两者的长期生存率无统计学差异，可结合患者的具体情况进行个体化选择。考虑到allo-HSCT治疗的高相关病死率、经济负担及对生活质量的负面影响等因素，若患者初始骨髓侵犯比例低，经诱导治疗能够快速达到全身缓解且骨髓MRD阴性，可优先考虑行ASCT巩固治疗。

（胡少轩撰写，邓丽娟审校）

······ **参考文献** ······

［1］ Cortelazzo S, Ferreri A, Hoelzer D, Ponzoni M. Lymphoblastic lymphoma［J］. Crit Rev Oncol Hematol, 2017, 113:304 - 317.

［2］ Yu H, Mi L, Qi F, et al. Survival and prognostic analysis of T-cell lymphoblastic lymphoma patients treated with dose-adjusted BFM-90 regimen［J］. Aging (Albany NY), 2022, 14(7):3202 - 3215.

［3］ Sweetenham JW, Santini G, Qian W, et al. High-dose therapy and autologous stem-cell transplantation versus conventional-dose consolidation/maintenance therapy as postremission therapy for adult patients with lymphoblastic lymphoma: results of a randomized trial of the European Group for Blood and Marrow Transplantation and the United Kingdom Lymphoma Group［J］. J Clin Oncol, 2001, 19(11):2927 - 2936.

［4］ Yang L, Tan Y, Shi J, et al. Allogeneic hematopoietic stem cell transplantation should be in preference to conventional chemotherapy as post-remission treatment for adults with lymphoblastic lymphoma［J］. Bone Marrow Transplant, 2018, 53(10):1340 - 1344.

［5］ Levine JE, Harris RE, Loberiza FR Jr, et al. A comparison of allogeneic and autologous bone marrow transplantation for lymphoblastic lymphoma［J］. Blood, 2003, 101(7):2476 - 2482.

成人晚期高危伯基特淋巴瘤是否需要一线 ASCT 巩固治疗

伯基特淋巴瘤(BL)对化疗高度敏感,高强度联合化疗常可治愈。对经足疗程高强度方案治疗后达到 CR 的成人晚期高危 BL 患者,一线 ASCT 巩固可不作为常规推荐。但对于一线治疗强度或疗程不充分的患者,推荐行一线 ASCT 巩固治疗。

🔖 问题详解

BL 是一种高度侵袭性 B 细胞非霍奇金淋巴瘤(NHL),多见于儿童患者。BL 治疗通常需要高强度联合化疗,多数患者可达治愈。

虽然 BL 早先的治疗方案包括短期大剂量诱导化疗序贯 ASCT 巩固治疗,但是近年来随着高剂量强度化疗方案的引入,BL 一线治疗的模式有所改变。

2005 年发表在《血液病》(*Leukemia*)杂志上的一项研究中,85%(23/27)的 BL 患者采用短期大剂量诱导化疗序贯 ASCT 巩固的治疗模式,从诊断到行 BEAM 方案预处理的中位治疗时间为 70 d, CR 率为 81%,PR 率为 11%;5 年 OS 率和 EFS 率分别为 81%和 73%[1]。另一项来自意大利的研究中,68 例 BL 患者接受短期剂量密集的 CARMEN 方案。CARMEN 方案包括 36 d 诱导化疗加鞘内化疗,然后以高剂量阿糖胞苷为基础的巩固化疗。诱导后未达 CR 的患者在巩固治疗后接受 ASCT。BL 患者全程治疗后 CR 率 78%;5 年 PFS 率为 72%,5 年 OS 率为 76%[2]。

近年来,随着 CODOX-M/IVAC 等高剂量强度化疗方案的使用,BL 一线治疗的模式有所改变。一项单臂 Ⅱ 期临床试验[3]评估了 R-CODOX-M/R-IVAC 在成人高危 BL 患者中的疗效和毒性。患者接受 2 个周期的 R-CODOX-M 化疗,交替接受 2 个周期的 R-IVAC 化疗,然后再接受 2 个周期的单独利妥昔单抗化疗。22 例(81.4%)患者完成了 4 个化疗周期。有 2 例治疗相关死亡病例(7.4%)。2 年 PFS 率和 OS 率分别为 77.2% 和 80.7%。另一项来自中山大学肿瘤医院的研究[4],探讨了改良 R-CODOX-M/IVAC 方案在中国成人 BL 患者中的疗效。该研究回顾性分析了 123 例 BL 患者,49 例低危患者接受了 4~6 个周期减低剂量的改良 R-CODOX-M 方案,74 例高危患者接受了 6~8 个周期的减低剂量的改良 R-CODOX-M/IVAC 交替方案,总 ORR 为 87.0%。3 年无事件生存(EFS)率和 3 年 OS 率分别为 81.2% 和 92.1%。研究结果提示,足疗程的高强度化疗方案可以替代短期大剂量诱导化疗序贯 ASCT 巩固的治疗模式。

然而,对于一些年老体弱的 BL 患者,高强度化疗方案的急性毒性和晚期后遗症使得治疗难以实施。因此,有研究探讨了 DA-EPOCH-R 方案在初治成人 BL 患者中的疗效[5]。低危患者接受 3 个周期的 DA-EPOCH-R 方案且不接受鞘内注药,高危患者接受 6 个周期的 DA-EPOCH-R 方案联合鞘内注药。研究共纳入 113 例患者,其中 98 例(87%)为高危。中位随访时间为 58.7 个月,EFS 率和 OS 率分别为 84.5% 和 87.0%,高危患者的 EFS 率为 82.1%。因此,对于一些不能耐受高强度化疗方案的 BL 患者,DA-EPOCH-R 方案联合鞘内注药可作为一个备选方案。但对于可以耐受高强度化疗方案的 BL 患者,仍推荐一线使用足疗程的高强度化疗方案。

综上所述,随着利妥昔单抗的加入以及足疗程的高强度化疗方案的使用,BL 患者获得了非常好的疗效,大部分患者可以长期生存,使得治愈成为可能,对经足疗程强方案治疗后达 CR 的成人晚期高危 BL 患者,一线 ASCT 巩固可不作为常规推荐;但对于一线治疗强度或疗程不充分的患者,推荐行一线 ASCT 巩固治疗[6]。

（曾若兰撰写,周辉审校）

参考文献

[1] van Imhoff GW, van der Holt B, MacKenzie MA, et al. Short intensive sequential

therapy followed by Autologous stem cell transplantation in adult Burkitt, Burkitt-like and lymphoblastic lymphoma [J]. Leukemia, 2005,19(6):945 - 952.

[2] Ferreri AJM, Angelillo P, Erbella F, et al. Safety and efficacy of a dose-dense short-term therapy in patients with MYC-translocated aggressive lymphoma [J]. Blood Adv, 2022,6(22):5811 - 5820.

[3] Phillips EH, Burton C, Kirkwood AA, et al. Favourable outcomes for high-risk Burkitt lymphoma patients (IPI 3 - 5) treated with rituximab plus CODOX-M/IVAC: Results of a phase 2 UK NCRI trial [J]. EJHaem, 2020,1(1):133 - 141.

[4] Chen M, Wang Z, Fang X, et al. Modified R-CODOX-M/IVAC chemotherapy regimens in Chinese patients with untreated sporadic Burkitt lymphoma [J]. Cancer Biol Med, 2021,18(3):833 - 840.

[5] Roschewski M, Dunleavy K, Abramson JS, et al. Multicenter study of risk-adapted therapy with dose-adjusted EPOCH-R in adults with untreated Burkitt lymphoma [J]. J Clin Oncol, 2020,38(22):2519 - 2529.

[6] 邹德慧,范磊.造血干细胞移植治疗淋巴瘤中国专家共识(2018 版)[J].中华肿瘤杂志,2018,40(12):927 - 934.

转化型淋巴瘤的治疗策略是什么

转化型淋巴瘤依据转化前的治疗方法及转化后的病理组织学类型有不同治疗策略。转化前治疗方法分为两种情况：未接受过肿瘤免疫疗法（cancer immunotheray，CIT）的转化型淋巴瘤（转化前仅接受放疗或 CD20 单抗治疗）和既往接受过 CIT 的转化型淋巴瘤。若诊断为转化型淋巴瘤，建议 FISH 检测 MYC、BCL2、BCL6，区分双打击淋巴瘤。转化后的病理组织学类型分为两种情况：DLBCL 和双打击淋巴瘤（HGBL-DHL），两者的治疗策略不同。转化为 DLBCL 未接受过 CIT 的患者，治疗策略同 DLBCL；既往接受 CIT 转化为 DLBCL 的患者，推荐挽救治疗+ ASCT，三线推荐 CAR-T 或进入临床试验。转化为 HGBL-DHL 未接受过 CIT 的患者，治疗策略同 HGBL-DHL；既往接受 CIT 转化为 HGBL-DHL 的患者，预后差，应尽早考虑 CAR-T 或进入临床试验[1]。

🗂 问题详解

转化的定义：包括滤泡淋巴瘤（FL）、MZL、LPL 和 CLL/SLL 等的惰性淋巴瘤，有可能通过组织学转化（histologic transformation，HT）成为侵袭性淋巴瘤。既往认为转化型淋巴瘤患者的预后很差，但是近年来研究表明，规范治疗能使部分患者获得长期生存，尤其是转化为 DLBCL 未接受过 CIT 的患者。Richter 转化是 CLL/SLL 转化为侵袭性 B 细胞淋巴瘤或霍奇金淋巴瘤（HL），大多数患者预后较差，治疗策略有所不同，不在本文讨论范围内。

对于转化为 DLBCL 未接受过 CIT 的转化型淋巴瘤患者，治疗策略与初诊 DLBCL 基本相同。有研究表明，转化为 DLBCL 未接受过 CIT 的转化型淋巴瘤与初治 DLBCL 的疾病转归相似，预后较好[2-4]。Mayo 诊所对 109 例初治转化型淋巴瘤与初治 DLBCL 患者的预后进行比较发现，EFS 率和 OS 相似[2]。英国的一项研究表明，87 例转化型淋巴瘤患者采用 R-CHOP 样疗法的 5 年 OS 率为 64%，对于转化为 DLBCL 未接受过 CIT 的患者，ASCT 巩固不能改善生存预后[4]。丹麦的一项研究评估了 85 例转化型淋巴瘤，对于转化为 DLBCL 未接受过 CIT 的患者，巩固 ASCT 同样不能改善生存预后[5]。因此，对于转化为 DLBCL 未接受过 CIT 的患者，首先推荐接受以蒽环类为基础的诱导治疗，不推荐 ASCT 巩固。加拿大的一项研究分析了 107 例转化型淋巴瘤患者，其中 55 例接受了利妥昔单抗的维持治疗，而 52 例则未接受维持治疗。经过长达 7 年的长期随访，PFS 和 OS 均无统计学意义[6]。同样，MD 安德森癌症中心的 311 例转化为 DLBCL 未接受过 CIT 的转化型淋巴瘤，R-CHOP 诱导治疗后其中 50 例接受了利妥昔单抗维持治疗，未发现 PFS 或 OS 优势[7]。多项研究均表明，转化为 DLBCL 未接受过 CIT 的转化型淋巴瘤与初治 DLBCL 均不推荐维持治疗。

既往接受过 CIT 转化为 DLBCL 的转化型淋巴瘤在治疗上具有挑战性，并且预后相对较差[3,7-10]。与未接受过 CIT 的转化型淋巴瘤患者相比，既往接受过 CIT 的转化型淋巴瘤患者生存较差（5 年 OS 率为 21% vs 66%，P < 0.001）[3]。美国国家癌症研究所（NCI）研究提示，在既往接受过 CIT 转化型淋巴瘤患者的 2 年 OS 明显不佳[8]。多项研究表明，既往接受过 CIT 的转化型淋巴瘤患者，可从挽救性化疗和 ASCT 巩固治疗中获益。一项加拿大研究（NCIC CTG LY12）的亚组分析比较了 87 例既往接受过 CIT 的转化型淋巴瘤患者与 429 例 R/R DLBCL 患者的预后，两组的基线特征相似，预后指标均无统计学差异，移植后 4 年 EFS 率为 45%，4 年 OS 率约 40%[11]。PRIMA 研究分析了 40 例既往接受过 CIT 的转化型淋巴瘤患者，其中 17 例（42%）接受了 ASCT 巩固，与未接受 ASCT 的患者相比，OS 有所改善（未达到 vs 1.7 年）[12]。ASCT 是既往接受 CIT 转化为 DLBCL 患者的一种治疗选择，更高的非复发病死率和 allo-HSCT 最佳时机选择等因素限制了 allo-HSCT 的广泛使

用。一项回顾分析发现,接受 allo-HSCT 患者和接受 ASCT 患者的 PFS 或 OS 没有差异,但前者非复发死亡率显著升高(23% *vs* 5%)[13]。多项 CAR-T 研究纳入了转化型淋巴瘤患者。在 Tisa-cel 试验中,转化型淋巴瘤患者占总人数的 19%。该试验总体显示 40% 的 CR 率[14]。Axi-cel 试验纳入原发纵隔大 B 细胞淋巴瘤(PMBCL)和转化型淋巴瘤患者共 19 例,结果显示总缓解率为 82%,CR 率为 58%;中位随访时间为 27 个月,中位持续缓解时间(DOR)为 11.1 个月,中位 OS 超过 2 年[15-16]。一项真实世界随访商业化 CAR-T 患者 300 例,其中包含 76 例转化型淋巴瘤患者,12 个月 PFS 率为 51%,12 个月 OS 率为 70%[17]。总体而言,对于 ASCT 后经历复发的转化型淋巴瘤患者,可以考虑采用 CAR-T 治疗。对于不适合进行移植或 CAR-T 治疗转化型淋巴瘤患者,建议进入临床试验。在一项临床试验中,来那度胺单药在复发和难治性转化型淋巴瘤中的 ORR 为 57%,DOR 为 12.8 个月[18]。在另一项临床研究中,来那度胺与利妥昔单抗联合使用时,ORR 为 50%,但疗效持续时间较短[19]。在来那度胺联合他法西坦单抗的一项研究中,所有转化型淋巴瘤患者均显示有效,但病例数仅 7 例[20]。

转化为 HGBL-DHL 转化型淋巴瘤的相关研究更少。对于转化为 HGBL-DHL 未接受过 CIT 患者的诱导治疗,建议首先考虑采用强方案,例如 DA-EPOCH-R 或其他方案,不常规推荐 R-CHOP。回顾性研究发现,转化为 HGBL-DHL 的转化型淋巴瘤患者,经以蒽环类药物为基础的治疗疗效评价 CMR 后,ASCT 巩固同样没有明显的生存优势[21-22]。既往接受过 CIT 的转化为 HGBL-DHL 转化型淋巴瘤患者,经过多线治疗后很少能够耐受移植。一项临床研究中 55 例转化为 HGBL DHL 的转化型淋巴瘤患者,只有 20% 在挽救化疗后能接受移植[23]。多项 CAR-T 临床试验纳入了部分转化为 HGBL-DHL 的转化型淋巴瘤患者,尽管没有报告这类患者的比例,CAR-T 可能在部分转化为 HGBL-DHL 的转化型淋巴瘤患者中有效[24-26],对于这类型患者是一种可选择的治疗方法。

HT 患者的具体治疗策略如图 6-1 所示。

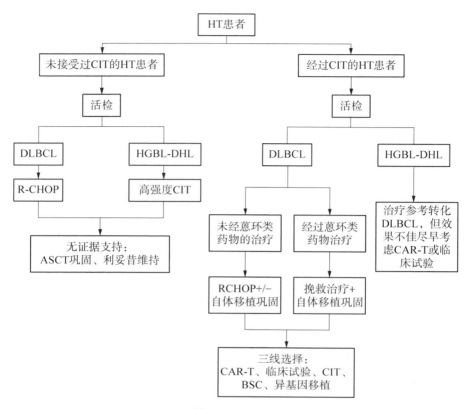

图 6-1　转化型淋巴瘤的治疗策略

（雷涛撰写，杨海燕审校）

参考文献

［1］ Smit S. Transformed lymphoma: what should I do now［J］. Am Soc Hematol Educ Program, 2020,1:306 - 311.

［2］ Wang Y, Link BK, Witzig TE, et al. Impact of concurrent indolent lymphoma on the clinical outcome of newly diagnosed diffuse large B-cell lymphoma［J］. Blood, 2019, 134(16):1289 - 1297.

［3］ Link BK, Maurer MJ, Nowakowski GS, et al. Rates and outcomes of follicular lymphoma transformation in the immunochemotherapy era: a report from the University of Iowa/Mayo Clinic Specialized Program of Research Excellence Molecular Epidemiology Resource［J］. J Clin Oncol, 2013,31(26):3272 - 3278.

［4］ Gleeson M, Hawkes EA, Peckitt C, et al. Outcomes for transformed follicular lymphoma in the rituximab era: the Royal Marsden experience 2003 – 2013 [J]. Leuk Lymphoma, 2017,58(8):1805 – 1813.

[5] Madsen C, Pedersen MB, Vase MO, et al. Outcome determinants for transformed indolent lymphomas treated with or without autologous stem-cell transplantation [J]. Ann Oncol, 2015,26(2):393 – 399.

[6] Kansara R, Connors JM, Savage KJ, et al. Maintenance rituximab following induction R-CHOP chemotherapy in patients with composite or discordant, indolent and aggressive, B-cell non-Hodgkin lymphomas [J]. Haematologica, 2016, 101 (10): e411 – e414.

[7] Chin CK, Rodriguez MA, Qing Y, et al. Impact of maintenance rituximab in patients with de novo transformed indolent B cell lymphoma [J]. Leuk Lymphoma, 2020, 61 (12):2985 – 2989.

[8] Ban-Hoefen M, Vanderplas A, Crosby-Thompson AL, et al. Transformed non-Hodgkin lymphoma in the rituximab era: analysis of the NCCN outcomes database [J]. Br J Haematol, 2013,163(4):487 – 495.

[9] Méndez M, Torrente M, Sánchez-Beato M, et al. Transformed follicular lymphoma in the rituximab era: a report from the Spanish Lymphoma Oncology Group [J]. Hematol Oncol, 2019,37(2):143 – 150.

[10] Freeman CL, Kridel R, Moccia AA, et al. Early progression after bendamustine-rituximab is associated with high risk of transformation in advanced stage follicular lymphoma [J]. Blood, 2019,134(9):761 – 764.

[11] Kuruvilla J, MacDonald DA, Kouroukis CT, et al. Salvage chemotherapy and autologous stem cell tran splantation for transformed indolent lymphoma: a subset analysis of NCIC CTG LY12[J]. Blood, 2015,126(6):733 – 738.

[12] Sarkozy C, Trneny M, Xerri L, et al. Risk factors and outcomes for patients with follicular lymphoma who had histologic transformation after response to first-line immunochemotherapy in the PRIMA trial [published correction appears in J Clin Oncol, 2016,34(26):3230.]. J Clin Oncol, 2016,34(22):2575 – 2582.

[13] Wirk B, Fenske TS, Hamadani M, et al. Outcomes of hematopoietic cell transplantation for diffuse large B cell lymphoma transformed from follicular lymphoma [J]. Biol Blood Marrow Transplant, 2014,20(7):951 – 959.

[14] Schuster SJ, Bishop MR, Tam CS, et al. Tisagenlecleucel in adult relapsed or refractory diffuse large B-cell lymphoma [J]. N Engl J Med, 2019,380(1):45 – 56.

[15] Neelapu SS, Locke FL, Bartlett NL, et al. Axicabtagene ciloleucel CAR T-cell therapy in refractory large B-cell lymphoma [J]. N Engl J Med, 2017, 377 (26): 2531 – 2544.

[16] Locke FL, Ghobadi A, Jacobson CA, et al. Long-term safety and activity of axicabtagene ciloleucel in refractory large B-cell lymphoma (ZUMA-1): a single-arm, multicentre, phase 1 – 2 trial [J]. Lancet Oncol, 2019,20(1):31 – 42.

[17] Nastoupil LJ, Jain MD, Feng L, et al. Standard-of-care axicabtagene ciloleucel for

relapsed or refractory large B-cell lymphoma: results from the US Lymphoma CAR T Consortium [J]. J Clin Oncol, 2020,38(27):3119 - 3128.

[18] Czuczman MS, Vose JM, Witzig TE, et al. The differential effect of lenalidomide monotherapy in patients with relapsed or refractory transformed non-Hodgkin lymphoma of distinct histological origin [J]. Br J Haematol, 2011,154(4):477 - 481.

[19] Wang M, Fowler N, Wagner-Bartak N, et al. Oral lenalidomide with rituximab in relapsed or refractory diffuse large cell, follicular and transformed lymphoma: a phase II clinical trial [J]. Leukemia, 2013,27(9):1902 - 1909.

[20] Salles G, Duell J, Gonzalez Barca E, et al. Tafasitamab plus lenalidomide in relapsed or refractory diffuse large B-cell lymphoma (L-MIND): a multicentre, prospective, single-arm, phase 2 study [J]. Lancet Oncol, 2020,21(7):978 - 988.

[21] Petrich AM, Gandhi M, Jovanovic B, et al. Impact of induction regimen and stem cell transplantation on outcomes in double-hit lymphoma: a multicenter retrospective analysis [J]. Blood, 2014,124(15):2354 - 2361.

[22] Landsburg DJ, Falkiewicz MK, Maly J, et al. Outcomes of patients with double-hit lymphoma who achieve first complete remission [J]. J Clin Oncol, 2017, 35 (20): 2260 - 2267.

[23] Landsburg DJ, Ayers EC, Bond DA, et al. Poor outcomes for double-hit lymphoma patients treated with curative-intent second-line immunochemotherapy following failure of intensive front-line immunochemotherapy [J]. Br J Haematol, 2020, 189 (2): 313 - 317.

[24] Abramson JS, Palomba ML, Gordon LI, et al. Pivotal safety and efficacy results from transcend NHL 001, a multicenter phase 1 study of lisocabtagene maraleucel (liso-cel) in relapsed/refractory (R/R) large B cell lymphomas [J]. Blood, 2019, 134: Abstract 241.

[25] Abramson JS, Palomba ML, Gordon LI, et al. Lisocabtagene maraleucel for patients with relapsed or refractory large B-cell lymphomas (TRANSCEND NHL 001): a multicentre seamless design study [J]. Lancet, 2020,396:839 - 852.

[26] Neelapu SS, Locke FL, Bartlett NL, et al. Axicabtagene ciloleucel CAR T-cell therapy in refractory large B-cell lymphoma [J]. N Engl J Med, 2017, 377: 2531 - 2544.

Castleman 病的诊断和治疗策略是什么

卡斯尔曼病(Castleman disease，CD)又称巨大淋巴结病或血管滤泡性淋巴结增生症，病理检查是 CD 诊断的"金标准"。首先推荐淋巴结完整或部分切除活检，深部或难以切除的病灶可行粗针穿刺活检。CD 的治疗需要综合疾病的临床分型、HHV-8 是否阳性及患者的症状来选择治疗方案。

🔽 问题详解

一、分型

病理形态上，CD 可分为透明血管型、浆细胞型及混合型。根据淋巴结受累区域的不同，CD 可分为单中心型(UCD)和多中心型(MCD)。根据是否感染 HHV-8，MCD 又进一步分为 HHV-8 阳性 MCD 和 HHV-8 阴性 MCD，其中 HHV-8 阴性 MCD 又进一步分为无症状性 MCD(asymptomatic MCD，aMCD)和特发性 MCD(idiopathic MCD，iMCD)，其中 iMCD 可进一步分为 iMCD-NOS 和 iMCD-TAFRO 亚型(图 6-2)。

二、病理特征

大体检查可见，淋巴结明显增大，一般切面灰红质软。CD 在组织学上呈谱系变化：一端是典型的透明血管型，另一端是典型的浆细胞型，中间为混合

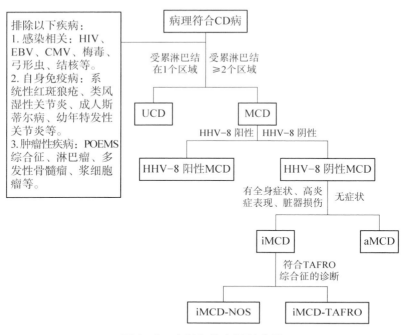

图 6-2　卡斯尔曼病(CD)分型

型。生发中心萎缩伴有血管增生是透明血管型的典型特征,生发中心扩大伴滤泡间区成片的浆细胞增生是浆细胞型的典型特征,对两者之间形态学重叠的病例准确分型有困难。

1. 透明血管型:常见于 UCD。多表现为淋巴结明显增大,被膜增厚,纤维间隔深入到淋巴结中。淋巴结内滤泡增生,部分融合,可见 1 个以上生发中心共享一个套区,结节中央为萎缩的生发中心,周围成熟的淋巴细胞呈靶环样(洋葱皮样)排列。生发中心 B 细胞减少,滤泡树突细胞(follicular dendritic cell,FDC)增生明显并伴有异型表现。滤泡内可见高内皮静脉增生,周围环绕浆样FDC 及间质细胞,滤泡间区缺乏成片的浆细胞增生。特征性的、粉染的玻璃样变血管穿过套区深入滤泡(透明血管),形成"棒棒糖"样结构。研究发现,透明血管型 CD 是一种 FDC 克隆性增生引起的肿瘤性病变,CD21、CD23 标记可显示显著增生的 FDC,NGS 检测发现部分 FDC 克隆性增生。

2. 浆细胞型:多发生于 MCD,以滤泡增生及滤泡间区出现成片增生的浆细胞为特征性组织学改变。这一类型中 HHV-8 阳性 CD 的形态学特征较为特殊,表现为淋巴滤泡反应性增生伴有模糊套区形成,套区可见明显的浆母细胞及免疫母细胞增生,呈簇状或融合成片状;这些细胞 HHV-8 潜伏核抗原阳性,病毒编码的白介素-6 通常也呈阳性。

3. 混合型:呈现以上两型的混合特征,通常为明显的生发中心萎缩伴有滤泡间区成片的浆细胞增生。

需注意的是,多种肿瘤性病变可继发于 CD,如 FDC 肉瘤可继发于透明血管型 CD,而 HHV-8 阳性 MCD 是卡波西肉瘤的高危因素。此外,DLBCL 和原发渗出性大 B 细胞淋巴瘤均可发生于此亚型。HHV-8 阴性的 MCD 可继发 B 细胞淋巴瘤、霍奇金淋巴瘤(HL)、T 细胞淋巴瘤等。

三、治疗策略

1. UCD:仅累及单个淋巴结区域,手术治疗效果佳,预后较好,5 年生存率超过 90%[1]。

(1) 能完整切除病灶的患者:首选手术完整切除病灶;复发后若仍能完整切除,可考虑再次手术。

(2) 无法完整切除的患者:①若无 CD 相关症状(如压迫、高炎症状态等),可选择观察等待。②有压迫症状的患者,可首选利妥昔单抗(R)±糖皮质激素,或利妥昔单抗±化疗。用药后肿块体积缩小至可以完整切除的患者,建议手术切除;对于用药后仍难以完整切除的患者,可考虑放疗或动脉栓塞。③有高炎症状态的患者,可采用司妥昔单抗(siltuximab)联合糖皮质激素[2]或 TCP 方案(沙利度胺＋环磷酰胺＋泼尼松)[3]。用药后肿块体积缩小至可以完整切除的患者,建议手术切除。对于药物治疗后病灶仍无法完整切除的患者,若高炎症状态改善,可考虑继续药物治疗;若高炎症状态改善不明显,可考虑局部放疗或参考 iMCD 的其他二线方案[2]。UCD 的治疗流程详见图 6-3 所示。

2. MCD:可累及多个淋巴结区域,常伴发热、盗汗、血细胞减少、浆膜腔积液、脏器功能受损等临床表现,预后较差。有研究报道,MCD 患者的 5 年 OS 率为 51%～77%[4-5]。对于 HHV-8 阳性的 MCD 患者,可采用以利妥昔单抗为基础的治疗(如利妥昔单抗±脂质体阿霉素/阿霉素±糖皮质激素)[6]。对于 HHV-8 阴性的 MCD,可以进一步分为 aMCD 和 iMCD。aMCD 患者可以观察随诊[2]。根据患者的症状及脏器功能,可将 iMCD 分为重型和非重型,两者的治疗策略不同[1]。重型患者需满足≥2 个条件:①ECOG 评分≥2 分;②Ⅳ期肾功能不全[eGFR＜30 mL/(min・1.73 m²)]或血肌酐＞3.0 mg/dL;③全身

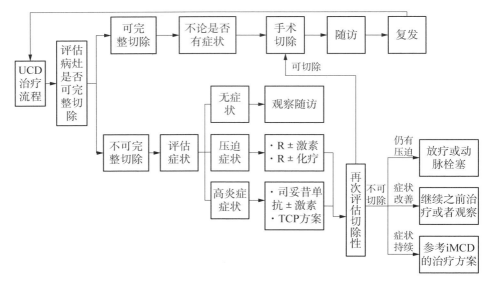

图 6-3 UCD 的治疗流程图

水肿和(或)腹水和(或)胸膜/心包积液;④血红蛋白≤8.0 g/dL;⑤肺部受累/间质性肺炎伴呼吸困难。

(1) 非重型 iMCD:指南推荐的一线治疗方案为司妥昔单抗±泼尼松(司妥昔单抗 11 mg/kg,每 3 周 1 次,静脉滴注,直至疾病进展(PD)或不耐受;泼尼松 1 mg/(kg·d)起始,4～8 周后逐渐减量并停用[1]。其他一线治疗方案包括:TCP 方案、R-CVP 方案(利妥昔单抗+环磷酰胺+长春新碱+泼尼松)和利妥昔单抗±泼尼松[7]等。二线治疗方案可以考虑应用一线方案中其他未使用过的方案,或者硼替佐米、西罗莫司、来那度胺等药物的单药或者联合治疗,如 BCD(硼替佐米、环磷酰胺、地塞米松)方案、西罗莫司单药、R2(利妥昔单抗、来那度胺)等[1]。

(2) 重型 iMCD:患者多存在严重的器官功能不全,甚至出现"细胞因子风暴",病死率高,需要更加积极的治疗。一线治疗方案推荐司妥昔单抗(为快速起效,司妥昔单抗可调整为每周 1 次,如治疗有效,1 个月后调整为每 3 周 1 次)+大剂量糖皮质激素(如甲泼尼龙 500 mg/d,静脉滴注,3～5 d)。如一线治疗无效,应及时(如 1 周)调整为其他二线方案,如 R±CHOP(利妥昔单抗±环磷酰胺,阿霉素,长春新碱,泼尼松)、BCD(硼替佐米+环磷酰胺+地塞米松)、VDT-ACE-R(硼替佐米+地塞米松+沙利度胺+阿霉素+环磷酰胺+依托泊苷＋利妥昔单抗)[2]。若无条件使用司妥昔单抗的患者,也可采用上述二线化疗方案作为一线治疗。对于 iMCD-TAFRO,发病率低,预后较差,患者常表现为血小板减少(T)、重度水肿(A)、发热(F)、骨髓纤维化(R)和器官肿大(O),日本 TAFRO 研究组推荐环孢素联合托珠单抗和糖皮质激素治疗TAFRO 综合征[1]。MCD 的治疗流程详见图 6－4 所示。

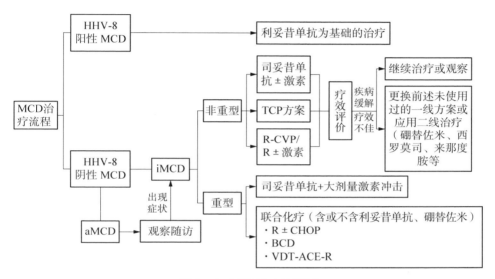

图 6－4　MCD 治疗流程图

（彭帅羚撰写,杨海燕审校）

参考文献

[1] Rhee FV, Voorhees P, Dispenzieri A, et al. International, evidence-based consensus treatment guidelines for idiopathic multicentric Castleman disease [J]. Blood, 2018, 132(20):2115 – 2124.

[2] 中国 Castleman 病诊断与治疗专家共识(2021 年版)[J]. 中华血液学杂志,2021,42 (7):529 – 534.

[3] Zhang L, Zhao AL, Duan MH, et al. Phase 2 study using oral thalidomide-cyclophosphamide-prednisone for idiopathic multicentric Castleman disease [J]. Blood, 2019,133(16):1720 – 1728.

[4] Dispenzieri A, Armitage JO, Loe MJ, et al. The clinical spectrum of castleman's disease [J]. Am J Hematol, 2012,87(11):997 – 1002.

［5］Seo S, Yoo C, Yoon DH, et al. Clinical features and outcomes in patients with human immunodeficiency virus-negative, multicentric castleman's disease: a single medical center experience ［J］. Blood Res, 2014,49(4):253 – 258.

［6］Murphy C, Hawkes E, Chionh F, et al. Durable remission of both multicentric Castleman's disease and Kaposi's sarcoma with valganciclovir, rituximab and liposomal doxorubicin in an HHV-8-positive, HIV-negative patient ［J］. J Clin Pharm Ther, 2017,42(1):111 – 114.

［7］Dong Y, Zhang L, Nong L, et al. Effectiveness of rituximab-containing treatment regimens in idiopathic multicentric Castleman disease ［J］. Ann Hematol, 2018, 97 (9):1641 – 1647.

淋巴瘤样肉芽肿病的病理及临床表现有何特点

淋巴瘤样肉芽肿(lymphomatoid granulomatosis, LYG)是一种罕见的结外 EBV 相关的 B 细胞性淋巴组织增殖性疾病,根据 EBV 感染的 B 细胞比例和坏死范围,分为 G1～G3 级,其中 G1～G2 级为惰性交界性病变,G3 级为恶性侵袭性病变。该病好发于男性,发病年龄多见于 40～60 岁;常见的受累部位为肺(90%)及皮肤(25%～50%)。大部分患者临床多表现为呼吸道症状,如发热、持续咳痰、呼吸困难、胸部不适/疼痛;皮肤病变为多形性,可表现为红斑性真皮丘疹、萎缩性斑块、躯干和四肢大小不等皮下或真皮结节,伴或不伴溃疡。实验室检查 EBV 血清学检测通常呈阳性及低病毒载量。典型的病理形态学表现为 T 淋巴细胞增生背景中见 EBV 感染的 B 细胞,伴淋巴细胞浸润血管壁及不同程度的坏死。

问题详解

LYG 可累及许多器官,形成结节性肿块,最常见累及的器官是肺、皮肤、肾、肝和脑[1]。本病的病理特征如下:①多种形态的细胞呈结节状浸润,以淋巴细胞为主,此外有浆细胞、免疫母细胞和散在的组织细胞。②EBV 感染的 B 细胞增生,细胞大小不一,数量不等,形似淋巴细胞或免疫母细胞,偶尔出现里-施(R-S)样细胞或木乃伊样细胞。③通常见坏死,呈梗死样或凝固性坏死,伴闭合或破坏的血管。

根据 EBV 感染的 B 细胞比例和坏死范围可将 LYG 分为 3 级[2]。G1 级：主要为小淋巴、组织及浆细胞浸润，不典型的大淋巴细胞罕见，一般无坏死，EBV 感染的 B 细胞＜5 个/HPF。G2 级：形态学介于 1～3 级之间的过渡类型，出现不典型的大淋巴细胞，伴坏死，EBV 感染的 B 细胞通常为 5～25 个/HPF，结节内和结节间 EBV 感染的 B 细胞数量变化较大，有些病例可达到 50 个/HPF。G3 级：仍可见炎症背景，但见片状增生的 CD20+ 非典型淋巴细胞，出现多形性或 R-S 样细胞，广泛坏死，EBV 感染的 B 细胞数量多，超过 50 个/HPF。若无炎症背景，出现大片的 EBV 感染的 B 细胞可归入 EBV 感染的 DLBCL。LYG 的免疫表型：EBV 感染的 B 细胞常表达 CD20 和 CD79a，可通过双重染色证实，也常表达 CD30，CD15 通常阴性；LMP1 和 EBNA2 阳性；背景 T 细胞表达 CD3，其中 CD4+ 细胞多于 CD8+ T 细胞。LYG 的基因检测：B 细胞受体基因分析，G2 LYG 和 G3 LYG 通常为单克隆性，而 G1 LYG 可为单克隆或多克隆性；T 细胞受体基因分析均为多克隆性。LYG 需要与以下疾病鉴别：结外 NK/T 细胞淋巴瘤、经典型霍奇金淋巴瘤（cHL）、移植后淋巴增殖性疾病、炎性假瘤等[3]。

（臧盛兵撰写，李志铭审校）

······ 参考文献 ······

［1］Liebow AA, Carrington CR, Friedman PJ, et al. Lymphomatoid granulomatosis [J]. Hum Pathol, 1972,3(4):457 - 458.

［2］Koss MN, Hochholzer L, Langloss JM, et al. Lymphomatoid granulomatosis: A clinicopathologic study of 42 patients [J]. Pathology, 1986,18(3):283 - 288.

［3］Jaffe ES, Wilson WH. Lymphomatoid granulomatosis: pathogenesis, pathology and clinical implications [J]. Cancer Surv, 1997,30:233 - 248.

晚期高危 ALK 阳性间变性大细胞淋巴瘤患者是否需要进行一线 ASCT

晚期高危 ALK 阳性间变大细胞淋巴瘤（ALK$^+$ ALCL）（IPI 评分≥2 分）一线行 ASCT 可能有利于疾病的长期控制，但仍需要更严谨的临床研究加以证明。

问题详解

几项非随机前瞻性研究和回顾性分析报告了 PTCL 患者在第一次缓解后行大剂量化疗（HDT）和自体干细胞移植（ASCT）巩固的良好结果[1-2]。一些研究报道，在 HDT/ASCT 之前实现 CR 是接受 ASCT 一线巩固治疗的患者生存率提高的独立预测因素，因此目前国内外指南均推荐对于化疗敏感的 PTCL 患者在第一次缓解后行 HDT 和 ASCT 巩固。

国际 T 细胞淋巴瘤项目（ITCLP）的数据显示，ALK$^+$ ALCL 患者预计 5 年 OS 率和 PFS 率分别为 77% 和 64%，预后显著优于其他类型的 PTCL[3]。然而，高危 ALK$^+$ ALCL（IPI 评分≥2 分）对比低危组患者预计 5 年 OS 率分别为 43% 和 85%，其生存预后并不乐观，其中 LDH 升高（$HR=3.77,95\% CI$：$1.98\sim14.17,P=0.014$）和 ECOG≥2（$HR=4.59,95\% CI$：$1.46\sim14.39$，$P=0.004$）是重要的不良预后因素。这也意味着，对于晚期高危 ALK$^+$ ALCL（IPI 评分≥2 分）患者复发风险更高，可能需要更加积极的化疗方案。这些患者是否能够从 ASCT 中获益是临床值得进一步探讨的问题。

尽管大多数一线诱导化疗缓解后行 ASCT 巩固的临床试验都排除了 ALK$^+$ ALCL,但也有研究表明 ALK$^+$ ALCL 患者首次缓解后行 HDT/ASCT 的预后更好。Corradini 等进行了一项前瞻性Ⅱ期研究,评估了 62 例 PTCL 患者(其中 30% 是 ALK$^+$ ALCL)行一线 ASCT 价值;平均随访 76 个月后发现,ALK$^+$ ALCL 患者的 OS 率(62% vs 21%,P=0.005)和 EFS(54% vs 18%,P=0.006)与非 ALK$^+$ ALCL 相比显著改善[4]。另一项回顾性研究纳入了 82 例接受移植(ASCT 64 例,allo-HSCT 18 例)的 PTCL 患者(包括 ALK$^+$ ALCL),其中首次 CR 后移植的患者 2 年 OS 率和 PFS 率分别为 64% 和 61%[5]。

尽管尚未对 ALK$^+$ ALCL 患者首次 CR 中的标准化疗和 HDT/ASCT 进行头对头比较,HDT/ASCT 的价值仍然需要更进一步的临床研究数据来回答,目前 NCCN、CSCO 等指南均推荐晚期高危 ALK$^+$ ALCL 一线可行 HDT/ASCT 巩固治疗。

综合上述研究,提示晚期高危 ALK$^+$ ALCL(IPI 评分≥2 分)一线行 ASCT 可能有利于疾病的长期控制。

（刘传绪撰写,陶荣审校）

······ **参考文献** ······

[1] Reimer P, Rüdiger T, Geissinger E, et al. Autologous stem-cell transplantation as first-line therapy in peripheral T-cell lymphomas: results of a prospective multicenter study [J]. J Clin Oncol, 2009,27(1):106 - 13.

[2] Park SI, Horwitz SM, Foss FM, et al. The role of autologous stem cell transplantation in patients with nodal peripheral T-cell lymphomas in first complete remission: Report from COMPLETE, a prospective, multicenter cohort study [J]. Cancer, 2019,125(9):1507 - 1517.

[3] Chiattone C, Civallero M, Fischer T, et al. Characteristics and clinical outcomes of patients with ALK-positive anaplastic large cell lymphoma: Report from the prospective international T-cell lymphoma project [J]. Hematol Oncol, 2022,40(5):953 - 961.

[4] Corradini P, Tarella C, Zallio F, et al. Long-term follow-up of patients with peripheral T-cell lymphomas treated up-front with high-dose chemotherapy followed by autologous stem cell transplantation [J]. Leukemia, 2006,20(9):1533 - 1538.

[5] Feyler S, Prince HM, Pearce R, et al. The role of high-dose therapy and stem cell rescue in the management of T-cell malignant lymphomas: a BSBMT and ABMTRR study [J]. Bone Marrow Transplant, 2007,40(5):443 - 450.

第七章

安全性相关问与答

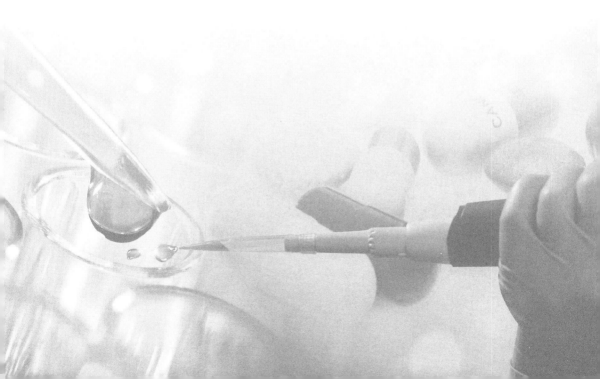

淋巴瘤相关噬血细胞综合征的治疗策略有哪些

淋巴瘤相关噬血细胞综合征(lymphoma-associated hemophagocytic lymphohistiocytosis, LA-HLH)的治疗策略,分为两个方面:一方面是针对噬血细胞综合征(hemophagocytic lymphohistiocytosis, HLH)的治疗,控制炎症反应,改善器官功能障碍,控制 HLH 活化进展;另一方面是针对淋巴瘤的治疗,消除 HLH 诱因,防止 HLH 复发。

问题详解

淋巴瘤诊疗过程中发生的 HLH 统称为 LA-HLH。根据发生时间的不同,可分为淋巴瘤诱发的 HLH 和化疗期间的 HLH;根据 HLH 发生诱因的不同,可分为淋巴瘤直接导致的 HLH、感染导致的 HLH 及免疫治疗诱发的 HLH[1-3]。LA-HLH 在亚洲国家多见于 T 细胞和 NK 细胞来源的淋巴瘤,而欧美国家以 B 细胞淋巴瘤更常见[4]。关于 LA-HLH 的治疗,应采取分层治疗的策略,分为两个方面:一方面是针对 HLH 的治疗,控制炎症反应,改善器官功能障碍,控制 HLH 活化进展;另一方面是针对淋巴瘤的治疗,消除 HLH 诱因,防止 HLH 复发[3]。

一、分层治疗策略

对于 LA-HLH 的治疗应该先针对 HLH 还是先针对淋巴瘤,目前尚无循证学依据,需根据患者的不同状况决定。推荐给予 HLH 诱因指导下的分层治疗,首先分析是否符合基因缺陷或慢性活动性 EBV 病史,若符合则需考虑行 allo-HSCT。在排除基因缺陷或 CAEBV 病史后,则需进一步明确 HLH 诱因是淋巴瘤直接导致的,还是由感染导致或免疫治疗诱发的[3]。

二、淋巴瘤直接导致的 HLH

由淋巴瘤直接导致的 HLH 患者,需先评估其器官功能。对于器官功能尚可的患者,推荐给予兼顾 HLH 及淋巴瘤的含依托泊苷的联合化疗方案,如 DEP[脂质体阿霉素 $25\sim35\,mg/m^2$ d1、依托泊苷 $75\sim100\,mg/m^2$ d1、甲泼尼龙 $2\,mg/(kg \cdot d)d1\sim d3$,$0.2\,mg/(kg \cdot d)$ d4$\sim$d14]、DA-EPOCH(依托泊苷、阿霉素、长春新碱、环磷酰胺、泼尼松)或 DEP 样方案[L-DEP:脂质体阿霉素 $25\sim35\,mg/m^2$ d1、依托泊苷 $75\sim100\,mg/m^2$ d1、甲泼尼龙 $2\,mg/(kg \cdot d)$ d1$\sim$d3,$0.2\,mg/(kg \cdot d)$ d4$\sim$d14、培门冬酶 $1\,800\,U/m^2$ d3 或等效左旋门冬酰胺酶;Ru-DEP:芦可替尼 $5\sim10\,mg$(bid)、脂质体阿霉素 $25\sim35\,mg/m^2$ d1、依托泊苷 $75\sim100\,mg/m^2$ d1、甲泼尼龙 $2\,mg/(kg \cdot d)$ d1$\sim$d3,$0.2\,mg/(kg \cdot d)$ d4$\sim$d14];对于器官功能较差的"脆弱"患者,可考虑给予 HLH-94 方案(VP-16:$150\,mg/m^2$,每周 2 次,第 1$\sim$2 周;$150\,mg/m^2$,每周 1 次,第 3$\sim$8 周。地塞米松:$10\,mg/(m^2 \cdot d)$ 第 1$\sim$2 周;$5\,mg/(m^2 \cdot d)$ 第 3$\sim$4 周;$2.5\,mg/(m^2 \cdot d)$ 第 5$\sim$6 周;$1.25\,mg/(m^2 \cdot d)$,第 7$\sim$8 周。VP-16 使用剂量可按年龄调整:15 岁以下患者 $75\sim150\,mg/m^2$;15$\sim$39 岁患者 $75\sim100\,mg/m^2$;40 岁及以上患者 $50\sim75\,mg/m^2$)或非细胞毒性药物治疗[1-4]。HLH 得到控制后应积极过渡到标准的淋巴瘤化疗。最近的一项单臂 II 期试验评估了 DA-EPOCH 含或不含利妥昔单抗,用于既往未经治疗的非霍奇金淋巴瘤(NHL)相关 HLH。B 细胞淋巴瘤患者使用该方案总体有效率为 80.7%,5 年 OS 率为 73.1%;然而,T/NK 细胞淋巴瘤的预后极差,有效率仅为 13.8%,1 年 OS 率为 3.4%[5]。

三、感染导致的 HLH

由感染导致的 HLH 患者,应先予以抗感染、静脉输注免疫球蛋白(IVIG)、激素、芦可替尼等治疗。治疗后若 HLH 缓解、感染得到控制,可回归至淋巴瘤治疗;若 HLH 治疗无效,则应检测 EBV 感染状态。若 EBV 检测阴性,则应启动 HLH94 方案治疗;如 EBV 检测阳性,应进一步做 EBV 感染淋巴细胞亚群分选。①如 EBV 感染 B 细胞,则考虑利妥昔单抗治疗;②如 EBV 感染多系/T/NK 细胞,则考虑临床试验。对于免疫治疗诱发的 HLH,应暂停免疫治疗,予以激素、托珠单抗、阿那白滞素、芦可替尼等控制 HLH。如治疗有效,则回归至淋巴瘤治疗;若治疗无效,则启动 HLH94 方案治疗[3,6-7]。

四、造血干细胞移植

明确诊断为原发 HLH 的淋巴瘤患者,以及有明确慢性活动性 EBV 感染(CAEBV)病史的淋巴瘤患者,推荐早期行 allo-HSCT。移植应在患者 HLH 达到临床缓解后及早进行。HLH 反复发作,合并 HLH 的 R/R 淋巴瘤、高度侵袭性淋巴瘤(NK/T 淋巴瘤、BL)可考虑进行 allo-HSCT。对于淋巴瘤直接导致的 HLH 患者,经标准淋巴瘤治疗后达 CR 患者,若能够耐受强化治疗,推荐行 ASCT;PR 及无反应或 PD 患者,可考虑进行 allo-HSCT,在移植前可给予挽救治疗方案降低肿瘤负荷[3,4,6-7]。

对于 HLH 治疗效果欠佳或者复发的患者,需再次进行诱因评估,并判断患者是否需早期行 allo-HSCT 或 ASCT。

(李亚军撰写,周辉审校)

······ 参考文献 ······

［1］Lehmberg K, Nichols KE, Henter JI, et al. Consensus recommendations for the diagnosis and management of hemophagocytic lymphohistiocytosis associated with malignancies ［J］. Haematologica, 2015,100(8):997 - 1004.

［2］Daver N, McClain K, Allen CE, et al. A consensus review on malignancy-associated hemophagocytic lymphohistiocytosis in adults ［J］. Cancer, 2017, 123 (17): 3229 - 3240.

［3］中国抗癌协会淋巴瘤专业委员会,中华医学会血液学分会淋巴细胞疾病学组,中国噬血细胞综合征专家联盟.淋巴瘤相关噬血细胞综合征诊治中国专家共识(2022 年版)［J］.中华医学杂志,2022,102(24):1794 - 1801.

［4］Setiadi A, Zoref-Lorenz A, Lee CY, et al. Malignancy-associated haemophagocytic lymphohistiocytosis ［J］. Lancet Haematol, 2022,9(3):e217 - e227.

［5］Liang JH, Wang L, Zhu HY, et al. Dose-adjusted EPOCH regimen as first-line treatment for non-Hodgkin lymphoma-associated hemophagocytic lymphohistiocytosis: a single-arm, open-label, phase II trial ［J］. Haematologica, 2020,105(1):e29 - e32.

［6］中国抗癌协会淋巴瘤专业委员会,中国医师协会肿瘤医师分会,中国医疗保健国际交

流促进会肿瘤内科分会. 中国淋巴瘤治疗指南(2021 年版)[J]. 中华肿瘤杂志,2021, 43(7):707 - 735.

[7] 中国临床肿瘤学会指南工作委员会. 中国临床肿瘤学会(CSCO)淋巴瘤诊疗指南 2022 [M]. 北京:人民卫生出版社,2022.

淋巴瘤患者如何防治间质性肺炎

　　淋巴瘤患者出现间质性肺炎（interstitial pneumonia，IP）的病因广泛，临床表现多样，诊断多依靠影像学检查。IP 发生的中位化疗周期数为3 个，男性、糖尿病史、淋巴细胞计数<$1.0×10^9$/L、CD4/CD8 比值下降等可能是 IP 发生的危险因素。免疫化疗期间每天 1 片复方磺胺甲噁唑（TMP-SMZ）可以降低 IP 的发生率。BTK 抑制剂、mTOR 抑制剂、PI3K 抑制剂、SYK 抑制剂等都可能引起 IP。推荐接受 PI3K 抑制剂治疗的患者进行 TMP-SMZ 预防直至结束治疗后 2～6 个月。目前尚无针对其他靶向药物预防 IP 的推荐。一旦明确诊断 IP，应暂停免疫化疗，根据具体原因给予积极治疗。

🔅 问题详解

　　间质性肺疾病（interstitial lung disease，ILD）是一组临床症及影像学、生理或病理表现相似的异质性疾病[1]。ILD 病因广泛，主要包括已知原因的 IP 和特发性 IP。已知原因的 IP 包括肺基础疾病、职业或环境暴露和药物有关的 ILD[2]。对于接受免疫化疗的淋巴瘤患者，出现 IP 的原因更加复杂，除上述原因外，因治疗导致宿主免疫功能低下，极有可能出现机会性感染，包括真菌性肺炎、隐球菌病和耶氏肺孢子菌（*Pneumocystis jirovecii*，PCP）肺炎、非典型细菌性肺炎及病毒性肺炎等，都可能导致患者出现肺部间质性改变[3]。大多数 IP 症状无特异性，可表现为呼吸困难、咳嗽、发热、咯血、胸痛等，不同患者症状的持续时间、严重程度和变化过程都有所区别[4]。IP 的诊断主要依靠影像学检查，同时结合患者临床症状、实验室检查及既往治疗经过。典型 CT 表现包括两侧支气管血管束增粗，呈不规则改变，并伴有弥漫性磨玻璃样阴影，较重者可伴有小叶性实变，表现为小斑片状阴影，肺门及纵隔淋巴结可有增大。疾病严重时，肺的僵硬度增加，肺功能常提示限制性通气功能障碍[5]。支气管肺泡灌洗(bronchoalveolar lavage，BAL)可通过分析灌洗液的细胞计数、细胞学检查及细菌培养了解免疫性、炎症性、肿瘤性及感染性病变情况[6]。对症状和体征不典型或呈进行性加重、影像学特征不典型、有不明原因的肺外表现、临床情况迅速恶化或者影像学表现突然改变的患者，可考虑进行肺活检[7]。

　　由于 IP 临床表现多样，影像学、血清学或病理学检查均无特异性指标，且很容易与肺部原发疾病以及肺部肿瘤进展、感染性疾病或其他系统疾病引起的肺部症状混淆，因此缺乏经验的影像科和临床医师可能会将 IP 漏诊或误诊。另外，临床医师对可能出现 IP 的患者警惕性不同，处理原则也不同，导致各中心报道的淋巴瘤患者 IP 发生率差别较大。国内的一项大规模数据分析显示，霍奇金淋巴瘤(HL)患者 IP 的发生率约为 3.75%，非霍奇金淋巴瘤(NHL)患者的发生率约为 2.4%[8]。国内外其他多项研究报道的 IP 发生率为 1.3%～21.4%[9-13]。对 294 例接受 R-CHOP 样化疗的 B 细胞淋巴瘤患者 IP 资料的回顾性分析提示，IP 发生的危险因素包括男性、糖尿病史、淋巴细胞计数< $1.0 \times 10^9/L$ 以及 CD4/CD8 比值下降[13]。其他研究报道的常见危险因素包括患者的免疫状态指标(如 CD4 计数下降等)、肺基础疾病、药物过敏史、吸烟史、淋巴瘤 B 症状、激素暴露史等[12,14-15]。多数研究认为，联合利妥昔单抗可能会增加 IP 的发生率[9-12,16]，但利妥昔单抗引起 IP 的具体原因尚不明确[17-19]。

　　淋巴瘤患者免疫化疗期间一旦发生 IP，可能出现各种不良后果。因此，及时准确的诊断和积极的防治 IP 对于淋巴瘤患者非常重要。IP 可发生于抗肿瘤治疗的各个阶段，从免疫化疗开始至出现 IP 的时间可能为 7～158 d，大样本数据显示 IP 发生的中位化疗周期数为 3 个[13]。淋巴瘤患者免疫化疗期预防 IP 的主要措施包括控制感染源和积极的药物预防。抗肿瘤治疗前应进行胸部影像学与血液学检查，排查重要的危险因素，强烈建议患者戒烟。对于有高危因素的患者，在权衡获益-风险的情况下，可在合理范围内尽量选择肺毒性较低的抗肿瘤药物，并在治疗过程中严密观察患者症状、体征。患者可接种流感和肺炎球菌疫苗，以减少特定病原体引起的肺炎[20]。药物预防目前尚无定论，既往研究多参考非 HIV 感染者 PCP 感染的治疗与预防。一项荟萃分析纳入了在未感染 HIV 的免疫功能受损患者中进行 PCP 预防的随机试验。结果显示，当 PCP 风险高于 6％时，有必要给予预防[21]。尤其是对于造血干细胞或实体器官移植受者，淋巴血液系统肿瘤患者，接受糖皮质激素、化疗药物和其他免疫抑制剂等治疗的患者以及免疫缺陷者，更应积极预防[22-23]。复方磺胺甲噁唑（TMP-SMZ）是一种广谱磺胺类抗菌药，是 HIV 感染患者治疗和预防 PCP 的一线用药[24]。即使对于非 HIV 感染患者，TMP-SMZ 的预防性应用也能明确地降低 PCP 感染的发生率及其所致死亡率[25]。非 HIV 感染者通常能良好耐受 TMP-SMZ，仅 3.1％的患者出现需停止治疗的不良事件[21]。日本学者对接受 R-CHOP 化疗的 NHL 患者采用 TMP-SMZ 的预防后，没有再观察到 PCP 感染的病例[16]。对接受 R-CHOP 样方案化疗的 B 细胞淋巴瘤患者采用每天口服 1 片 TMP-SMZ 预防，可以将 IP 的发生率从 21.4％降至 8％[13]。其他可用于非 HIV 感染者 PCP 预防的药物包括阿托伐醌、氨苯砜（单用或联合乙胺嘧啶）和喷他脒喷雾[26]。但这些药物在淋巴瘤患者中的应用鲜有报道。一项试验纳入 39 例接受了 ASCT 的患者，分别应用阿托伐醌与 TMP-SMZ 预防 PCP。结果显示，该患者群体对阿托伐醌的耐受性良好，但因为研究纳入的患者数量较少，尚不能得出阿托伐醌预防有效的结论[27]。也有学者发现长疗程大环内酯类药物（如阿奇霉素）可改善特发性肺纤维化患者的临床症状[28]。

临床医师要格外关注具有发生 IP 危险因素的患者，一旦患者出现新发的呼吸系统症状或原有症状加重，应尽早进行胸部 CT 检查，并根据情况完善血清学、心肺功能、支气管镜肺泡灌洗、肺活检等检查；立即暂停免疫化疗，尤其是利妥昔单抗或环磷酰胺等可能引起 IP 的药物，积极进行病原学检测，一旦明确诊断 IP 应根据具体原因给予积极治疗。如为感染性肺炎，应结合病原学、影像学检查结果给予针对性抗细菌、抗真菌、抗病毒治疗，尤其对于高度怀疑或有病原学依据的 PCP 感染，要给予足量 TMP-SMZ 治疗。对于有中度症状和肺功能提示中度受损，CT 检查显示弥漫性异常的大多数患者，建议给予全身糖皮质激素治疗[29]。治疗期间应密切监测患者体温、临床症状、感染指标，每周复查 1 次胸部 CT 以评估肺部表现。有数据显示，经治疗后 IP 的中位恢复时间是 12 d（7～58 d），IP 恢复后患者仍有机会继续接受抗肿瘤治疗[13]。

随着新型靶向药物的临床广泛应用，这些药物相关的 IP 也引起了临床医师的关注。BTK 抑制剂可以抑制自然杀伤细胞抗体依赖的细胞介导的细胞毒作用,脱靶效应可抑制白细胞介素-2 诱导的 T 细胞激酶,巨噬细胞的吞噬功能下降等因素都可能影响机体免疫功能,导致患者感染风险增加。2015 年开始陆续出现伊布替尼相关 IP 的报道[30]。但泽布替尼、阿卡替尼汇总安全性分析尚无 PCP 感染报道。目前尚无 BTK 抑制剂用药期间预防 IP 的推荐,通常在患者服药期间应密切监测肺部症状,一旦考虑为 IP,应暂停 BTK 抑制剂,给予积极抗生素、激素治疗[31]。

其他靶向药物,如各种 mTOR 抑制剂[32-37]、PI3K 抑制剂[38]、SYK 抑制剂等都可能引起肺炎。Eglantine 等首次报道了 5 例艾德拉尼(idelalisib, PI3Kδ 抑制剂)相关肺炎,包括 4 例复发 CLL 患者和 1 例 LPL/WM 患者,中位服药时间为 7.8 个月(2~16 个月)。所有患者出现咳嗽、呼吸困难和发热症状,4 例患者的临床症状持续 3~9 周。5 例患者全部暂停艾德拉尼用药,接受广谱抗生素治疗,其中 4 例患者同时接受激素治疗。3 例患者肺炎好转;1 例患者出现多器官功能衰竭,12 d 后死亡;另 1 例患者存在单胞菌感染,仅接受激素治疗,预后良好[39]。在艾德拉尼的 I~III 期研究中,感染性肺炎的发生率为 6%~25%[38,40-42],非感染性肺炎发生率为 2%~5%,其中不乏致死性病例[43]。真实世界回顾性数据显示,老年、较多合并症患者的肺炎发生率高于临床试验报道结果[44-45]。杜韦利西布(duvelisib, PI3Kδ 和 PI3Kγ 抑制剂)和库潘西尼(copanlisib, PI3Kα 和 PI3Kδ 抑制剂)的肺炎发生率约为 3%[46-48]。肺炎发生时间从小于 1 个月至 15 个月不等[49]。关于 PI3K 抑制剂相关肺炎的机制还不明确,可能与免疫介导有关。如 T 淋巴细胞浸润,CD3+ T 细胞活化并聚集,炎症因子或细胞因子增加,Tregs 细胞受抑制导致效应 T 细胞失控等[50-51]。目前推荐 PI3K 抑制剂治疗的患者接受 TMP-SMZ 预防直至结束治疗后 2~6 个月。为避免 TMP-SMZ 骨髓抑制的影响,血细胞减少的患者可接受其他 PCP 预防药物。用药期间应密切监测 CD4+ 细胞计数。用药期间每个月监测 CMV-DNA,DNA>100 000 拷贝数或持续升高要警惕 CMV 感染,及时给予抗病毒治疗。临床一旦出现可疑肺炎症状,应立即暂停 PI3K 抑制剂并给予经验性抗生素治疗。若考虑感染性因素,治疗好转后可恢复 PI3K 抑制剂用药;若排除感染性因素,可给予大剂量激素。低于 3 级或 3 级的肺炎,恢复后可继续减量应用 PI3K 抑制剂,4 级或危及生命的肺炎,则需要永久停用 PI3K 抑制剂[43]。

(李聪撰写,杨海燕审校)

参考文献

[1] Liu X, Hong XN, Gu YJ, et al. Interstitial pneumonitis during rituximab-containing chemotherapy for non-Hodgkin lymphoma [J]. Leuk Lymphoma, 2008, 49 (9): 1778 - 1783.

[2] Bradley B, Branley HM, Egan JJ, et al. Interstitial lung disease guideline: the British Thoracic Society in collaboration with the Thoracic Society of Australia and New Zealand and the Irish Thoracic Society[J]. Thorax, 2008, 63(11): 1029 - 1029.

[3] Suffredini AF, Ognibene FP, Lack EE, et al. Nonspecific interstitial pneumonitis: a common cause of pulmonary disease in the acquired immunodeficiency syndrome [J]. Ann Intern Med, 1987, 107(1): 7 - 13.

[4] Parshall MB, Schwartzstein RM, Adams L, et al. An official American Thoracic Society statement: update on the mechanisms, assessment, and management of dyspnea [J]. Am J Respir Crit Care Med, 2012, 185(4): 435 - 452.

[5] Martinez FJ, Flaherty K. Pulmonary function testing in idiopathic interstitial pneumonias [J]. Proc Am Thorac Soc, 2006, 3(4): 315 - 321.

[6] Klnç G, Kolsuk EA. The role of bronchoalveolar lavage in diffuse parenchymal lung diseases [J]. Curr Opin Pulm Med, 2005, 11(5): 417 - 421.

[7] Raghu G. Interstitial lung disease: a diagnostic approach [J]. Am J Respir Crit Care Med, 1995, 151: 909 - 914.

[8] Liu WP, Wang XP, Zheng W, et al. Incidence, clinical characteristics, and outcome of interstitial pneumonia in patients with lymphoma [J]. Ann Hematol, 2018, 97: 133 - 139.

[9] Salmasi G, Li M, Sivabalasundaram V, et al. Incidence of pneumonitis in patients with non-Hodgkin lymphoma receiving chemoimmunotherapy with rituximab [J]. Leuk Lymphoma, 2015, 56(6): 1659 - 1664.

[10] Katsuya H, Suzumiya J, Sasaki H, et al. Addition of rituximab to cyclophosphamide, doxorubicin, vincristine, and prednisolone therapy has a high risk of developing interstitial pneumonia in patients with non-Hodgkin lymphoma [J]. Leuk Lymphoma, 2009, 50(11): 1818 - 1823.

[11] Lim KH, Yoon HI, Kang YA, et al. Severe pulmonary adverse effects in lymphoma patients treated with cyclophosphamide, doxorubicin, vincristine, and prednisone (CHOP) regimen plus rituximab [J]. Korean J Intern Med, 2010, 25(1): 86.

[12] Huang YC, Liu CJ, Liu CY, et al. Low absolute lymphocyte count and addition of rituximab confer high risk for interstitial pneumonia in patients with diffuse large B-cell lymphoma [J]. Ann Hematol, 2011, 90: 1145 - 1151.

[13] Li C, Lu F, Lei T, et al. Prophylactic antibiotic treatment with TMP-SMZ decreased the incidence of interstitial pneumonia in patients with B-cell lymphoma on

chemotherapy [J]. BMC cancer, 2020,20(1):1 - 7.

[14] Hashimoto K, Kobayashi Y, Asakura Y, et al. Pneumocystis jiroveci pneumonia in relation to CD4$^+$ lymphocyte count in patients with B-cell non-Hodgkin lymphoma treated with chemotherapy [J]. Leuk Lymphoma, 2010,51(10):1816 - 1821.

[15] Tadmor T, McLaughlin P, Polliack A. A resurgence of Pneumocystis in aggressive lymphoma treated with R-CHOP-14: the price of a dose-dense regimen [J]. Leuk Lymphoma, 2010,51(5):737 - 738.

[16] Kurokawa T, Kaya H, Yoshida T. Two cases of Pneumocystis jiroveci pneumonia with non-Hodgkin's lymphoma after CHOP-based chemotherapy containing rituximab [J]. J Clin Exp Hematop, 2010,50(2):159 - 162.

[17] Bienvenu J, Chvetzoff R, Salles G, et al. Tumor necrosis factor a release is a major biological event associated with rituximab treatment [J]. Hematol J, 2001,2(6):378 - 384.

[18] Van der Kolk LE, Grillo-Lopez AJ, Baars JW, et al. Complement activation plays a key role in the side-effects of rituximab treatment [J]. Br J Haematol, 2001,115(4):807 - 811.

[19] Winkler U, Jensen M, Manzke O, et al. Cytokine-release syndrome in patients with B-cell chronic lymphocytic leukemia and high lymphocyte counts after treatment with an anti-CD20 monoclonal antibody (rituximab, IDEC-C2B8) [J]. Blood, 1999,94(7):2217 - 2224.

[20] Raghu G, Collard HR, Egan JJ, et al. An official ATS/ERS/JRS/ALAT statement: idiopathic pulmonary fibrosis: evidence-based guidelines for diagnosis and management [J]. Am J Respir Crit Care Med, 2011,183(6):788 - 824.

[21] Green H, Paul M, Vidal L, et al. Prophylaxis for Pneumocystis pneumonia (PCP) in non-HIV immunocompromised patients [J]. Cochrane Database Syst Rev, 2007, 18 (3):CD005590.

[22] Sepkowitz KA. Opportunistic infections in patients with and patients without acquired immunodeficiency syndrome [J]. Clin Infect Dis, 2002,34(8):1098 - 1107.

[23] Sepkowitz KA, Brown AE, Telzak EE, et al. Pneumocystis carinii pneumonia among patients without AIDS at a cancer hospital [J]. JAMA, 1992,267(6):832 - 837.

[24] Mofenson LM, Oleske J, Serchuck L, et al. Treating opportunistic infections among HIV-exposed and infected children: recommendations from CDC, the National Institutes of Health, and the Infectious Diseases Society of America [J]. Clin Infect Dis, 2005,40(Suppl 1):S1-S84.

[25] Green H, Paul M, Vidal L, et al. Prophylaxis of Pneumocystis pneumonia in immunocompromised non-HIV-infected patients: systematic review and meta-analysis of randomized controlled trials [C]//Mayo Clinic Proceedings. Elsevier, 2007,82(9):1052 - 1059.

[26] Kaplan JE, Benson C, Holmes KK, et al. Guidelines for prevention and treatment of opportunistic infections in HIV-infected adults and adolescents: recommendations from

CDC, the National Institutes of Health, and the HIV Medicine Association of the Infectious Diseases Society of America [J]. MMWR Recomm Rep, 2009,58(RR-4): 1 - 207.

[27] Colby C, McAfee SL, Sackstein R, et al. A prospective randomized trial comparing the toxicity and safety of atovaquone with trimethoprim/sulfamethoxazole as Pneumocystis carinii pneumonia prophylaxis following autologous peripheral blood stem cell transplantation [J]. Bone Marrow Transplant, 1999,24(8):897 - 902.

[28] Macaluso C, Furcada JM, Alzaher O, et al. The potential impact of azithromycin in idiopathic pulmonary fibrosis [J]. Eur Respir J, 2019,53(2):1800628.

[29] Kondoh Y, Taniguchi H, Yokoi T, et al. Cyclophosphamide and low-dose prednisolone in idiopathic pulmonary fibrosis and fibrosing nonspecific interstitial pneumonia [J]. Eur Respir J, 2005,25(3):528 - 533.

[30] Jungmann S, Ludwig WD, Schönfeld N, et al. A patient with non-Hodgkin lymphoma and nonspecific interstitial pneumonia during ibrutinib therapy [J]. Case Rep Oncol Med, 2017,2017:5640186.

[31] Mato AR, Islam P, Daniel C, et al. Ibrutinib-induced pneumonitis in patients with chronic lymphocytic leukemia [J]. Blood, 2016,127(8):1064 - 1067.

[32] Nishino M, Brais LK, Brooks NV, et al. Drug-related pneumonitis during mammalian target of rapamycin inhibitor therapy in patients with neuroendocrine tumors: a radiographic pattern-based approach [J]. Eur J Cancer, 2016,53:163 - 170.

[33] Iacovelli R, Palazzo A, Mezi S, et al. Incidence and risk of pulmonary toxicity in patients treated with mTOR inhibitors for malignancy. A meta-analysis of published trials [J]. Acta Oncol, 2012,51(7):873 - 879.

[34] Champion L, Stern M, Israël-Biet D, et al. Brief communication: sirolimus-associated pneumonitis: 24 cases in renal transplant recipients [J]. Ann Intern Med, 2006,144 (7):505 - 509.

[35] Duran I, Siu LL, Oza AM, et al. Characterisation of the lung toxicity of the cell cycle inhibitor temsirolimus [J]. Eur J Cancer, 2006,42(12):1875 - 1880.

[36] Kaplan B, Qazi Y, Wellen JR. Strategies for the management of adverse events associated with mTOR inhibitors [J]. Transplant Rev (Orlando), 2014, 28 (3): 126 - 33.

[37] Wang WL, Yu LX. Acute respiratory distress attributed to sirolimus in solid organ transplant recipients [J]. Am J Emerg Med, 2015,33(1):124.e1 - e4.

[38] Furman RR, Sharman JP, Coutre SE, et al. Idelalisib and rituximab in relapsed chronic lymphocytic leukemia [J]. N Engl J Med, 2014,370(11):997 - 1007.

[39] Haustraete E, Obert J, Diab S, et al. Idelalisib-related pneumonitis [J]. Eur Respir J, 2016,47(4):1280 - 1283.

[40] Kahl BS, Spurgeon SE, Furman RR, et al. A phase 1 study of the PI3Kδ inhibitor idelalisib in patients with relapsed/refractory mantle cell lymphoma (MCL) [J]. Blood, The Journal of the American Society of Hematology, 2014, 123 (22):

3398 - 3405.

[41] Brown JR, Byrd JC, Coutre SE, et al. Idelalisib, an inhibitor of phosphatid ylinositol 3-kinase p110δ, for relapsed/refractory chronic lymphocytic leukemia [J]. Blood, 2014,123(22):3390 - 3397.

[42] Gopal AK, Kahl BS, de Vos S, et al. PI3Kδ inhibition by idelalisib in patients with relapsed indolent lymphoma [J]. N Engl J Med, 2014,370(11):1008 - 18.

[43] Coutré SE, Barrientos JC, Brown JR, et al. Management of adverse events associated with idelalisib treatment: expert panel opinion [J]. Leuk Lymphoma., 2015,56(10): 2779 - 2786.

[44] Mato AR, Samp JC, Gauthier G, et al. Drivers of treatment patterns in patients with chronic lymphocytic leukemia stopping ibrutinib or idelalisib therapies [J]. Cancer Biol Ther, 2018,19(7):636 - 643.

[45] Mato AR, Nabhan C, Barr PM, et al. Outcomes of CLL patients treated with sequential kinase inhibitor therapy: a real world experience [J]. Blood, 2016, 128 (18):2199 - 2205.

[46] Flinn IW, Hillmen P, Montillo M, et al. The phase 3 DUO trial: duvelisib vs ofatumumab in relapsed and refractory CLL/SLL [J]. Blood, 2018, 132 (23): 2446 - 2455.

[47] Flinn IW, Miller CB, Ardeshna KM, et al. DYNAMO: a phase Ⅱ study of duvelisib (IPI-145) in patients with refractory indolent non-Hodgkin lymphoma [J]. J Clin Oncol, 2019,37(11):912 - 922.

[48] Curigliano G, Shah RR. Safety and tolerability of phosphatidylinositol-3-kinase (PI3K) inhibitors in oncology [J]. Drug Saf, 2019,42(2):247 - 262.

[49] Esposito A, Viale G, Curigliano G. Safety, tolerability, and management of toxic effects of phosphatidylinositol 3-kinase inhibitor treatment in patients with cancer: a review [J]. JAMA Oncol, 2019,5(9):1347 - 1354.

[50] Lampson BL, Kasar SN, Matos T R, et al. Idelalisib given front-line for treatment of chronic lymphocytic leukemia causes frequent immune-mediated hepatotoxicity [J]. Blood, 2016,128(2):195 - 203.

[51] Patton DT, Garden OA, Pearce WP, et al. Cutting edge: the phosphoinositide 3-kinase p110δ is critical for the function of CD4[+] CD25[+] Foxp3[+] regulatory T cells [J]. J Immunol, 2006,177(10):6598 - 6602.

淋巴瘤患者使用大剂量甲氨蝶呤（HD-MTX）的注意事项有哪些

在淋巴瘤的治疗中，HD-MTX 适用于原发或继发中枢淋巴瘤的治疗，并可用于部分淋巴瘤的中枢预防。MTX 中毒可能引发消化道黏膜炎、肝肾及血液学毒性，严重时可危及生命。因此，使用 HD-MTX，需注意充分且持续的水化碱化、亚叶酸钙（CF）解毒，并密切监测患者尿 pH 值、24 小时出入量、血常规、肝肾功能及电解质，以便及时发现并处理 MTX 蓄积，从而有效预防 MTX 中毒带来的不良后果。由于各淋巴瘤诊疗中心应用 HD-MTX 的方式各异，以下仅介绍本中心在使用 HD-MTX 的相关经验，供大家参考，具体仍以指南为准。

🖋 问题详解

MTX 是一种干扰叶酸代谢的药物，其结构与叶酸类似，可以竞争性抑制细胞中的二氢叶酸还原酶的活性，阻止二氢叶酸还原为四氢叶酸，从而抑制肿瘤细胞的 DNA 和 RNA 合成，发挥抑制肿瘤细胞增殖和复制的作用。目前，MTX 常规联合化疗的剂量为 $30\sim40\,mg/m^2$。对于 HD-MTX 的定义主要有以下两种：MTX 剂量达到 $>20\,mg/kg$ 或 $500\,mg/m^2$，比常规剂量大 10 倍以上；MTX 剂量 $>40\,mg/kg$ 或 $1\,000\,mg/m^2$，比常规剂量大 20 倍以上。目前，大多数中心治疗淋巴瘤应用的 HD-MTX 为 $3\sim3.5\,g/m^2$。使用 MTX 时的注意事项如下。

一、充分且持续的水化碱化

水化液体总量为每日 2500～3500 mL/m^2，至少于 MTX 静滴前 12 h 开始水化[1]，并持续至 MTX 静滴结束后 48～72 h。碱化方式具体为每升水化液中含 5% 碳酸氢钠注射液 65～80 mL。尿量少于每日 2000 mL 会明显减少 MTX 排泄[2]。

二、对尿 pH 值及 24 小时出入量的监测

MTX 输注期间要求出入量平衡，且要求尿液为碱性。MTX 超过 80% 通过肾脏排泄，MTX 及其代谢产物在酸性环境中的溶解度明显小于碱性环境。研究表明，尿 pH 值从 6 升高至 7，可增加 MTX 的溶解度达 5～8 倍。通常建议尿 pH 值在 7～8[2-3]。检测尿 pH 值的方法可采用 pH 试纸或者尿常规，尿常规比较准确，但 pH 试纸更简便易行。若尿 pH 值下降至 6.5，每日需额外加入 5% 碳酸氢钠 20 mL/m^2；若 pH 值下降至 6，每日需额外加 5% 碳酸氢钠 40 mL/m^2[4]。若发生碱中毒，患者常表现为血氧饱和度下降，应及时行动脉血气分析，并停用碱化液，必要时应用乙酰唑胺增加肾脏排碱，常用剂量为 250～500 mg，口服，每日 4 次[5]。

三、MTX 的输注方式

对于 MTX 的输注方式有 24 h 持续滴注法或 3～4 h 快速滴注法。前者通常用于急性淋巴细胞白血病；而对于淋巴瘤，国内多数中心采用的是 3～4 h 快速滴注法。

四、MTX 浓度的测定

通常在 MTX 滴注结束后 24、48、72 h 各监测 1 次。除了 MTX 血药浓度之外，临床上还应密切监测血常规、肝肾功能及电解质，以及时发现 MTX 的不良反应。24 h 血药浓度>10 μmol/L、48 h 血药浓度>1 μmol/L、72 h 血药浓度>0.1 μmol/L，均提示发生 MTX 延迟排泄，预示着更高的不良反应发生率。

五、常规的 CF 解救

本中心一般在 MTX 静脉滴注结束后 24 h 开始 CF 解救，CF 剂量为 12～

15 mg/m²,静脉注射,q6h,共 10～12 次[6]。此外,为了预防 MTX 的口腔黏膜毒性,常在 MTX 静脉滴注结束后开始用 CF 漱口,常用剂量为 CF 100 mg 加入生理盐水 500 mL 中,每日含漱 4～6 次,每次 3～5 min[1]。

六、常见的 HD-MTX 的不良反应及 MTX 延迟排泄的危险因素

常见的 HD-MTX 的不良反应包括:肾功能损害、消化道黏膜炎、恶心、呕吐、骨髓抑制、肝功能损害、皮疹、过敏性肺炎、脑炎等。若发生 MTX 延迟排泄,可导致 MTX 发生不良反应的概率明显增加。MTX 延迟排泄的危险因素包括:尿液 pH 值<7,每日水化量<3 L/m²,高体重指数(BMI),合并使用可能延长 MTX 代谢的药物或可能导致肾毒性的药物,同时存在肝肾功能不全、有效循环血量减少、电解质代谢异常(如低钾、低镁、低钙、高钙等),以及存在胸、腹腔积液。临床上应避免使用可能延长 MTX 代谢的药物或导致肾毒性的药物,比如:水杨酸制剂、非甾体类抗炎药、磺胺类药物、苯妥英、质子泵抑制剂(如奥美拉唑、泮托拉唑和埃索美拉唑等),以及头孢类抗生素、青霉素、丙磺舒、考来酰胺。存在胸、腹腔积液等第三腔隙积液,会导致 MTX 排泄延长,是使用 HD-MTX 的禁忌证。

七、MTX 延迟排泄的处理

如果 24 h 血药浓度>10 μmol/L、48 h 血药浓度>1 μmol/L 或 72 h 血药浓度>0.1 μmol/L,则提示发生 MTX 延迟排泄。发生 MTX 延迟排泄后,应及时调整 CF 的用量和频次,可以根据 MTX 时间血药浓度 - CF 解救量列线图来确定 CF 用量和频次(图 7 - 1)[7],并持续保持水化碱化以促进 MTX 排出。必要时行血液透析。此外,若应用 MTX 后患者出现肌酐浓度明显升高,预示着出现 MTX 延迟排泄的风险增高。有研究认为,应用 MTX 后,若肌酐浓度升高超过用药前的 50%,则应将 CF 的剂量增加至 200 mg/m²,每 6 小时 1 次,直到 MTX 浓度<0.1 μmol/L[8]。另有研究指出,若在应用 MTX 后的 24 h 内,肌酐对比用药前升高了 100%,应将 CF 的剂量增加至 150 mg,每 3 小时 1 次,直到 MTX 浓度<1 μmol/L,之后应用 CF 15 mg,每 3 小时 1 次,直到 MTX 浓度<0.05 μmol/L[9]。

八、新型药物治疗

谷卡匹酶是一种 MTX 中毒解毒剂,能够在最初的 30 h 内将 MTX 血药浓

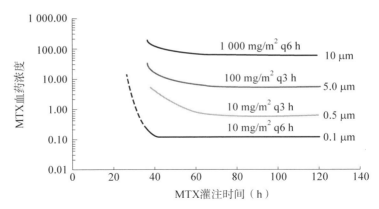

图 7－1　以血药浓度为指导的 HD-MTX 用药后 CF 解救

度降低 98％,对于肾衰竭、MTX 延迟排泄的患者,应早期给予谷卡匹酶[1]。此外,胸腺嘧啶脱氧核苷可能对于除肾功能不全以外的 HD-MTX 导致的不良反应有一定的辅助治疗作用[1]。

九、使用 MTX 前基因多态性检测的意义

　　目前对使用 MTX 前行基因多态性检测的意义尚无定论。这一检测可能有助于预测患者使用 MTX 的疗效和毒性,对提高治疗有效性并降低风险可能有一定的意义,但目前缺乏直接证据证实基因检测指导 HD-MTX 用药的临床获益。常见的检测基因包括 *MTHFR* 基因[10-11]、*SLCO1B1* 基因[12]以及 ABC 转运体基因[13]。

　　　　　　　　　　　　　　　　　　　（彭帅羚撰写,杨海燕审校）

······ **参考文献** ······

［1］大剂量甲氨蝶呤亚叶酸钙解救疗法治疗恶性肿瘤专家共识[J],中国肿瘤临床,2019,46(15):761－767.

［2］Widemann BC, Adamson PC. Understanding and managing methotrexate nephrotoxicity [J]. Oncologist, 2006,11(6):694－703.

［3］Perazella MA, Moeckel GW. Nephrotoxicity from chemotherapeutic agents: clinical manifestations, pathobiology, and prevention/therapy [J]. Semin Nephrol, 2010,30(6):570－581.

［4］Relling MV, Fairclough D, Ayers D, et al. Patient characteristics associated with high-risk methotrexate concentrations and toxicity [J]. J Clin Oncol, 1994, 12(8): 1667 - 1672.

[5] Shamash J, Earl H, Souhami R. Acetazolamide for alkalinisation of urine in patients receiving high-dose methotrexate [J]. Cancer Chemother Pharmacol, 1991, 28(2): 150 - 151.

[6] Bleyer WA. Methotrexate: clinical pharmacology, current status and therapeutic guidelines [J]. Cancer Treat Rev, 1977, 4(2):87 - 101.

[7] Bleyer WA. Therapeutic drug monitoring of methotrexate and other antineoplastic drugs//Baer DM, Dita WR, eds. Interpretations in therapeutic drug monitoring [M]. Chicago: American Society of Clinical Pathology, 1981:169 - 181.

[8] Jiang RQ, Mei SH, Zhao ZG, et al. Leucovorin (folinic acid) rescue for high-dose methotrexate: A review [J]. J Clin Pharm Ther, 2022, 47(9):1452 - 1460.

[9] Food and Drug Administration. 2012. Leucovorin injection. Accessed January 10, 2022 [EB/OL]. https://www. accessdata. fda. gov/drugsatfda _ docs/label/2012/040347s010lbl. pdf.

[10] Ulrich CM, Yasui Y, Storb R, et al. Pharmacogenetics of methotrexate: toxicity among marrow transplantation patients varies with the methylenetetrahydrofolate reductase C677T polymorphism [J]. Blood, 2001, 98(1):231 - 234.

[11] Zhao M, Liang L, Ji L, et al. MTHFR gene polymorphisms and methotrexate toxicity in adult patients with hematological malignancies: a meta-analysis [J]. Pharmacogenomics. 2016, 17(9):1005 - 1017.

[12] Radtke S, Zolk O, Renner B, et al. Germline genetic variations in methotrexate candidate genes are associated with pharmacokinetics, toxicity, and outcome in childhood acute lymphoblastic leukemia [J]. Blood, 2013, 121(26):5145 - 5153.

[13] Kim IW, Yun HY, Choi B, et al. ABCB1 C3435T genetic polymorphism on population pharmacokinetics of methotrexate after hematopoietic stem cell transplantation in Korean patients: a prospective analysis [J]. Clin Ther, 2012, 34(8):1816 - 1826.

附录

中英文对照缩略语表

英文缩写	英文全称	中文全称
AITL	angioimmunoblastic T-cell lymphoma	血管免疫母细胞性 T 细胞淋巴瘤
allo-HSCT	allogeneic hematopoietic stem cell transplantation	异基因造血干细胞移植
ALPS	autoimmune lymphoproliferative syndrome	自身免疫性淋巴细胞增殖综合征
ASBMT	American Society of Blood and Marrow Transplantation	美国血液与骨髓移植学会
ASCT	autologous hematopoietic stem cell transplantation	自体造血干细胞移植
ASH	American Society of Hematology	美国血液学会
AT	ataxia telangiectasia	共济失调毛细血管扩张症
BAL	bronchoalveolar lavage	支气管肺泡灌洗
B-ALL	B-cell acute lymphoblastic leukemia/lymphoma	B 淋巴母细胞白血病/淋巴瘤
BL	Burkitt lymphoma	伯基特淋巴瘤
B-PLL	B-cell prolymphocytic Leukemia	B-幼淋巴细胞白血病
BTK	Bruton's tyrosine kinase	布鲁顿酪氨酸激酶
BV	Brentuximab vedotin	本妥昔单抗
CAEBV	chronic active EB virus infection	慢性活动性 EB 病毒感染

（续表）

英文缩写	英文全称	中文全称
CAR-T	chimeric antigen receptor T cell immuno-therapy	嵌合抗原受体 T 细胞免疫治疗
CD	Castleman disease	卡斯尔曼病
cFL	classic follicular lymphoma	经典型滤泡性淋巴瘤
cHL	classic Hodgkin lymphoma	经典型霍奇金淋巴瘤
ChR	complete hematologic response	完全血液学缓解
CIBMTR	Center for International Blood & Marrow Transplant Research	国际血液和骨髓移植研究中心
CIT	cancer immunotheary	肿瘤免疫疗法
CLL	chronic lymphocytic leukemia	慢性淋巴细胞白血病
CMR	complete metabolic response	完全代谢缓解
CNS	central nervous system	中枢神经系统
COO	cell of origin	细胞起源
CRS	cytokine release syndrome	细胞因子释放综合征
CSCO	Chinese Society of Clinical Oncology	中国临床肿瘤学会
DLBCL	diffuse large B cell lymphoma	弥漫性大 B 细胞淋巴瘤
EBER	EBV-encoded small RNA	EB 病毒编码小 RNA
EBMT	European Society for Blood and Marrow Transplantation	欧洲血液和骨髓移植学会
EBV	Epstein-Barr virus	EB 病毒
ECOG	Eastern Cooperative Oncology Group	东部肿瘤协作组
EFS	event free survival	无事件生存
EMZL	extranodal marginal zone lymphoma	结外边缘区淋巴瘤
ENKTL	extranodal NK/T cell lymphoma	结外 NK/T 细胞淋巴瘤
^{18}F-FDG PET/CT	^{18}F-fluorodeoxyglucose positron emission tomography and computed tomography	^{18}F-氟代脱氧葡萄糖正电子发射计算机体层显像
FLBL	follicular large B-cell lymphoma	滤泡性大 B 细胞淋巴瘤

英文缩写	英文全称	中文全称
FL	follicular lymphoma	滤泡性淋巴瘤
GCB	germinal center B-cell	生发中心 B 细胞来源
G-CSF	granulocyte colony-stimulating factor	粒细胞集落刺激因子
HD-MTX	high-dose methotrexate	大剂量甲氨蝶呤
HGBL	high-grade B-cell lymphoma	高级别 B 细胞淋巴瘤
HIV	human immunodeficiency virus	人类免疫缺陷病毒
HLH	hemophagocytic lymphohistiocytosis	噬血细胞综合征
HL	Hodgkin lymphoma	霍奇金淋巴瘤
HP	helicobacter pylori	幽门螺杆菌
HVLPD	hydroa vacciniforme-like lymphoproliferative disorder	种痘水疱病样淋巴增殖性疾病
ICNAS	immune effector cell-associated neurotoxicity syndrome	免疫效应细胞相关神经毒性综合征
IFRT	ivolved-field radiotherapy	受累野放疗
IGHV	immunoglobulin heavy variable	免疫球蛋白重链可变区
ILD	interstitial lung disease	间质性肺疾病
iNKLPD	indolent natural killer cell lymphoproliferative disorder of the gastrointestinal tract	胃肠道惰性自然杀伤细胞淋巴增殖性疾病
IPI	international prognostic index	国际预后指数
IP	interstitial pneumonia	间质性肺炎
IPS	international prognostic score	国际预后评分
ISFN	*in situ* follicular neoplasia	原位滤泡性肿瘤
ISRT	involved site radiotherapy	累及部位照射
ITLP	indolent T-cell lymphoproliferative	惰性 T 淋巴母细胞增殖
KFD	Kikuchi-Fujimoto disease	Kikuchi-Fujimoto 病
KSHV/HHV8	Kaposi sarcoma herpesvirus/human herpes virus 8	卡波西肉瘤疱疹病毒/人类疱疹病毒 8 型

(续表)

英文缩写	英文全称	中文全称
LA-HLH	lymphoma-associated hemophagocytic lymphohistiocytosis	淋巴瘤相关噬血细胞综合征
LBL	lymphoblastic lymphoma	淋巴母细胞性淋巴瘤
LDi	longest diameter	最长径
LEL	lymphoepithelioma-like	淋巴上皮瘤样
LPL	lymphoplasmacytic lymphoma	淋巴浆细胞淋巴瘤
MALT	mucosa associated lymphoid tissue	黏膜相关淋巴组织
MBL	monoclonal B-cell lymphocytosis	单克隆 B 细胞淋巴细胞增多症
MCL	mantle cell lymphoma	套细胞淋巴瘤
MGZL	mediastinal gray zone lymphoma	纵隔灰区淋巴瘤
MRD	minimal residual disease	微小残留病灶
MTV	metabolic tumor volume	肿瘤代谢体积
MTX	methotrexate	甲氨蝶呤
MZL	marginal zone lymphoma	边缘区淋巴瘤
NBS	Nijmegen-Breakage syndrome	尼梅亨断裂综合征
NCCN	National Comprehensive Cancer Network	美国国立综合癌症网络
NGS	next-generation sequencing	二代测序
NHL	non-Hodgkin lymphoma	非霍奇金淋巴瘤
NK-LGLL	natural killer cell large granular lymphocytic leukemia	自然杀伤大颗粒淋巴细胞白血病
NK	natural killer	自然杀伤
NMZL	nodal marginal zone lymphoma	结内边缘区淋巴瘤
NOS	not otherwise specified	非特指型
nTFHL-AI	nTFHL angioimmunoblastic type	nTFHL 血管免疫母细胞型
nTFHL-F	nTFHL follicular-type	nTFH 滤泡型
nTFHL	nodal T-follicular helper cell lymphoma	结内滤泡辅 T 细胞淋巴瘤

(续表)

英文缩写	英文全称	中文全称
ORR	objective response rate	客观缓解率
OS	overall survival	总生存期
PBL	plasmablastic lymphoma	浆母细胞淋巴瘤
PCM	plasma cell myeloma	浆细胞骨髓瘤
PCNSL	primary central nervous system lymphoma	原发中枢神经系统淋巴瘤
PCP	*Pneumocystis jirovecii*	耶氏肺孢子菌
PD-1	programmed death-1	程序性死亡受体 1
PD-L1	programmed death-ligand 1	程序性死亡受体配体 1
PD	progressive disease	疾病进展
PEL	primary effusion lymphoma	原发性渗液性淋巴瘤
PFS	progression free survival	无进展生存期
PI3K	phosphoinositide 3 kinase	磷酸肌醇 3 激酶
PMBCL	primary mediastinal B-cell lymphoma	原发纵隔大 B 细胞淋巴瘤
pMRD	probable minimal residual disease	可能的微小残留病变
pNMZL	pediatric nodal marginal zone lymphoma	儿童型结内边缘区淋巴瘤
PR	partial response	部分缓解
PTCL	peripheral T-cell lymphoma	外周 T 细胞淋巴瘤
SCNSL	secondary central nervous system lymphoma	继发中枢神经系统淋巴瘤
SDi	shortest diameter	最短径
SD	stable disease	疾病稳定
SLD	sum of the longest diameters	最长径之和
SLL	small lymphocytic lymphoma	小淋巴细胞淋巴瘤
SMZL	splenic marginal zone lymphoma	脾边缘区淋巴瘤
SUVmax	maximum standard uptake value	最大标准摄取值
T-ALL	T-cell acute lymphoblastic leukemia/lymphoma	T 淋巴母细胞白血病/淋巴瘤

（续表）

英文缩写	英文全称	中文全称
TFH	follicular helper T cell	滤泡辅助 T 细胞
T-LGLL	T-cell large granular lymphocytic leukemia	T 细胞大颗粒淋巴细胞白血病
TLG	tumor lesion glycolysis	肿瘤糖酵解总量
T-PLL	T-cell prolymphocytic leukemia	T 细胞幼淋巴细胞白血病
TSS	transformation scoring system	转化评分系统
uFL	follicular lymphoma with uncommon features	滤泡性淋巴瘤伴罕见特征
WBRT	whole brain radiotherapy	全脑放疗
WM	Waldenström macroglobulinemia	华氏巨球蛋白血症